《中医养生康复学》编委会

主　　编：陈利国　马　民

参编人员：李家琳　李德辉

SCIENCE OF HEALTH PRESERVATION AND REHABILITATION OF TRADITIONAL CHINESE MEDICINE

中医养生康复学

陈利国　马　民◆主编

暨南大学出版社
JINAN UNIVERSITY PRESS
中国·广州

图书在版编目（CIP）数据

中医养生康复学/陈利国，马民主编．—广州：暨南大学出版社，2013.1
ISBN 978－7－5668－0410－5

Ⅰ.①中… Ⅱ.①陈…②马… Ⅲ.①养生（中医）—康复医学—中医学院—教材 Ⅳ.①R247.9

中国版本图书馆 CIP 数据核字（2012）第 268652 号

出版发行：暨南大学出版社

地　址：中国广州暨南大学
电　话：总编室（8620）85221601
营销部（8620）85225284　85228291　85228292（邮购）
传　真：（8620）85221583（办公室）　85223774（营销部）
邮　编：510630
网　址：http：//www.jnupress.com　http：//press.jnu.edu.cn

排　版：广州市天河星辰文化发展部照排中心
印　刷：佛山市浩文彩色印刷有限公司

开　本：787mm×1092mm　1/16
印　张：13.25
字　数：288 千
版　次：2013 年 1 月第 1 版
印　次：2013 年 1 月第 1 次

定　价：32.00 元

前　言

身体健康、精力充沛、心情愉悦、事业成功，是现代人的追求目标。防病保健与养生康复学理论和方法是我国中医药学的重要组成部分及独具传统特色内容，我们编写本书的宗旨，就是通过对中医药养生、康复学理论和方法的介绍，使读者熟悉中医药防病保健的基本理论，掌握中医药关于预防疾病、科学养生、促进疾病康复的手段和措施。

本书编写依据科学、实用、易学、理论联系实际的原则，在吸收古代及现代多位医家的理论和经验的基础上，结合现代中西医发展的新成果、新进展，对中医药养生康复知识进行了较为系统的总结，并在阐述中注意理论联系实际、由浅入深，语言通俗易懂，思路方法结合临床实践应用。本书可作为各专业学生的中医养生保健与康复类课程的教材，以及广大人民群众的防病健身、养生长寿的指南。

本书分上、中、下三篇，上篇主要为中医药养生、康复学理论体系，包括中医养生、康复学基本概论和人类生命的自然规律的内容，分两章介绍；中篇为中医养生常用方法，包括精神养生、起居作息与养生、睡眠养生、饮食养生、四季养生、部位养生等内容，共分六章介绍；下篇为中医康复常用方法，包括传统体育康复法、针灸推拿康复法、药物康复法内容，分三章介绍。编写中，我们力争做到内容全面、层次清晰、语言简明易懂，以利于读者学习掌握。

创造健康是人类的智慧，维护健康、促进健康是人生的智慧，《周易》曰："君子以思患而预防之"，但愿本书能对读者有所裨益！生命诚可贵，健康价更高！感谢为本书编写作出贡献的专家和学者。

本书由国务院侨务办公室和暨南大学共同资助出版，属于华侨华人留学生高等教育系列精品教材之一。

由于编者经验所限，加之时间仓促，书中难免会有疏漏和欠妥之处，敬请斧正。

编者

2012 年 11 月于广州

前言

目录

下编　中医康复常用方法

中医养生康复学

上编

中医养生、康复学理论体系

第一章　中医养生、康复学基本概论

第一节　中医养生、康复学的基本概念和学科范畴

一、中医养生、康复学基本概念

中医养生学，是研究人类生命规律、衰老机制的，以传统中医理论为指导，遵循阴阳五行生化收藏之变化规律，对人体进行科学调养，保持生命健康活力的一门学科。其研究对象主要是健康人体，属于第一医学范畴。中医养生学是我国劳动人民与医学工作者在漫长的历史岁月中反复探索、求证，逐步认识与实践而后形成的，因此具有较强的科学性和比较系统的理论体系。

中医康复学，是在中医理论指导下研究有利于疾病恢复的各种方法和手段，能促使伤残者、病残者、老衰病或急性病缓解期患者、精神障碍者、手术后患者、低能畸形儿童等，在全身功能、精神与工作能力方面得到最大限度的恢复或改善，帮助他们尽可能地恢复生活自理和劳动的能力的一门学科。康复医学在中医学中大多散见于临床治疗学中，其康复医疗，一般分为善后法、将息法以及调摄法。中医康复学的研究对象、适应范围以及采用的各种方法和技能，都有别于临床医学和预防医学，因而相当于"第三医学"的范畴。

二、中医养生、康复学学科范畴

临床医学、预防医学和康复医学三者的范畴，在实际情况中要截然分开，还有一定的难度。一般认为，临床医学以发病期为主，康复医学以发病后期为主，预防医学以健康期为主。临床医学针对已发疾病及时治疗，祛除病邪；康复医学针对病残、伤残及慢性病后期，帮助恢复其功能及智能。预防医学是在平时采取各种防护措施，防患于未然，达到增进健康、增强体质的目的。

中医养生学和康复学，尽管研究的对象、适应的范围及学科名称有所不同，但

吃饭七成饱，穿戴适当少，耐点饥和寒，益寿又延年。

在理论基础、方法技能等方面，有着密不可分的联系。养生学是保证机体各种功能活动的正常，保证人们不受致病因素侵犯的科学，起保护人体健康的作用；康复学则是对有病者，或已经伤残，发生功能障碍、失去健康者，有使之恢复健康的作用。故两者的目的基本一致，因此，在理论、方法技能等方面也有许多共同之处。

> 养生学：是保证机体各种功能活动的正常，保证人们不受致病因素侵犯的科学，起保护人体健康的作用。
>
> 康复学：针对有病者，或已经伤残，发生功能障碍、失去健康者，有使之恢复健康的作用。
>
> 关系：目的基本一致——维护健康。

第二节　中医养生、康复学的发展概况

中医养生学，经历代医家的不断实践、补充而逐步完善。古代中医康复学与治疗医学并没有明确的界线，伴随着治疗医学的发展而丰富完善。中医养生、康复学的发展概况按照历史发展时期可以分为以下几个阶段。

一、商·周时期

根据甲骨文字记载，早在殷商时代人们就已经积累了一些养生保健及康复的知识。例如，甲骨文上记载着与养生保健有关的“沐”、“浴”、“寇帚”（大扫除）等，还记载了与疾病有关的“蛊”及“龋”等。《山海经》记载：“有草焉，其状如韭而青华，其名曰祝余，食之不饥”，“爰有嘉果，其实如桃……食之不劳”，“其中有箴鱼……食之无疫疾”，记录了诸多养生保健的有关内容。

《周礼·天官》记载：“食医中士二人”“掌和王之六食、六饮、六膳，百馐、百酱、八珍之齐”，根据四时气候变化改变饮食结构，春时羹齐，夏时酱齐，秋时饮齐。注重食物之间的合理搭配，认为凡膳食之宜，“牛宜稌，羊宜黍，豕宜稷，犬宜梁，雁宜麦，鱼宜菰”。饮食调养是养生与康复的主要手段，《山海经》、《周礼》等书的记载说明了早在纪元时期我们的祖先即已积累了丰富的养生与康复知识。

二、春秋·战国时期

此时期社会生产力有了较大的提高，促进了经济、科学、文化的发展，养生、

早饭好而少，午饭厚而饱（八九分饱），晚饭淡而少。一顿吃伤，十顿喝汤。宁可锅中存放，不让肚肠饱胀。

康复的学术思想亦应运而生。据各家的主要论述，可将其归纳为：饮食卫生、起居养生、运动锻炼、修身养性等，它是养生和康复医疗的指导思想和方法。

（一）饮食卫生

《管子》记载：“凡食之首：大充，伤而形不臧；大摄，骨枯而血冱（hú）。充摄之间，此谓和成，精之所舍，而知之所生，饥饱之失度，乃为之图。饱则疾动，饥则广思，老则长虑。饱不疾动，气不通于四末；饥不广思，饱而不废；老不长虑，困乃速竭。大心而敢，宽气而广，其形安而不移，能守一而弃万苛，见利不诱，见害不俱，宽舒而仁，独乐其身，是谓云气，意行似天。”孔子说：“食不厌精，脍不厌细，食饐而餲，鱼馁而肉败不食，色恶不食，臭恶不食，失饪不食，不时不食，割不正不食，不得其酱不食。”“惟酒无量，不及乱。”可见孔子对膳食方面强调所有的食物，不仅要精细，而且非常重视食物的新鲜和清洁。要求按时进食、食量适中，同时强调饮酒要有节制。

（二）起居养生

起居指生活作息及居住环境。孔子说：“寝处不适，饮食不节，劳逸失度者，疾苦杀之。”指出不注意生活起居的危害。《吕氏春秋》记载：“室大者多阴，台高者多阳，多阴则蹷，多阳则痿。此阴阳不适之患也。”穿衣亦应重视寒热适度，如说：“衣不燀热，燀热则理塞，理塞则气不达。”

（三）运动锻炼

子华子说：“营卫之行，无失厥常，六腑化谷，津液布扬，故能久长而不敝，流水之不腐，以其游故也，户枢之不蠹，以其运故也。”《吕氏春秋》记载：“流水不腐，户枢不蠹，动也。形气亦然。”说明人欲健康长寿，运动是不可缺少的。在注重运动对养生保健的重要作用的同时，强调运动亦不能太过，太过则反会伤身。庄子说：“形劳而不休则弊，精用而不已则劳，劳则竭。”意谓不论是形体和脑力的劳动，都不可超越限度，“劳逸结合”乃正确之道。

（四）修身养性

老子说：“见素抱朴，少思寡欲”，“祸莫大于不知足，咎莫大于欲得，故知足之足，常足矣”。《孔子家语》中有：“若夫智士仁人，将身有节，动静以义，喜怒以时，无害其性，虽得寿焉，不亦宜乎？”又如孟子说：“富贵不能淫，贫贱不能移，威武不能屈，此之谓大丈夫。”培养伟大的人格，树立一身正气。荀子说：“君子贫穷而志广，富贵而体恭，安燕而血气不惰，劳倦而容貌不枯，怒不过夺，喜不过予。君子贫穷而志广，隆仁也。富贵而体恭，杀势也。安燕而血气不惰，柬理也。

细粮四、粗粮六；主食四、副食六；动物四、植物六；一把蔬菜一把豆，一个鸡蛋加点肉。

劳倦而容貌不枯，好交也。怒不过夺，喜不过予，是法胜私也。”其核心思想是：陶冶情操，控制私心，不论是顺境还是逆境都要正确对待。

综上可见，养生、康复的思想，由来已久。先秦诸子的养生与康复思想，在我国现存的第一部医学理论著作《黄帝内经》中得到全面总结。《黄帝内经》根据脏腑盛衰及阴阳气血的变化情况，讨论人类的自然寿限，研究人体的衰老机制，并在中医“天人相应”整体观念的指导下提出了较为系统的养生与康复的原则与方法，为中医养生、康复理论体系的形成及发展奠定了基础。

三、汉晋·六朝时期

东汉张仲景有“医圣”之称，他在《金匮要略·脏腑经络先后病脉第一》曾说：“若人能养慎，不令邪风干忤经络；适中经络，未流传藏府，即医治之。四肢才觉重滞，即导引吐纳、针灸、膏摩，勿令九窍闭塞；更能无犯王法，禽兽灾伤，房室勿令竭乏，服食节其冷热，苦酸辛甘，不遗形体有衰，病则无由入其腠理。”这是对养生、医疗和康复原则的高度概括。东汉外科名医华佗认为运动具有“谷气得消，血脉流通”的作用，从而可以达到“病不得生”的目的。他模仿虎、鹿、熊、猿、鸟五种动物的主要活动姿态创编了“五禽戏”，不仅简便易行，而且对养生保健、康复医疗都有良好的作用。

嵇康在《养生论》中记载，“神农曰：上药养命，中药养性者，诚知性命之理，因辅养以通也”，明确提出“药物养生”的观点。晋代的葛洪，在《抱朴子·内篇》中也曾明确提出：人欲得养生延年，必须注重服食养生药物相导引方法。他说：“夫陶冶造化，莫灵于人，故达其浅者，则能役用万物，得其深者，则能长生久视。知上药之延年，故服其药以求仙，知龟鹤之遐寿，故效其导引以增年。”他还指出：“善养生者，先除六害，然后可以延驻于百年。一曰薄名利，二曰禁声色，三曰廉货财，四曰损滋味，五曰除佞妄，六曰去沮嫉。六者不除，养生之道徒设耳。”他认为养生的功法，应以轻便易行、有益身心为原则。南朝的陶弘景撰写了《养性延命录》，该书有“教戒篇”、“食戒篇”、“服气疗病篇”、“导引按摩篇”等。其不仅是养生方法，而且有助于康复医疗，在养生康复原则基础上兼收佛学、道家理论之精华。

四、隋·唐时期

隋唐时期，中医养生、康复理论亦在实践中有了长足的进步。隋代末年巢元方等所撰的《诸病源候论》，在全书五十卷中，介绍了内、外、妇、儿各科 67 类疾病 1 720 个症候之后，大多附有养生方、导引法。并指出：“其汤熨针石，别有正方，

学习深钻细研，学识博大精深；吃饭细嚼慢咽，身心健康平安。学习马虎粗心，知识真伪不分；吃饭虎咽狼吞，肠胃撑胀伤身。

补养宣导，今附于后。”这表明该书与一般治疗方书的性质不同，还强调了对疾病的防治必须以养生和康复并重，方法有气功、按摩和运动等。唐代医学家孙思邈著有《备急千金要方》和《千金翼方》。在这两部著作中都有关于养生与康复专章的论述，内容丰富。归纳如下：

第一，继承了《黄帝内经》中“治未病”的预防为主思想。同时汲取了秦汉时期的炼丹、服石、房中术等精华，创立了很多养生方法，诸如漱律、琢齿、摩眼、押头、拔耳、挽发、放腰、食讫以手摩腹、每十日一食葵等。

第二，主张综合养生之道。他既强调重静以养性，又主张注意运动锻炼，既重视药饵，又主张食补等。

第三，重视食疗。他说：“人体平和，唯须好将养，勿妄服药，药势偏有所助，令人藏气不平，易受外患。夫舍气之类，未有不资食以存生。”这为后世食治和饮食营养学奠定了良好的基础。

第四，论述了性生活的养生作用。他说：“男不可无女，女不可无男，无女则意动，意动则神劳，神劳则损寿。若念真正无可思者，则大佳长生也，然而万无一有，强抑郁闭之，难持易失，使人漏精尿浊，以致思交之病，损一而当百也。”他认为性生活应顺应自然，既不可强加抑制，亦不要纵情竭欲。

此外，王焘的《外台秘要》、孟诜（shēn）的《食疗本草》、昝殷的《食医心鉴》亦对养生与康复医学的发展作出了贡献。

五、宋·金·元时期

金元医学四大家，他们在养生方面都有一定的贡献。

刘完素认为：“人受天地之气，以化生性命也。是知形者，生之舍也，气者，生之元也。”“精神贵乎保，保则有盈而不耗，故保而养之。”因此他在养生方法上，很重视养气和调气，同时在药物上创制了内固丹、大补丸等。张从正治病虽强调攻邪，但他对养生、康复也很重视。他认为：“养生当用食补，治病当用药攻。”他说：“善用药者，使病者而进五谷者，真得补之道也。”他提倡进食米粥素净之品，助正气以尽邪：“病蠲之后，续以五谷养之，五果助之，五畜益之，五菜充之。”他还重视“节饮食”、“戒房劳”、“慎言语”等。李杲强调重视脾胃的功能。他说：“气乃神之祖，精乃气之子，气者，精神之根蒂也。……积气以成精，积精以全神。”他认为元气产生于脾胃，故他特别强调节饮食、少欲念、省言语、慎劳欲等，以保护脾胃。朱震亨认为“阳常有余，阴常不足”，重视护阴养精。因此他非常强调节欲，著有“色欲箴”；亦重视节饮食，著有“饮食箴”，均载于《格致余论》。

在这一时期内，还有一些养生方面的著作，如宋代陈直的《养老寿亲书》，蒲虔贯的《保命要录》，忽思慧的《饮膳正要》等。

饭前喝汤，苗条健康；饭后喝汤，越喝越胖。

宋时的医学分科在十三科中，就有养生一科。在这一时期内，康复医疗也有相应的发展，如宋代《圣济众录》和《太平圣惠方》中，均有关于康复医疗的内容。宋代整理的《正统道藏》及其辑要本《云笈七签》虽属道家书籍，但其中的导引、按摩、气功的方法，对康复医疗的发展具有重大的价值。

以上诸多著作均从不同方面丰富和发展了中医养生与康复理论。

六、明·清时期

明清时期，中医养生和康复学都有了很大的发展，关于养生方面的著作，据《中国图书联合目录》统计，约有六十余种。

明代张介宾提出“阳强则寿，阳衰则夭”的论点，重视对形体的保养。李中梓在《寿世青编》一书中强调了对五脏的调养，并着重阐述了调神、节食、保精等与调养五脏的密切关系。在李时珍的《本草纲目》中记载了许多关于饮食调养的内容，集中在谷、菜、果部和虫、介、禽兽部，除了说明其医疗作用外，还介绍了其补养作用。

清代，叶天士、徐大椿等在其医著中均有关于养生的论述。叶氏强调：中年时应注重“阳明”的保养，六十岁以后应以“补肾”为主。徐氏则强调“谨护元气”是养生治病的首要问题；此外，他还指出要保养肾精。

清代乾隆年间曹廷栋所著的《养生随笔》，可谓全面论述养生的专著。该书论养生的特点是把养生方法贯穿于生活起居诸方面，如衣、食、住、行等方面的养生，且十分强调动静结合，创立式、坐式、卧式的导引法。该书对古代服用的所谓“长生药”、“炼丹药”以及修炼家“纳气通三关结成丹”等，都持批判态度，认为药粥尤宜于老年。

至清代，康复医疗的方法亦日趋增多，可以说从精神调摄到饮食起居，药物疗法至导引按摩等，凡传统的康复疗法无不具备。如《古今图书集成·医部全录》，列举了某些疾病的康复疗法，对瘫痪、虚劳、手足麻痹、肿胀、积聚、消渴等病证，分别采用针灸或按摩或练习气功等法，对改善和恢复健康都有一定效果。俞根初的《通俗伤寒论》有“调理诸法”的专章。“调理”是指疾病瘥后而言的，其方法有药物、食物调理，气候调理（指四季中的生活注意事项），起居调理等，其中都含有丰富的内容和具体的方法。

综上所述，中医学的养生、康复学，自商、周始，历经春秋、战国，一直至清代，经历代中医学家、养生家不断探索实践和总结完善，其理论和方法均得到不断充实丰富和提高。

中华人民共和国成立后，在发展中医药的同时，养生与康复医疗亦得到了发展。许多养生学的书籍得以整理出版，如林乾良、刘正才合编的《养生寿老集》，曹希

保健饮品：绿茶豆汁葡萄酒（红），抗癌健身命长久。酸奶蘑菇骨头汤，延年益寿保健康。

亮的《中医健身术》，张奇文主编的《实用中医保健学》，孟景春主编的《中医养生康复学概论》，王玉川主编的《中医养生学》，陈立典主编的《中医养生智慧》等。以上著作均从不同角度、不同层次多方面、系统地介绍了各科保健方法，不同年龄、性别的保健要求和特点，以及临床各科疾病的防治保健和康复医疗的方法。

伴随着中医药学的发展，中医在养生、康复医学方面的独特理论和多种行之有效的方法得到系统的整理和总结，中医养生、康复学作为一门独立学科已经逐渐形成。

第三节　中医养生、康复学的基本原则和理论

一、中医养生、康复学的基本原则

（一）调和阴阳

《素问·至其要大论》说："谨察阴阳所在而调之，以平为期"，指出保持阴阳平衡，是人体健康的必要条件。调和阴阳，应具体体现在精神、饮食、起居等多方面。"陈阴阳，筋脉和同，骨髓坚固，气血皆从。如是则内外调和，邪不能害，耳目聪明，气立如故。"调和阴阳，是使内外环境协调，人体气机正常运行，即脏腑、经络等组织功能正常，保持身体健康。《素问·阴阳应象大论》说："暴喜伤阳"，《素问·疏五过论》说："暴怒伤阴"，意即喜怒太过，会伤及阴阳失和。因此，调和阴阳要特别注意情志的协调，在饮食与起居上应根据不同季节加以协调，以达到"阴平阳秘"、以平为期的状态。

为保持人体的阴阳平衡，所以，将调和阴阳作为养生的总原则，以指导养生和康复医疗。

（二）协调脏腑

协调脏腑，是加强脏腑间的协调作用，以增强新陈代谢的活力。具体协调方法有：其一，协调五脏，虚者补之，实则泻之，如两脏同病，虚实夹杂，则宜用"虚者补其母，实者泻其子"的方法；其二，协调六腑，六腑以"传化物"、"以通为用"为特点，若六腑失调，应重在"通"上；其三，对于久病痼疾，多以虚为主，重在调补脾肾。协调脾肾二脏是扶正固本之大法。

（三）形神共养

中医学强调："形与神俱"，"形神合一"。形体与情志相互依赖，相互依存。健

不登高山，不见平地。不经锻炼，不会强健。

康的形体，是精力充沛、意识清楚、思维敏捷的物质保证，而充沛的精力和舒畅乐观的情绪，又可促进身体健康。因此，养生，必须形神共养。《素问·病机气宜保命集》说：“神太用则劳，其藏在心，静以养之。”《素问·痹论》说：“静则神藏，躁则消亡。”意即静以养神，身心清静有助于神气的潜藏。《素问·上古天真论》说：“精神内守，病安从来。”意即只有清静，神气才能内守，身体才能健康无病。养形，即保养形体。养形首先要保护脾胃功能健运，且调理饮食，保证足够的营养，发挥食养、食疗作用，必要时配合药补。还应根据季节气候变换，注意衣服的增减和饮食寒温的调节，适应寒温变化。在生活起居方面，力求做到作息要有规律，并节欲保精，这是养形的重要环节。在养生与康复实践中，应做到形神共养。

（四）扶正祛邪

扶正，即扶助止气。使用扶助正气的药物或其他方法，配合适当营养或功能锻炼，以增强体质，提高抗病能力，驱逐病邪，以达到战胜疾病、恢复健康的目的。祛邪，即驱逐病邪。利用驱逐邪气的药物或其他方法以祛除病邪，消除致病因素的损害，恢复健康。扶正祛邪，可单纯扶正，也可扶正与祛邪并用，但应以扶正为主。因为正气是疾病恢复之根本，只有扶助正气，才能增强自身抗病能力，恢复和改善脏腑功能，达到恢复健康的目的。扶正祛邪多以药物为主，采用补气、补血、滋阴、助阳药物以扶正。此外，还可运用针灸、按摩、食疗等法，并辅以适当的功能锻炼。

（五）综合调养

人体是一个统一的有机整体。某个脏腑出现功能障碍，就会影响整体生命活动的正常进行。对于养生保健，也应从全局着眼，整体看待，全面考虑，进行综合调养。

食疗、运动、针灸、按摩等多种养生方法综合运用，从不同方面，对机体进行全面合理的养护，以增强抗病能力，适应自然界的变化，不仅可以使体内脏腑、气血、阴阳平衡协调统一，而且可以使机体内外协调统一。

二、中医养生、康复学的基本理论

（一）阴阳互根，消长平衡

《素问》：“阴平阳秘，精神乃治”，“阴阳匀平，以充其形，九候若一，命曰平人”。中医所说阴阳平衡是指互生互长动态平衡，是保持健康和恢复健康的必要条件。而养生、康复的目的，就是要经常保持“阴平阳秘”的平衡状态。阴阳并衰是导致衰弱和疾病的主要原因，因此，在医疗或养生、康复过程中，均应阴阳并重，

奥林匹克希腊圣地，山上刻着千古名句：“你想得到健康吗？那你就跑步；你想得到聪明吗？那你就跑步。”

补阴补阳并用，以取得阴阳的动态平衡。

（二）调和五脏，重在脾肾

《灵枢·天年》说："五脏坚固……故能长久"，"五脏皆虚，神气皆去，形骸独居而终矣"。只有五脏坚固，才能无病与长寿。五脏藏精气，精气是增强机体抗病能力的物质基础，可抵御外邪的侵袭，更好地适应外界自然环境与社会环境的变化，使机体健康无病，延年长寿。

在五脏中，肾为先天之本，脾为后天之本。脾主运化，只有脾的运化功能正常，才能保证人体所需的各种营养物质与能量。脾还是气血生化之源，气血是构成人体与维持人体生理功能活动的物质基础，且津液、精髓都化源于脾胃。"人之有肾，如树木有根"（《图书编·肾脏论》），明确指出肾精对健康长寿的重要作用，人的生长发育、衰老皆关乎肾，肾之精气主宰人体生命活动的全过程。故此，为抗衰防老，必须固护肾精，培补肾阳。而扶正固本，多从肾入手。脾胃健运，需借肾阳之温煦；肾精有赖脾所化生之水谷精微的补养，脾肾先后天之间，有相互资助的作用，即先天促后天，后天养先天。故调补脾肾是养生、康复之大法。

（三）和调血脉，畅通经络

经络中的十二经脉，在人体内属脏腑，外络于肢节，遍布全身，沟通内外上下，使人体成为一个有机整体。经脉病变，多与内脏有关。内在脏腑的病变，又可在其相应经络循行部位反映出来，出现症状或体征。许多疾病的发生、发展均与经气失调、血脉痹阻不通有关。《内经》强调，经气要疏通，血脉宜和调，把它作为养生康复保健的指导思想。《灵枢·本藏》说："血和则经脉流行，营复阴阳，筋骨劲强，关节清利矣。"血对于经脉的运行、阴阳的协调、筋骨的强弱和关节的活动起着重要作用。

（四）精神情志调养

七情是内伤病的病因，七情过激，可伤五脏。《素问·阴阳应象大论》说："怒伤肝……喜伤心……思伤脾……忧悲伤肺……恐伤肾。"《素问·举痛论》说："百病生于气也，怒在气上，喜则气缓，悲则气消，恐则气下……惊则气乱……思则气结。"意即七情太过，引起内脏功能紊乱，会导致多种疾病发生，严重影响人的健康。

调养情志，首当调心。心为君主之官，藏神，主神明。《内经》说："心为五脏六腑之大主。""主明则下安，主不明则十二官危"。"悲哀愁忧则心动，心动则五脏六腑皆摇。"可见心主神志的主导作用。喻嘉言在《医门法律》中说："心为五脏六腑之大主，而总统魂魄，兼赅志意，故忧动于心则肺应，思动于心则脾应，怒动于心则肝应，恐动于心则肾应，此所以五志惟心所使也。”有效调摄情志，避免过激或过度的不良情志刺激，可预防情志致病的发生。

（五）天人合一

《素问·宝命全形论》说：“天覆地载，万物悉备，莫贵于人，人以天地之气生，四时之法成。”意即人体的变化必须适应自然界的变化，这是人与自然界相应的关系，包括四时气候、昼夜晨昏，天体运行以及地理环境等多种变化，都会对人产生一定的影响。

四季气候的变化对人与生物产生影响。《黄帝内经直解》指出：“四气调神者，随着春夏秋冬四时之气，调肝心脾肺肾五脏之神志也。”人们应遵照自然界生、长、化、收、藏的变化规律而调摄精神情志，方能达到“阴平阳秘”相对平衡。《内经》中有“肝旺于春”、“心旺于夏”、“脾旺于长夏”、“肺旺于秋”、“肾旺于冬”的记载。说明四季的阴阳与人体生理、病理的密切关系，提示我们应根据四时变化、五行生克制化规律保养五脏。《素问·八正神明论》说：“天温日明，则人血淖液而卫气浮，故血易泻，气易行；天寒日阴，则人血凝泣而卫气沉。”《灵枢·五癃津液别篇》说：“天暑腠理开故汗出……天寒则腠理闭。气湿不行，水下留于膀胱，则为溺与气。”是说春夏阳气发泄，气血易趋向于表，所以皮肤松弛、疏泄多汗；秋冬阳气易趋向于里，故皮肤致密、少汗多尿。

一天昼夜的变化对人体亦会产生影响。《灵枢·顺气一日分为四时》说：“以一日分为四时，朝则为春，日中为夏，日入为秋，夜半为冬。”是说一昼夜气温的变化如同四季，对人体产生影响。《素问·生气通天论》说：“故阳气者，一日而主外，平旦人气生，日中而阳气隆，日西而阳气已虚，气门乃闭。”人体阳气白天多趋向于表、夜间多趋向于里的周期性变化，不仅对人体的生理产生影响，而且对人体的病理变化产生直接影响，多为旦慧、昼安、夕加、夜甚。“朝则人气始生、病气衰，故旦慧；日中人气长，长则胜邪，故安；夕则人气始衰，邪气始生，故加；夜半人气入脏，邪气独居于身，故甚也。”（《灵枢·顺气一日分为四时》）我们应根据人体阳气昼夜变化规律安排工作、学习与日常生活，以更好地发挥人的智慧和体力，提高工作、学习效率。

地理环境的不同，同样会影响人体的生理活动，正如《素问·异法方宜论》说：“东方之域……其民皆黑色疏理。其病皆为痈疡，其治宜砭石。……西方者……其民华食而脂肥，故邪不能伤其形体，其病生于内，其治宜毒药。……北方者……其民乐野处而乳食，脏寒生满病，其治宜灸焫。……南方者……其民嗜酸而食胕，故其民皆致理而赤色，其病挛痹，其治宜微针。……中央者……其民食杂而不劳，故其病多痿厥寒热，其治宜导引按跻。”地域环境不同，人的体质、患病情况有差异，其治疗方法也不同。

水停百日要生毒，人闲百日要生病。脑子不用不聪明，身子不练不康宁。

四季、昼夜晨昏、地域环境都对人体生命活动产生影响，引起生理、病理的相应改变。人们必须顺应自然界变化规律，还要慎防自然界异常变化对人体的影响。《灵枢·本神》指出："智者之养生也，必顺四时而适寒暑，和喜怒而安居处，节阴阳而调刚柔，如是，则僻邪不至，长生久视。"强调人们应主动去顺应自然规律，还要掌握自然变化规律，防御外邪的侵袭。《素问·宝命全形论》说："天覆地载，万物悉备，莫贵于人。"荀子认为人"最为天下贵"（《荀子·王制》）。道家认为，人是最为宝贵的，只有人类才能征服自然，突出了人的主观能动作用，要珍惜生命，若能做好自我养护，经常锻炼，是可以长寿的。因而，历代养生家在争取把握自身生命自由思想的指导下，创造了许多养生、康复方法。这是中医养生、康复学的一大特色。

《内经》提出："上知天文，下知地理，中知人事。"人类不仅有自然属性，还有社会属性，人与社会环境也是辩证的统一。社会环境包括社会政治、社会生产力、生产关系、经济条件、劳动卫生条件、文化教育、生活方式、家庭、社会交际等，它们都与人们有着密切联系，影响人们生理和心理上的动态平衡，制约人的心理活动。社会环境中的各种因素，通过人的精神情志的变化而引起机体功能失调以致发病。人在社会环境中，经济状况、政治地位、人际关系、生活水平与方式等都对人们的精神情志和身体状况产生直接影响。所以，人类的防病保健不仅仅限于医学范畴，还需要以社会学的理论、方法去认识研究。

（六）形与神俱

形，指形体，是构成人体的物质基础；神，是指精神、意识、思维等心理活动，是人体功能活动的一部分。形神合一，是精神与形体活动的结合与统一。在人体生命活动中，二者是密不可分的，形神兼俱，才能拥有生命和健康。

《素问·上古天真论》说："其知道者，法于阴阳……形与神俱，而尽终其天年。"是说注重形体和精神调摄，是人体健康的保证，而且能活到应有的寿限。因此，对于养生保健、康复医疗不仅要注重形体的保养，还要重视精神调摄。"神明则形安"，要保持宁静、淡泊名利，减少私欲，协调七情，和情畅志，使情绪平和而无过极，并顺应季节的变化，使精神活动与其相协调，增进心理健康；其次要保养形体，重在保养精血。"形神兼俱"就是强调调神与强身的统一。

（七）动静结合，保养正气

《张子·正蒙注》说："动而不离乎静之存，静而皆备其动之理，敦诚不息，则化不可测。"意即"动"不离"静"，"静"不离"动"，动静互含，互为其根，是不可分割的整体。如此，才能促进生命体的发生、发展及其运动变化。脏腑的功能活动，是以升降出入的形式，在不断地运动，但动不宜太过，应保持在动静相对平

饭后（半小时）百步走，活到九十九。饭后走百步，强似开药铺。

衡状态。对于人的心神与形体，心神宜静，而形体宜动，只有保持动静协调，才能保持机体健康。《寿世保元》说：“养生之道，不欲食后便卧及终日稳坐，皆能凝结气血，久则损寿。”缺少活动，易造成血运行不畅，久之则影响寿命，只有活动或运动形体，使精气流通，气血运行通畅，才可使人体筋骨强壮，增强脾胃运化功能，增强抗病能力。华佗指出：“动摇则谷气得消，血脉流通，病不得生。”

历代养生家都强调动静相宜，动静结合，以动为主。外动是形体的运动，内静是要精神内守，动中求静，以静御动。如能把动与静、劳与逸、紧张与松弛协调得当，保持动静适度，静以养神，动以养形，则有利于增强防病健身的效果。

张介宾说：“人之所赖者，唯有此气耳，气聚则生，气散则死。”正气的含义包括维护人体健康的脏腑生理功能的动力、抵御病邪的抗病能力，可以理解为脏腑、气血与阴阳的调节功能，护卫机体的卫外功能以及具有抵御病邪的免疫功能等。正气旺盛，则“阴平阳秘”，气血充盈，脏腑功能正常，精力允沛，身体强健。增强生命活力，才能更好地适应外在环境的变化。五脏藏精气而不泻，五脏功能的正常是正气化生与保养的关键所在。而保养人体正气与精气，是健康无病、抗衰防老、延年益寿的关键，也是养生、康复的根本大法。

第四节　中医康复的基本观点

一、整体观

整体康复观是中医康复理论的核心，其基本观点包括人体自身是一个统一整体、人与自然界是一个统一整体、人与社会是一个统一整体三个方面。

人类生活在自然界中，自然界存在着人类赖以生存的必要条件。人类在长期的演化发展进程中，具有了相对的独立性和完整性。其生命活动与自然环境、社会环境有着密切关系，在适应着自然和社会的变化，维持机体的正常生命活动。这种人与自然界、社会的统一性，即整体观念。

人体由若干组织器官构成，各器官之间相互协调，构成了机体的整体统一性。机体整体统一性，是以五脏为中心，配以六腑，通过经络系统的联系作用而实现的。五脏代表人体的五个系统，所有组织器官都包括在这五个系统之中。人体以五脏为中心，通过经络把五脏、六腑、五体、九窍、四肢百骸等全身组织联系起来，并通过精、气、血、津液的作用来完成机体统一的功能活动。

整体观念反映了人体生命活动的规律，在这种思想的指导下，在分析病证的病理机制时，把局部病理变化与整体病理反应统一起来，把局部病变看作是整体功能

你坐轿车我步行，看谁生命更长久。每天步行二十里，百病皆无健身体。

失调的集中表现，而任何局部病变又会影响整体功能。因此，在治疗上，治疗局部病变也必须从整体出发，采取适当的措施，避免头痛医头，脚痛医脚。充分考虑机体局部与整体的辨证关系，将人体是有机的整体这一基本观点，贯穿到人体生理、病理、诊断及治疗等各个方面中去。

《素问·六节藏象论》说："天食人以五气，地食人以五味。"人类作为自然界的产物及组成部分，必然受自然法则的支配与制约。四时寒暑更替、昼夜晨昏变化、不同地理环境等，都直接或间接地影响人体，使人体产生相应的生理活动和病理变化。如《素问·生气通天论》指出："故阳气者，一日而主外，平旦人气生，日中而阳气隆，日西而阳气已虚，气门乃闭。"《灵枢·五癃津液别》指出："天暑衣厚则腠理开，故汗出……天寒则腠理闭，气湿不行，水下留于膀胱，则为溺与气。"说的就是人受自然影响而出现的生理反应。在病理情况下，会出现阴虚病人多耐冬不耐夏，阳虚病人常耐夏不耐冬，某些慢性病多旦慧、昼安、夕加、夜甚等变化。

除气候差异、时序变化以外，地理环境也在一定程度上对人体生命活动产生不同影响。如南方湿热、腠理疏松，多病挛痹；北方燥寒、腠理致密，多病脏寒等。

总之，人类作为自然界的一个组成部分，必然受到自然法则的制约，人类在长期的演化发展过程中，形成了适应自然的能力。在适应自然和改造自然的斗争中，维持着机体正常的生命活动，这就是人与自然统一的观点，又称为"天人相应"。

人不仅是自然之人，而且是社会之人，人不能离开社会。人体生理病理都受社会地位、经济状况、文化水平、职业、人际关系、个人爱好等社会因素的影响。人类如能适应各种环境及其变化，就有利于健康和疾病的康复，如《素问·疏五过论》所提及的因"尝贵后贱"而引起的"脱营"和因"尝富后贫"导致的"失精"病，即由社会地位和经济状况变化而引起。张景岳所著《类经》一书，指出人际关系中有"淆乱人情"为病者，也有"谤人之情"、"是非之情"、"得失之情"、"贵富之情"等为病者。他认为，"凡此之情，不可察"，并把由于不良的社会风气和恶习而致病者，责之为"习俗之情为害也"。

随着现代医学的发展和医学模式的转换，越来越多人注意到了社会因素对人体的影响，也越来越重视社会因素在康复医学中的作用。可见人与社会的统一性也是中医康复理论体现的一个重要组成部分，此即人与社会统一的观点。

二、辨证观

辨证，是中医认识疾病的过程。辨，就是辨别；证，是客观存在的证候，是对疾病过程中某一阶段的病理概括，由一组有联系的异常脉症组成，是疾病过程中具有时相性特征的整体反应状态。因此，证与病不同，前者是疾病过程中横向的概括；后者是疾病全过程纵向的概括。证与症也不同，前者由多个异常脉症组成，是病机

头要常凉，脚要常热，身要常动，心要常静。

变化本质的反映；后者是单个孤立的症状，如头痛、发烧、腹泻等。

所谓整体反应状态，意味着证候是一个综合性概念。换句话说，证候是人体在自然诸因素、社会诸因素和人体自身诸因素互相影响下的综合反应。由于个体受自然因素、社会因素的影响不同，以及体质不同等原因，出现了同病异证、异病同证、一病多证的差异性。中医康复学，从辨证立论，一方面通过观察、分析病人的反应状态，探寻其引起疾病伤残的原因，针对原因采取康复措施，称为“审证求因”和“审因论治”；另一方面，充分考虑个体差异性，因人因时因地制宜，采用不同的康复方法，更加切中病机。

例如，神志异常病证，多以情志之伤为因，而情志有喜、怒、忧、思、悲、恐、惊等不同性质，且因其体质不同而有不同的反应，故《素问·玉机真藏论》说：“其传化有不以次，不以次入者，忧恐悲喜怒。”此即王冰所注“发无常分”之意。要细察病人的证候表现，以探究起病的原始动因和传变机理。不仅如此，情志为病常常挟痰、火、虚等为患，这类二级致病动因，经常是推动病机发展的主导环节，又当进一步探求。这就叫“审证求因”，因人而异。神志异常症状是“五神脏”病理活动的表现，必随时序之变迁而大有差异。如春阳升发，肝气亢急而易怒；秋季阴长，肺气易耗而善忧悲等。故神志亢奋者多春夏病情加重；神志低抑者多秋冬病情加重。情志的不稳定性常受季节的影响，已是客观存在的事实。所以应当注意：春日“赏而勿罚”以免激动肝气；秋日“收敛神气”使肺气清。诸如此类，就叫“审因论治”，因时而异。至于环境地域对情志之影响，就更显著了。繁华闹市之区，使人易生烦恼；久居幽深之处，易形成孤僻之性。把久居闹市、情绪烦恼不堪者，暂移山林幽静处所，可使其情绪趋于平静；而把孤僻、抑郁者，移往闹市，可使其情绪活跃，性情逐渐开朗。这就叫“因地制宜”。

总之，中医康复学，从辨证出发，把“证”视为整体反应状态的综合概念，并把“证”放在与自然、社会的联系中去考察疾病的成因和机理，在充分注意个体差异的前提下，采取相应的康复方法。

三、正气为主

正气，是人体抵抗邪气侵袭，修复病理损伤，适应生活环境，以及调节、维护正常生理活动的物质与能力的总称。而邪气则是一切致病因素的总称。《素问·评热病论》说：“邪之所凑，其气必虚。”《灵枢·邪气脏腑病形》说：“邪之中人，或中于阴，或中于阳，上下左右，无有恒常，其故何也……中人也，方乘虚时。”《素问·刺法论》说：“正气存内，邪不可干。”这些论述说明，邪气是发病的条件，是外因，正气是发病的根据，是内因，疾病的发生取决于正气的强弱。疾病的发展、传变、转归和预后，同样如此。正气强盛，病势由重转轻，朝康复方向转化，反之，

行如风，站如松，坐如钟，卧如弓。

正气衰弱，则病势由轻转重，朝恶化的方向发展，所以，正气是康复与否的关键。

再就中医康复学的对象而言，绝大多数为因正气损伤而久久不愈者，如伤残病证、神志异常病证、老年病证、外感病后，以及其他慢性病证等。如果说，凡病皆有邪气存在，那么，这些病证的邪气已不是狭义的外感邪气，而是指广义的邪气，即正气失调的结果。所谓正气失调，一是指正气不足，包括生命活动所需要的物质不足与功能减退，概括为一个“虚”字；二是指正气壅滞、逆乱，概括为一个“郁”字。例如，气血是人体生命活动的基本物质，气血虚衰与气血郁滞，都可成为致病之因，而为广义的邪气。此即张景岳所谓“气之在人，和则为正气，不和则为邪气”的道理。所以，中医康复学十分重视正气的康复。

中医康复学从正气立论，一切康复措施都以增强人体正气的抗病能力、自我调节能力和适应能力为目的。基于此，中医康复方法，多是着眼于人与自然和人与社会，进行物质、能量与信息交换过程中，人体生命活动之所需，以补“虚”疏“郁”，而发挥康复作用。例如，用日光、空气、泉水、饮食等，补正气之“虚”，用体育、音乐、语言、文娱、色彩、声音，以及种种外治法，疏正气之“郁”，即药物疗法，也是性味平和之品，于正气无损。所以，补虚、疏郁则是中医康复学的两大法门。

由此可见，中医康复学从正气立论的实质，是把康复的希望求助于人体自身，并力求在无伤害、无痛苦的条件下，恢复身心健康。

四、杂合而治

许多需要进行康复治疗的病证，常由多因素所致，多层次受累，因而具有多属性的特点。这样的病证不是单一疗法或一方一药能毕其功，一般应“杂合以治”。

《素问·异法方宜论》说：“圣人杂合以治，各得其所宜……得病之情，知治之大体也。”张景岳《类经·论治论》注解此条谓“杂合五方之治而随机应变，则各得其宜矣”，就是针对多因素、多层次和多属性的特点，综合来自各方面的不同方法，进行适宜的治疗。所谓“杂合以治”、“随机应变”，还意味着从整体上把握病机变化，把各种具体方法有机地联系起来，进行全面的治疗。这就是“得病之情，知治之大体”的实际意义。

“杂合以治”的康复方案，在选择使用具体方法时，有几个基本出发点：一是标本结合。即有的方法治其标，解除病人突出的痛苦为目的；有的方法治其本，以消除病因，疏导郁滞，补其不足，以缓图治本为目的。二是动静结合，或神欲静而体欲动，或“静神”、“安神”的同时，配以活跃情绪、转移情绪的治法，总之静中有动，动中有静，以达到调节的目的。三是内治与外治结合。用食疗、药疗从内治，用自然疗法、社会疗法从外治，内外结合，相得益彰。四是医疗与自疗相结合。自

睡觉像条“狗”，活到九十九。

疗，即医疗自助，如指导病人练气功、体育疗法、合理的生活方式等。医疗，这里指医生施行康复方法，如针灸、按摩、药物、以情制情疗法等。有的方法还可由开始的医疗方法逐渐转为自疗方法。只有把医疗与自疗结合起来，才能把康复疗法按计划持久地进行下去，以收全功。

例如，一个神志异常的病人，首先要采取情志疗法，包括语言、音乐、暗示、歌舞、行为等，针对致病之因，以畅其情怀；配以针灸、按摩、导引等，疏通郁滞，以除其所苦（各种症状）；用食疗、药疗等，以补其所虚，再加适宜的体育疗法以壮其体益其志。其中有治标有治本，有动有静，有内治有外治，有自疗有医疗，此即“杂合以治”的全面康复方案。

总之，中医康复学的理论与实践，贯穿着整体观点、辨证观点，从调节和鼓动人体正气入手，采用各种自然性的、社会性的和自疗性的康复方法，杂合以治，促使病、伤、残者恢复到最佳状态。

生命在于运动，生命在于休息。保持乐观情绪，遵循生活规律。白天按时运动，身体就会康宁。晚上按时休息，精神就会安逸。

第二章　人类生命的自然规律

“生、长、壮、老、已”是人类作为自然界活动产物的生命规律。了解并探讨生命的自然规律，才能更好地顺应这个规律，从而达到养生防病、延年益寿的目的。

第一节　生命的规律

一、生命的起源与存亡

生命源于宇宙万物世界的运动。古人早在《内经》就已认识到了这一规律。《素问·天元纪大论》说：“太虚寥廓。肇基化元，万物资始，五运终天，布气真灵，总统坤元，九星悬朗，七曜周旋，曰阴曰阳，曰柔曰刚，幽显既位，寒暑弛张，生生化化，品物咸章。”《素问·六微旨大论》说：“升已而降，降者谓天，降已而升，升者谓地，天气下降，气流于地，地气上升，气腾于天，故高下相召，升降相因，而变作矣。”天地阴阳之气不停地升降运动，促使了宇宙万物的生化。人的生命亦是自然界演化的产物。《素问·宝命全形论》说：“夫人生于地，悬命于天，天地合气，命之曰人。”因此，人类是自然界的组成部分，生命源于自然界物质的运动变化。正如《素问·宝命全形论》所说：“天覆地载，万物悉备，莫贵于人。人以天地之气生，四时之法成。”

人的生命，是一个不断运动的整体。《庄子·知北游》说：“人之生，气之聚也，聚则为生，散则为死。”《素问·六微旨大论》指出：“出入废则神机化灭，升降息则气立孤危。故非出入，则无以生长壮老已；非升降，则无以生长化收藏。是以升降出入，无器不有。”升降出入运动是生命的保障，只有升降不已，才能生命不息。气机的升降出入运动的协调平衡是机体生理功能协调平衡的重要环节。《素问·生气通天论》说：“生之本，本于阴阳。”生命之本在于人体阴阳保持动态的平衡。《素问·生气通天论》说：“阴平阳秘，精神乃治。”

精、气、神是人生命之根本，精为神之宅，精足则神旺，积精可全神，精伤则失神。精又为气之母，精充则气足，精虚则气无，气无则死。故张景岳说：“精气神为三宝，盖先天之气由神以化气化精，后天之气由精以化气化神，是三者之化生互为根本。”《灵枢·决气》说：“两神相搏，合而成形，常先身生，是谓精。”《灵枢·经脉》：“人始生，先成精，精成而脑髓生，骨为干，脉为营，筋为刚，肉为墙，皮肤坚而毛发长。”人体最先生成的是精，在此基础上，逐渐生长出脑、髓、骨、脉、筋、肌肉、皮肤、毛发等机体组织。后天之精则是营养和维持生命活动的源泉。故《素问·金匮真言论》说：“夫精者，身之本也。”气是构成人体最基本的物质，又是人体各种活动能力的体现，表现出人的生命力。气的升降出入协调平衡，则气机调畅，利于健康；若气机不畅，因“气”而病，损害健康，有碍延年长寿。气是生命活动的根本和健康长寿的保证。神是整个人体生命活动现象的总称，包括精神、意识、思维、情感、知觉、运动等。神的生成以先天之精为基础，《灵枢·本神》说：“故生之来谓之精，两精相搏谓之神。”同时神以后天之精为滋养物，《素问·六节藏象论》说：“五味入口，藏于肠胃，味有所藏，以养五气，气和而生，津液相成，神乃自生。”神由五脏所藏，神在人身居于重要地位。唯有神在，才表现出人的一切生命活动现象。故《素问·移精变气论》说：“得神者昌，失神者亡。”

精、气、神作为人生命的根本，是一个有机不可分的整体。

第二节　人类的寿限

一、天年

天年，就是人的自然寿命。《素问·上古天真论》说：“尽终其天年，度百岁乃去。”《养身论》说：“上寿百二十，古今所同。”可见，人的天年在100~120岁。

人们遵从养生原则，掌握养生方法，力求达到天年。《素问·上古天真论》说：“上古之人，其知道者，法于阴阳，和于术数，食饮有节，起居有常，不妄作劳，故能形与神俱。”追求天年是养生的最终目的。

“人年五十已上为老，二十已上为壮，十八已上为少，六岁已下为小。”（《灵枢·卫气失常》）

“凡人六岁以上为小，十六岁以上为少，三十以上为壮，五十以上为老。”（《千金方》引《小品方》）

世界卫生组织新的年龄划分法：

45岁以下为青年，45~59岁为中年，60~74岁为年青的老人或老年前期，75~89岁为老年，90岁以上为长寿老人。

不求仙方求睡方，不求长生求健康。

二、寿限

（一）定义及其衡量方法

寿限，即寿命的年限，以年龄为单位计算。它是指人从出生经过发育、成长、成熟、衰老直到死亡机体存在的时间。

对寿命长短的衡量一般有两种方法：一种以时间为标准，称为时序年龄，又称历法年龄，这是最通用的计算年龄方法。另一种以生物学观点为标准，称为生物学年龄。它是从生理和解剖的角度看待脏器结构与功能随时间变化而发生的演变和退化。这是一种更接近机体机能变化的衡量方法。通常时间年龄与生物学年龄是趋同的，随着时间年龄的增长，机体的生物学年龄逐渐退化，脏腑功能趋向衰减。正如《灵枢·天年篇》中所说："人生十岁，五脏始定，血气已通，其气在下，故好走。二十岁，血气始盛，肌肉方长，故好趋。三十岁，五脏大定，肌肉坚固，血脉盛满，故好步。四十岁，五脏六腑十二经脉，皆大盛以平定，腠理始疏，荣华颓落，发颇斑白，平盛不摇，故好坐。五十岁，肝气始衰，肝叶始薄，胆汁始减，目始不明。……百岁，五脏皆虚，神气皆去，形骸独居而终矣。"但是先天遗传与后天环境等因素的差异，使得每个人的时间年龄与生物学年龄有时并不完全相同。

生物学与医学的研究证明，人类的寿限与其他哺乳动物的寿限有着某些共同的规律。法国生物学家浦丰提出寿命系数学说，他认为哺乳动物的寿限等于其生长期乘以寿命系数（5~7）。人类的生长期大约是20~25年，用上述公式推算，人类的寿限大致是110~175岁。

（二）影响寿夭的因素

人类的寿限相对固定。影响寿夭的因素很多，主要有以下三种：

1. 禀赋

禀赋是指父母授予子女的天资与体质。人的寿夭与禀赋有着密切的关系，禀赋充裕的人精充、气裕、神明，体格强健，适应能力及抗病能力强，因此寿命一般比较长。禀赋不足则精亏、气虚、神衰，形体羸弱，适应能力及抗病能力差，寿命一般比较短。

禀赋充裕与否取决于父母的元气以及精血的充盛程度。父母元气充沛，精血旺盛，则子女的禀赋充裕；反之，则子女的禀赋不足。张景岳指出："人之生也……故以母为基，以父为楯。譬之稼穑者，必得其地，乃施以种，种劣地优，肖由乎父；种优地劣，变成乎母；地种皆得而阴阳失序者，虽育无成也。故三者相合，而象变斯无穷矣。夫地者基也，种者楯出，阴阳精气者神也，知乎此则知人生之所以

烟有百害，而无一利。吞云吐雾，伤害身体。污染环境，损人害己。劝瘾君子，戒烟勿吸。

然矣。”

禀赋充裕与否，可以通过人体的形态、面部特征以及气质反映出来，这些反映称为寿征。寿征有以下三种：

（1）面部寿征。面部寿征主要反映在基墙、使道及三部三里。基指面部的骨骼，墙为蕃蔽部，使道指鼻孔与人中沟，三部三里亦为三停，指额角、明堂、地角三个部位。《灵枢·天年》曰：“使道隧以长，基墙高以方，通调营卫，三部三里起，骨高肉满，百岁乃得终。”反之，“使道不长，空外以张，喘息暴疾；又卑基墙，薄脉少血，其肉不实，数中风寒，血气虚，脉不通，真邪相攻，乱而相引，故中寿而尽也”。《灵枢·寿夭刚柔》中亦讲到：“墙基卑，高不及其地者，不满三十而死；其有因加疾者，不及二十而死也。”这些都说明了面部骨骼端方、肌肉丰满、明堂正直、鼻孔与人中沟深长是禀赋充裕的表现。这种人大多肾气充沛，营卫之气调和，能够长寿。相反，面部骨骼枯弱、棱角不明显、肌肉松弛、面色少华、鼻孔与人中沟短浅，是禀赋不足的表现。这种人肾气不足，气血虚亏，卫外不固，容易感受外邪，多有夭亡。

（2）形体寿征。形体寿征主要表现在形与气的相称以及皮肉骨骼各部均匀协调上。形与气，表里相称，形体充实，皮肤柔和，气脉从容，骨骼方正的人，禀赋充裕，寿命较长；相反，形体充盛而中气不足，形体充盛而臀消肌肉不充，形体充盛而骨小颧部不隆起，形体充盛而皮肤紧张拘急以及形肉脱消气难独存的人，禀赋大多不足，很难享尽天年。这就是张景岳强调的“盖形以寓气，气以充形，有是形当有是气，有是气当有是形，故表里相称者寿，一强一弱而不相胜者夭”的道理所在。

（3）气质寿征。中医体质学认为，金型体质的人气质较好，坚强、冷静、有理想、有威严、有毅力，能自觉接受纪律及法律的约束。土型体质的人，其气质仅次于金型，性格沉稳，踏实本分，敬业乐观，只是创造性及斗争性比较差，性格比较软弱。木型体质的人气质平平，志向远大而能力一般，虽勤勉且多有计划，但往往力不从心。火型体质的人气质较差，性格急躁，比较主观，活动力强，重义气，广交友，喜怒溢于言表。水型体质的人气质最差，任性，上进心差，往往随波逐流，举止粗俗，不愿意接受纪律及法律的约束，很难善待别人。一般而言，气质好的人有长寿的基础，气质差的人若能加强修养与锻炼，亦可望长寿。

2. 社会因素

社会因素对人类的寿夭有着重要的影响。社会进步，经济发达，科学技术日新月异，促进了人类生活条件与营养状态的不断改善，促进了医疗卫生条件的不断改善，从而使人类的平均寿命不断增长。“气和为治平，故太平之世多长寿人。”

据资料显示：我国人口的平均寿命，新中国成立前为35岁左右；1985年为68.92岁（其中男性为66.96岁，女性为70.98岁）。根据第六次全国人口普查详细

大鱼大肉，大烟大酒，体胖血稠，命不长久。

汇总资料计算，2010年中国人口平均寿命达到74.83岁，比10年前提高了3.43岁，男性为72.38岁，女性为77.37岁。

随着社会的不断发展，人类的寿命将会越来越接近天年。

3. 非生物环境

非生物环境是指环境之中天然的或人为的物理因素及化学因素，如气候环境、气象因素、地理因素以及各种环境污染等。《素问·五常政大论》说："天不足西北，左寒而右凉，地不满东南，右热而左温。""阴精所奉，其人寿；阳精所降，其人夭。"这说明炎热的气候环境会缩短人的寿命，而寒冷的气候环境则可延长人的寿命。"高下之理，地势使然也。崇高则阴气治之，污下则阳气治之，阳胜者先天，阴胜者后天，此地理之常，生化之道也。""高者其气寿，下者其气夭，地之大小异也，小者小异，大者大异。"这说明地势高低影响着人的寿命，地势高的地区被阴寒之气控制，万物晚成晚衰，人的寿命较长；地势低的地区受阳热之气控制，万物早成早衰，人的寿命较短。此外，统计资料还表明，四季如春的气候环境有利于人类长寿。

4. 后天调摄

人类的寿夭既取决于先天禀赋又依靠后天调摄。先天不足，后天调养得当，则可以后天补先天而增寿。因此，在后天调摄过程中要特别注意调整饮食结构，调节精神及心理状态，要多运动，生活要有规律，同时还要注意防病保健。

附：古代年龄的代称

【孩提】指初知发笑，尚在襁褓中的幼儿。《孟子·尽心上》："孩提之童，无不知爱其亲者。"

【黄口】本意是雏鸟的嘴；指代婴儿。

【垂髫】幼童。古时儿童不束发；头发下垂。髫：儿童垂下的头发，因此称儿童或童年为垂髫。陶渊明《桃花源记》："黄发垂髫，并怡然自乐。"

【束发】古代男孩成童，将头发束成一髻。因此用束发代指成童，当指八岁以上的儿童。

【笄年】古代女子十五岁就把头发梳拢来，挽一个髻，插上叫做笄的首饰，叫笄礼。加笄后就表示她已成年，所以女子到了成年，叫"笄年"，又称"及笄"。《礼·内则》："女子……十有五年而笄。"

【弱冠】《仪礼·曲礼》中将男子二十岁称"弱"，到这个年龄就可举行冠礼。其时身体尚弱，故称弱冠。

【而立】《论语·为政篇》："子曰：君十有五而志于学，三十而立。"后来因此称三十岁为"而立之年"。

【不惑】人到四十称"不惑之年"。意思是人到此时已掌握知识，能明辨事理，

心胸里头能撑船，健康长寿过百年。心胸里头能拉车，健康长寿一百多。

而不致迷惑。《论语·为政篇》："四十而不惑"。

【知天命】本意指认识天命。《论语·为政篇》："五十而知天命。"后因以知命为五十岁之代称。

【花甲】古人用天干和地支相配来纪年，天干地支顺次组合为六十个纪序年号，故称六十甲子，也称花甲子或花甲。每六十年一个循环，所以称六十岁为"花甲之年"。

【古稀】七十岁的代称。唐杜甫《曲江二首》之二："朝回日日典春衣，每日江头尽醉归。酒债寻常行处有，人生七十古来稀。"

【耄耋】指八十、九十岁。《礼·曲礼》上："八十九十曰耄。"九十以上曰耋。后来用"耄耋"泛指年寿高。

【下寿、中寿、上寿】古人以六十为下寿，七十为中寿，九十为上寿。

【期颐】指百岁。百岁为人生年数之极，故曰期。此时起居生活待人养护，故曰颐。《礼·曲礼》上："百年曰期颐。"

三、健康人的特征

世界卫生组织（WHO）在健康的定义中指出，健康的含义不只是不患疾病，而是"一种在身体上、精神上、社会上处于完满的状态"。因此，研究健康人的生理、心理特征，对防病延年具有很重要的意义。

（一）生理健康的特征

1. 耳目聪明

眼睛是五脏六腑之精气汇集之地，《灵枢·大惑论》说："五脏六腑之精气，皆上注于目而为之精。"还说"目者，心使也"。心是脏腑之大主，故心神的变化，反映于目。总之，二目反应灵敏，瞳神灵活，精彩内含，炯炯有神，是健康的标志。《灵枢·邪气脏腑病形》说："十二经脉，三百六十五络……其别气走于耳为听。"耳听敏感，反应迅速，是脏腑功能良好的表现，特别反映出肾功能的正常。《灵枢·脉度》："肾气通于耳，肾和则耳能闻五音矣。"

2. 齿坚发润，呼吸正常

《杂病源流犀烛·口齿唇舌病源流》说："齿者，肾之标，骨之本也。"牙齿坚固，不易脱落，表明肾中精气充沛。发为血之余，须发的生长全赖精与血。"肾者……其华在发。"而肝藏血，故肝血肾精充足，则毛发润泽，生长旺盛。呼吸是吐故纳新的过程，正常的呼吸是不快不慢，均匀微徐，不伴有异常呼吸声音。呼吸与脏腑功能有密切关系。

3. 声洪体壮

声由气发，气动则有声。肺主一身之气，是发声动力的主要来源。肺功能健全，

酗酒失控，嗜酒丢命。不幸事故，屡屡发生。多饮伤身，偏要逞能。不以为悲，反以为荣。

则声音洪亮，无异常的发声。身体强壮，肌肉丰实，表明内脏坚实；气血旺盛，肢体灵便，表明肝肾功能良好。腰又为肾之府，故肢体活动的情况反映出了肝肾功能的状况。

4. 食欲正常，二便通畅

人以胃气为本，饮食的正常与否直接反映出脾胃的盛衰；饮食正常，后天有源，则健康无疾。大便的排泄直接由大肠所主，但与脾胃的腐熟运化、肝的疏泄、命门的温煦、肺和大肠等均有关系。小便为津液代谢的排泄物，既由肺、脾、肾三脏气化而成，亦与三焦、膀胱二腑的功能有关。因此二便的通利，表明了相关脏腑功能的正常。

5. 面色红润，舌脉正常

面色红润，光明亮泽，含蓄不露，表示人体精气血津液充盈及脏腑功能正常。如《望诊遵经》所说："光明者，神气之著，润泽者，精血之充。"舌为心之苗窍，又为脾之外候。脏腑之精气上荣于舌，其功能盛衰必然反映于舌。《望诊遵经》说："望舌面可测其脏腑经络寒热虚实也。"正常的舌像是舌体伸缩自如，转动灵活，舌质淡红，苔薄白。正常脉象的特征是不浮不沉，不大不小，不疾不徐，从容和缓有力，一息四至或五至，节律一致，尺部沉取有力。《素问·脉要精微论》："夫脉者，血之腑也。"气血的盛衰可从脉象上反映出来。

衡量人体健康的标志：

精力充沛，能从容不迫地应付日常生活和工作；处事乐观，态度积极，乐于承担任务而不挑剔；善于休息，睡眠良好；应变能力强，能适应各种环境；对一般感冒和传染病有一定的抵抗力；体重适当，体形匀称，头、臂、臀比例协调；眼睛明亮，反应敏锐，眼睑不发炎；牙齿清洁，无缺损，无疼痛，齿龈颜色正常，无出血；头发光泽，无屑；肌肉、皮肤有弹性，走路轻松。

——李德新．中医基础理论．北京：人民卫生出版社，2001.

（二）心理健康的特征

1. 心情愉悦

《素问·举痛论》说："喜则气和志达，营卫通利。"情志活动以五脏精气为物质基础，情志和调，精神良好，表明脏腑功能正常，是健康的重要标志。

2. 思维敏捷

《素问·脉要精微论》说："头者，精明之府。"《本草备要》亦说："人之记性，皆在脑中。”意识思维及记忆直接反映出脑的功能。从根本上，肾藏精，精生髓，而脑为髓之海，肾中精气的盛衰，决定着脑功能的发挥程度，进而表现出思维、记忆的不同。

第三节 衰老的机制

衰老可分为两类：一类是生理性衰老，是机体到一定年龄阶段所出现的生理性退化。这是一切生物的普遍规律；另一类是病理性衰老，也称早衰，是由于内在因素（如遗传）或外在因素（如环境）所造成的机体病理性变化，使机体未老先衰。因此，防治疾病，阻止病理性衰老的发生，对延长寿命具有极其重要的意义。

一、衰老的因素

脏腑功能的虚衰和精血的衰竭，是促使衰老的重要因素，五脏虚衰为根本。

1．肾脏虚衰

《素问·上古天真论》具体论述了机体的生、长、壮、老、已自然过程中，肾中精气所起的决定性作用。此外，肾阴、肾阳是人体阴液、阳气之根本，张景岳说：“五脏之阴气非此不能滋，五脏之阳气非此不能发。”（《类经附翼》）肾阴肾阳充足，则脏腑功能旺盛，可延缓衰老；反之，就会加速衰老的到来。

2．脾胃虚衰

脾胃为后天之本，“五脏六腑皆禀气于胃”（《灵枢·五味》）。若脾胃功能衰弱，脏腑气血乏源，就会影响健康，加速衰老。《脾胃论·脾胃盛衰论》说：“百病皆由脾胃衰而生也。”脾胃为一身气机升降之枢纽，全身气机的升降出入运动依赖脾胃功能的正常。若脾胃衰弱，而致气机升降失常，引起多种病变，有损健康长寿。

3．肝脏虚衰

肝主疏泄，调畅气机，又可调节血量。若肝脏虚衰，则气机不畅，干扰气血的正常运行，进而影响机体生理活动。肝血不足，血不养筋，肢体活动障碍，促使衰老。如《素问·上古天真论》说：“七八，肝气衰，筋不能动。”

4．心脏虚衰

《灵枢·邪客》说：“心者，五脏六腑之大主也，精神之所舍也。”若心气虚衰，血脉运行不畅，神志功能受到影响，会加速衰老过程。故《素问·灵兰秘典论》说：“心者，君主之官也……主明则下安，以此养生则寿……主不明则十二官危……以此养生则殃。”

5．肺脏虚衰

肺主气，司呼吸，其对一身之气的化生和运动起着重要调节作用。若肺脏虚衰，一身之气的化生和升降出入运动异常，可使呼吸不畅、血液循环障碍而出现疾病，导致衰老的出现。

二、早衰

早衰是非生理性的衰老。阴阳失调是早衰的根本原因。《素问·阴阳应象大论》说："能知七损八益，则二者（指阴阳）可调，不知用此，则早衰之节也。"导致早衰的因素有以下几个方面：

1．遗传因素

《灵枢·寿夭刚柔篇》说："人之生也，有刚有柔，有强有弱，有短有长、有阴有阳。"先天禀赋充盈则体质壮实，脏腑功能旺盛，不易衰老；若先天禀赋衰弱，脏腑功能减退，体衰委顿，早衰之至。《素问·经脉别论》指出："勇者气行则已，怯者则着而为病也。"勇怯有别，抗病力亦不同。

2．环境因素

气候、生活及工作环境等因素对人体健康是非常重要的。气候适宜、工作环境舒适，可延缓衰老；反之，气候异常、环境恶劣，易造成疾病流行，影响人的寿命。

3．劳逸失度

正常的劳逸对健康大有好处，但劳逸失度，会影响健康，导致疾病产生。《素问·宣明五气篇》指出："久视伤血，久卧伤气，久坐伤肉，久立伤骨，久行伤筋。"

4．情志因素

情志过极，一方面可直接伤及五脏，《素问·阴阳应象大论》指出，"怒伤肝"，"喜伤心"，"思伤脾"，"忧伤肺"，"恐伤肾"，致使脏腑功能活动减退；还可影响气机活动，"怒则气上，喜则气缓，悲则气消，恐则气下，惊则气乱，思则气结……"机体阴阳气血失调，导致疾病和衰老出现。

生理性衰老的表现：

身长、体重、体表面积、体液、脂肪、骨质退行性改变、各系统器官功能的减退。

自我诊断是否已经开始衰老的方案：

1. 30岁身高（厘米）减去30岁以后身高>2厘米
2. 30岁体重（千克）减去30岁以后体重>3千克
3. 30岁体表面积（平方米）减去30岁以后体表面积>5%
4. 腹壁脂肪垫或腰部脂肪块
5. 皮肤弹性减退，面部非病理性色素沉着
6. 拍片发现骨骼退行性改变

以上六项指标有两项以上者，表明已经开始衰老。

活到老，学到老，知识多，身体好，不知保养不算巧。

中编

中医养生常用方法

第三章　精神养生

精神养生，就是在“天人相应”整体观念的指导下，通过怡养心神、调摄情志、调济生活等方法，保护和增强人的心理健康达到形神高度统一，提高健康水平。中医认为，形乃神之宅，神乃形之主，两者是辩证统一的。人体脏脾气血、形体官窍等，都要在精神的统一支配下，发挥各自的功能活动。只有精神愉快，情志舒畅，才能脏脾协调，气血通畅，营养物质源源不断地供应机体的需要，人体的体质才会强壮，正气才会充足，才能有效地预防疾病的发生。《素问·上古天真论》说：“恬澹虚无，真气从之，精神内守，病安从来?”可见，调摄精神及精神养生，对于增强体质、预防疾病具有重要意义。

第一节　七情变化

七情六欲，人皆有之，在一般情况下，属于正常的精神生理现象。七情是人是本能的表现，而且各种情志活动都能抒发自己的感情，起着协调生理活动的作用。因为愤怒、悲伤、忧思、焦虑、恐惧等不良情绪压抑在心中而不能充分疏泄，便会对健康有害，甚至会引起疾病。若能恰当而有目的、合理地抒发感情，则有益于健康。但是，如果情志波动过于持久，过于剧烈，超越了常度，则会引起机体多种功能紊乱而导致疾病。此时，七情便成了致病因子。因此七情对人体的损益效果，不单取决于情志本身，同时取决于人们对七情的态度和感情的方式。

精神心理保健是人体健康的一个重要环节，现代医学研究发现，一切对人体不利的因素中，最能使人短命夭亡的就是不良情绪。人的精神状态正常，机体适应环境的能力以及抵抗疾病的能力会增强，从而起到防病作用。患病之后，精神状态良好可加速康复，还可以利用心理活动规律治病。总之，精神、心理保健不仅直接涉及健康、寿命，还影响人们的生活。

生气四害：血压变高，血脂变稠，血色变紫，血管变细。引发脑塞、心肌梗死！

一、影响情志变化的因素

人的情志变化是由内外刺激引起的，即外源性因素、内源性因素。社会因素、环境因素、病理因素都是导致情志变动的因素。

（一）环境因素

在自然环境中，有些非特异性刺激因素作用于人体，可使情绪发生相应变化，引起情绪变化的机理在于他们影响了人体的生理功能活动，通过“心神”的主导作用而反馈在精神方面的表现。如四时更迭、月廓圆缺、声音、气味、颜色、食物等，都可影响情绪的变化。气候的剧烈变化更易对人的情绪产生明显影响。安静、幽雅、协调的生活环境，令人喜悦的气味，优美动听的乐曲，可使人清爽舒畅、精神振奋，提高工作效率。在喧嚣吵闹、杂乱无章、气味腥臭的环境中，人会感到心情不舒畅，压抑、沉闷，或厌倦、烦躁，工作和学习的效率会明显下降。由于环境和人类是一个不可分割的有机整体，因此，环境因素是影响人情绪变化的重要原因。

（二）社会因素

社会因素可以影响人的心理，从而影响人体健康。人们的社会地位和生活条件的变化，可引起七情改变而生病。家庭生活不协调，或家庭成员的生离死别等精神创伤，均可引起强烈的情志变化。正如《素问·疏五过论》说：“切脉问名，当合男女，离绝菀结，忧恐喜怒，五脏空虚，血气离守。”《类经·论治类》注：“离者失其亲爱，绝者断其所怀，菀谓思虑抑郁，结谓深情难解……”此外，社会动乱、流亡生活、饥馑灾荒等也是影响人体健康的社会因素。

（三）脏腑病变

机体脏腑病变，会影响全身气血盈衰，导致人情志的异常变化。《素问·调经论》指出：“血有余则怒，不足则恐。”《灵枢·本神》说：“肝气虚则恐，实则怒。……心气虚则悲，实则笑不休。”《素问·宣明五气论》指出：“精气并于心则喜，并于肺则悲，并于肝则忧，并于脾则畏，并于肾则恐，是谓五并，虚而相并者也。”凡此种种，都说明内脏病变可导致情志的改变，五脏虚实不同亦可引起不同的情志变化。

治病花钱不要细，别跟自己过不去。病来身上心放宽，战胜疾病需乐观。

二、七情变化对健康的影响

七情活动对机体生理功能起着协调作用，七情太过，超过人体自身调节的范围，则可使脏腑气血功能紊乱，导致疾病。七情内伤，对健康的影响也有一定的规律。

（一）情志刺激的性质与程度差异

七情之中，有六情属于恶性刺激，唯有喜属于良性刺激。经常保持喜悦、乐观的情绪，对健康是有好处的。故《儒门事亲》说：“喜者少病，百脉舒和故也。”怒志致病较重，《东医宝鉴·内景篇》说：“七情伤人，惟怒为甚，盖怒则肝木克脾土，脾伤则四脏俱伤矣。”怒多伤肝，肝失疏泄，气机升降逆乱，进而导致其他脏腑功能失调，故表现证情较重。惊恐致病较难医治。惊恐多自外来，突然大惊卒恐，多伤心肾。

情志致病还与其刺激的程度强弱有关。可分为暴发性刺激和渐进性刺激两大类。暴发性刺激，多指突如其来的情志刺激，如意料之外的巨大打击、重大收获、巨大的事变或灾难、难以忍受的伤痛等，这些突发性的、强烈的刺激，会使人气血逆乱，导致暴病、急病。渐进性刺激，多是指某些问题在很长一段时间内未获得解决或实现，而在这一段时间内保持持续性的异常精神状态。如精神紧张、思虑忧愁、悲伤不已等，这类精神刺激伤人精气，引起气机失调，致人疾病。《素问·汤液醪醴论》说：“嗜欲无穷，而忧患不止，精神驰坏，荣泣卫除，故神去之而病不愈也。”忧、思、悲的情志刺激以刺激时间长为致病条件，持续不良的心境，积久成疾。

（二）情志变化的个体差异

人的体质有强弱之异，性格有刚柔之别，年龄有长幼之殊，性别有男女之分。因此，同样的情志刺激，会有不同的情绪反应。

1. 年龄差异

儿童脏腑娇嫩、气血未充，中枢神经系统发育尚不完备，多为惊、恐情志致病；成年人，气血方刚，奋勇向上，且处在各种错综复杂的环境中，易怒、思为病；老年人，常有孤独情感，易为忧郁、悲伤、思虑致病。

2. 性别差异

男性属阳，以气为主，性多刚悍，对外界刺激有两种倾向：一是不易引起强烈变化，二是表现为亢奋形式，多为狂喜、大怒，因气郁致病者相对较少。女性属阴，以血为先，其性多柔弱，一般比男性更易因情志为患。故《外台秘要方》有“女属阴，得气多郁”之说。女性对于情志的刺激，以忧悲、哀思致病为多见。正如《千金要方》所说：“女人嗜欲多于丈夫，感病倍于男子，加以慈恋、爱憎、嫉妒、忧

大笑养心，抑郁伤心；注重养生，先要养心。早保健，晚死亡；晚保健，早死亡。终生保健，终生康健；终生养生，终生康宁。

恚、染者坚牢、情不自抑，所以为病根深，疗之难瘥。”诚然，妇女的禀性未必尽如以上所说，但女性多情志为患却已被临床所证实。

3. 性格差异

性格是人们个性心理特征的重要方面。一般而言，性格开朗乐观之人，心胸宽广，遇事心气平静而自安，故不易为病；性格抑郁之人，心胸狭隘，感情脆弱，情绪常激烈波动，易酿成疾患。这种耐受性的差异，与人的意志的勇怯密切相关。意志坚定者，善于控制、调节自己的感情，使之免于过激；意志怯弱者，经不起七情六欲的刺激，易做感情的俘虏，必然发生病变。《素问·经脉别论》云：“当是之时，勇者气行则已，怯者则著而为病也。”说的就是这个道理。

4. 体质差异

体质强弱不同，对情志刺激的耐受力也有一定的差异。如《医宗必读》说：“外有危险，触之而惊，心胆强者不能为害，心胆怯者触而易惊。”《灵枢·通天》认为，人们的体质有阴阳之气禀赋不同，对情志刺激反应也不同。“太阴之人，多阴无阳”，精神易抑郁；“少阴之人，多阴少阳”，心胸狭窄，多忧愁悲伤，郁郁不欢；“太阳之人，多阳无阴”，感情易爆发；“少阳之人，多阳而少阴”，爱慕虚荣，自尊心强。《灵枢·行针》指出：“多阳者多喜，多阴者多怒。”说明了不同体质特点的人对情态刺激反应的差别。

第二节　精神养生的方法与措施

一般认为，调摄精神应保持精神乐观愉快，心情舒畅，尽量减少不良的精神刺激和过度的情志变动。中医的精神调摄主要包括保养精神、调和情志和四气调神三个方面。

一、保养精神

一是要做到清心寡欲，思想宁静，即《素问·上古天真论》所谓“恬澹虚无”“志闲而少欲”。《寿世青编》说：“凡人欲无病，必须先正其心，使心不乱求，心不狂思，不贪嗜欲，不着迷惑，则心君泰然矣，心君泰然，则百骸四体虽有病不难治疗，独此一动，百患为招，即扁鹊华佗在旁亦无所措手矣。”《红炉点雪》也说：“若能清心寡欲，久久行之，百病不生。”可见，嗜欲太过，则伤心神而损健康；只有清心寡欲，淡泊名利，才能思想宁静，正气存内，百病不生。二是要做到乐观愉快，心情舒畅，即《素问·上古天真论》所谓“美其食，任其服，乐其俗，高下不相慕”。《延命金丹》说：“衣食随缘，自然快乐。”《寿世青编》也说：“未事不可

治病先治神，药疗先疗心；生理卫生强身，心理卫生强心。

先迎，遇事不可过忧，既事不可留住，听其自来，应以自然，任其自去。”一般而言，人的一生不可能没有忧患，会遇到许多困难和挫折，或衣食无着，或工作不顺利等，而对待这些困难和挫折，则应泰然处之。做到“心安而不惧”，一方面要努力争取，另一方面又不要过于追求，要想得开，看得远，常知足，乐观愉快，心情舒畅，以免劳心伤神，导致疾病。此外，通过静动锻炼修养身心，也可以达到调摄精神的目的。

二、调和情志

调和情志是指对喜、怒、忧、思、悲、恐、惊七种不良的情绪加以调摄。中医认为，七情是人体对外界事物的刺激产生的情感反应，在一般情况下，属于正常的精神活动。但是，突然强烈或长期持久的情志刺激则会超出人体的适应能力和耐受程度，使脏腑功能紊乱，气血运行失常，阴阳失去平衡协调，从而影响人体的体质，导致疾病的发生。《素问·阴阳应象大论》说：“怒伤肝”，“喜伤心”，“思伤脾”，“忧伤肺”，“恐伤肾”。《素问·疏五过论》说：“离绝菀结，忧恐喜怒，五脏空虚，血气离守。”《素问·举痛论》说：“怒则气上，喜则气缓，悲则气消，恐则气下，……惊则气乱，思则气结。”故中医把七情太过视为重要的致病因素，而历代医家则把调摄情志看作养生防病的重要手段。一般认为，调摄情志应做到和喜怒，少忧思，避惊恐，如《千金·养性》说：“莫忧思，莫大怒，莫悲恐，莫大惧……莫大笑，勿汲汲于所欲，勿郁郁怀忿恨，皆损寿命。若不能犯者，则得长生也。”对于已产生的七情波动，则应通过调节自己的感情，运用节制、疏泄和转移等方法，不断消除或减少不良情绪对人体的影响。如遇到可怒之事，则用理智节制情感上的冲动，或离开出事地点，找情投意合之人倾诉感情；若遇到不幸之事，心中悲哀，可痛哭一场，以减少心理压力；若遇到难以解决的问题，心中烦闷，可听听音乐，或做做自己喜欢的运动，以排解忧愁等。

三、四气调神

四气调神，即根据四季气候的变化，通过调节人体的起居活动，以达到调养精神的方法。《素问·四气调大论》对此曾作了专篇论述，指出“春三月，此为发陈，天地俱生，万物以荣”，人体为了适应春天阳气升发、万物萌生的特点，在起居上则应“夜卧早起，广步于庭，被（披）发缓形”，通过舒展形体、生发机体阳气，达到舒畅精神情志的目的。“夏三月，此为蕃秀，天地气交，万物华实”，人体为了适应夏天阳气旺盛、万物繁茂的特点，在起居上应“夜卧早起，无厌于日，使志无怒……使气得泄，若所爱在外”，通过排泄汗液、疏泄机体阳气，达到调畅精神情

房宽楼宽，不如心宽；千好万好，不如心好。

志的目的。“秋三月，此谓容平，天气以急，地气以明”，人体为了适应秋天气候肃杀、万物成熟的特点，在起居上应“早卧早起，与鸡俱兴，使志安宁，以缓秋刑”，通过谨慎起居、收敛机体阳气，达到保养精神情志的目的。“冬三月，此谓闭藏，水冰地坼”，人体为了适应冬天气候寒冷、万物闭藏的特点，在起居上应“早卧晚起，必待日光，使志若伏若匿，若有私意，若已有得，祛寒就温，无泄皮肤”，通过保暖形体、谧藏机体阳气，达到静养精神情志的目的。古人“四气调神”的理论具有一定的科学道理，现代人体生物钟的研究证实，人体的生理随四时季节的变化也有一定的节律，若能按照人体节律进行精神形体的调养，则能起到预防疾病的目的。

四、调神的方法和措施

历代养生家把调养精神作为养生寿老之本法，防病治病之良药。调神之法概括起来可有清静养神、定心修德、乐观豁达、保持心境平衡等。

（一）清静养神

清静，是指精神情志保持淡泊宁静的状态。我们提倡的思想清静主要是思想专一，排除杂念，不见异思迁，想入非非，思想安定，专心致志地从事各项工作、学习。

1. 调养心神

调神摄生，首在静养。这种思想源于老、庄道家学说，后世在内容和方法上不断有所补充和发展。

养生家认为静养之要在于养心，道、儒、佛、医都有此主张。“儒曰正心，佛曰明心，道曰炼心，要皆参修心学一事”，“万法唯心，万道唯心。心为人之主宰，亦为精气神之主宰。炼精炼气炼神，均须先自炼心始”。心静则神清，心定则神凝，“故养生莫要于养心”。天玄子曰：“养心之大法有六：曰心广、心正、心平、心安、心静、心定，心广所以容万类也；心正所以诚意念也；心平所以得中和也；心安所以寡怨尤也；心静所以绝攀缘也；心定所以除外累、同大化也。”（《道家养生学概要》）凡事皆有根本，养心养神乃养生之根本，心神清明，则血气和平，有益健康。

《内经》从医学角度提出了“恬淡虚无”的养生防病思想。《素问·上古天真论》云：“虚邪贼风，避之有时；恬淡虚无，真气从之，精神内守，病安从来?”《素问·生气通天论》说：“清静则肉腠闭拒，虽有大风苛毒弗之能害。”这里从内外两个方面揭示了调摄的重要原则。对外，顺应自然变化和避免邪气的侵袭；对内，谨守虚无，心神宁静，这样外御内守，真气从之，邪不能害。可见，“恬淡虚无”之要旨是保持静养，思想清静，畅达情志，使精气神内守而不散失，保持人体形神

天怕乌云地怕荒，人怕疾病草怕霜。心灵的疾病，比肌体的疾病更危险。

合一的生理状态，有利于防病去疾，促进健康。

生理学研究证实，人在入静后，生命活动中枢的大脑回复到儿童时代的大脑电波慢波状态，也就是人的衰老指标得到了“逆转”。经测定，高水平气功师的脑电波与一般人有明显的不同。社会调查发现，凡经过重大精神挫折、思想打击之后，若未得到良好的精神调摄，多种疾病的发病率都有明显上升。临床实践证实，经常保持思想清静，调神养生，可以有效地增强抗病能力，减少疾病发生，有益于身心健康。

2. 清静养神的方法与措施

（1）清心寡欲。《内经》指出：“是以志闲而少欲，心安而不惧，形劳而不倦，气从以顺，各从其欲，皆得所愿……所以能年皆度百岁而动作不衰。”因为私心太重，嗜欲不止，欲望太高太多，达不到目的，就会产生忧郁、幻想、失望、悲伤、苦闷等不良情绪，从而扰乱清静之神，使心神处于无休止的混乱之中，导致气机紊乱而发病。如果能减少私心、欲望，从实际情况出发，节制对私欲和名利的奢望，则可减轻不必要的思想负担，变得心胸坦然、心情舒畅，从而促进身心健康。《太上老君养生诀》说：“且夫善摄生者，要先除六害，然后可以保性命延驻百年。何者是也？一者薄名利，二者禁声色，三者廉货财，四者损滋味，五者除佞妄，六者去妒忌。”六害不除，万物扰心，神岂能清静？

（2）养心敛思。养心，即保养心神；敛思，即专心致志，志向专一，排除杂念，驱逐烦恼。《医钞类编》说：“养心则神凝，神凝则气聚，气聚则形全，若日逐攘扰烦，神不守舍，则易衰老。”所谓凝神，即心神集中专注于一点，不散乱，不昏沉。可见，这种凝神敛思的养神方法，并非无知、无欲、无理想、无抱负、毫无精神寄托的闲散空虚。因此，它与饱食终日、无所用心者是截然不同的。从养生学角度而言，神贵凝而恶乱，思贵敛而恶散。凝神临床医学敛思是保持思想清静的良方。随着科学的发展，实验已证明，清静养神这种自我调节能保持神经系统不受外界精神因素干扰，使人体生理功能处于极佳状态。只有精神宁静，排除杂念，专心致志，才能做到安静和调，心胸豁达，神清气和，乐观愉快。这样不仅有利于学习和工作，而且能使整体协调，生活规律，有利于健康长寿。

（二）定心修德

1. 树立坚定理想

理想和信念是生活的主宰和战胜疾病的动力。科学证明人的内在潜力很大，充满自信以及顽强的意志和毅力是战胜疾病极为重要的力量。《灵枢·本脏篇》说：“志意者，所以御精神，收魂魄，适寒温，和喜怒者也。”就是说意志具有统帅精神、调和情志、抗邪防病等作用，意志坚强与否与健康密切相关。事实证明，信念、意志坚定的人，能较好地控制和调节自己的情绪，保持良好的精神状态。生活实践

千保健，万保健，心理平衡是关键。千养生，万养生，心理平衡是“真经”。

也证实，不少病残者靠自己的信心、意志和努力，主宰自己的命运，为社会做出了可贵的贡献。

青少年有了正确的理想，才会真正促使他们积极探索生命的价值，追求知识，陶冶情操，促进身心全面健康发展。理想和信念又是老年人延长生命活力的“增寿剂”，不畏老是健康长寿的精神支柱。老年人应重视健身养体，心胸开阔，情绪稳定，热爱生活，从而使内心感到无愧于一生的无限快乐的思想，这种思想又有益于健康。

树立理想，充满信心，保持健康的心理状态，是养生保健的重要一环。现代生理学和生物信息反馈疗法研究证明，坚强的意志和信念，能够影响内分泌的变化，改善生理功能，增强抵抗力，故有益于健康长寿。

2. 修养道德与情操

唐代孙思邈在《千金要方》中说：“性既自善，内外百病皆悉不生，祸乱灾害亦无由作，此养性之大经也。”明代的《寿世保元》说：“积善有功，常存阴德，可以延年。”明代王文禄在《医先》中说：“养德、养生无二术。”由此可见，古代养生家把道德修养视为养生之根，养生和养德是密不可分的。养德可以养气、养神，使“形与神俱”，健康长寿。正如《素问·上古天真论》所说：“内无思想之患，以恬愉为务，以自得为功，形体不敝，精神不散，亦可以百数。”现代养生实践证明，注意道德与情操修养，养成健康高尚的生活情趣，获得精神满足，是保证身心健康的重要措施。

（三）乐观豁达

开朗豁达、乐观是健身的要素、长寿的法宝，这是人所共知的常理。

医学研究已证明，人的性格与健康、疾病的关系极为密切。情绪的稳定，对一个人的健康起着重要作用。性格开朗、活泼乐观、精神健康者，不易患精神病、重病和慢性病，即使患病也较易治愈，容易康复。不良性格对人体健康的影响是多方面的，它可以从各方面对人体大脑、内脏及其他部位产生危害。乐观的情绪是调养精神、舒畅情志、防衰抗老的最好的精神营养。精神乐观可使营卫流通，气血和畅，生机旺盛，从而身心健康。正如《素问·举痛论》所说：“喜则气和志达，营卫通利。”

乐观的情绪，首先要培养开朗的性格，因为乐观的情绪与开朗的性格是密切相关的。心胸宽广，精神才能愉快。要培养“知足常乐”的思想，体会“比上不足，比下有余”的道理，这样可以得到生活和心理上的满足。现代科学研究已证明，笑是一种独特的运动方式。它可以调节人体的心理活动，促进生理功能，改善生活环境，使人无忧无虑，让生命充满青春的活力。培养良好性格的基本原则是，从大处着眼，从具体事情入手，通过自己美好的行为，塑造开朗豁达的性格。要认识到不

临大事静气为先，遇险滩宁静致远。

良性格对身心健康的危害，树立正确的人生观，正确对待自己和别人，心胸开阔，宽以待人，大度处事，不斤斤计较。科学、合理地安排自己的工作、学习和业余生活，丰富生活内容，陶冶性情。

（四）保持心境平衡

当代社会的特点之一是竞争。竞争社会所需要的心理素质，首先要有顽强的毅力，毅力是一种持久坚强的意志，它是精神健康的有力保证。同时，要有良好的心理承受力。剧烈的竞争常会打破原有的心理平衡，所以必须学会自我调节，做到胜不骄，败不馁，不为琐事忧虑烦恼。无论在任何情况下，都可心地坦然地迎接新的挑战。其次，应在实践中不断总结经验教训，克服自卑感，不断挖掘自己的潜能，扬长避短，科学安排工作和学习，增加成功率。再者，竞争的社会更易产生嫉妒心理，嫉妒是一种心理现象，它是指对别人比自己优越，如才华、品德、名声、成就、相貌等高于自己时，想排除别人优势而表现为一种不甘心和怨恨的强烈情绪状态，这种消极的心理状态会降低人体生理功能而导致身心疾病。消除嫉妒心理的基本方法，就是培养正确的拼搏精神，即树立欢迎别人超过自己，更有勇气超过别人的正确观念。摆脱一切不良情绪，发挥自己的长处，在可能的范围内达到最佳水平。社会的发展将会促进合理的竞争，培养竞争意识，适应社会的需要，就能在当代环境中保持健康的平衡心理，保证旺盛的精力、健康的体魄，这对自己、对社会都是有益的，也是每个人应该具备的心理素质。

第三节　调摄七情方法

历代养生家都非常重视七情调摄，具体方法多种多样，但归纳起来可分为节制法、疏泄法、转移法、情志制约法和色彩疗法。

一、节制法

所谓节制法就是调和、节制情感，防止七情过极，从而达到心理平衡。《吕氏春秋》说：“欲有情，情有节，圣人修节以止欲，故不过行其情也。”重视精神修养，首先要节制自己的感情，如此才能维持心理的协调平衡。

（一）遇事戒怒

《千金要方》指出：“卫生切要知三戒，大怒、大欲并大醉，三者若还有一焉，须防损失真元气。”《老老恒言·戒怒》亦说：“人借气以充身，故平日在乎善养。

所忌最是怒，怒气一发，则气逆而不顺，窒而不舒，伤我气，即足以伤我身。”这些论述把戒怒放在首位，指出了怒志伤身的严重危害性。制怒之法，首选以理制怒。即以理性克服感情上的冲动，在日常工作和生活中，虽遇可怒之事，但想一想其不良后果，可理智地控制自己的过激情绪，使情绪反应“发之于情”，“止之于理”。其次，可用提醒法制怒。在自己的床头或案头写上“制怒”、“息怒”、“遇事戒怒”等字句，以此作为自己的生活信条，随时提醒自己。再次，怒后反省，每次发怒之后，吸取教训，并计算一下未发怒的日子，减少发怒的次数，逐渐养成遇事不怒的习惯。

（二）宠辱不惊

老庄提出“宠辱不惊”之处世态度，视荣辱若一，后世遂称得失不动心为宠辱不惊。对于任何重大变故，都要保持稳定的心理状态，不要超过正常的生理限度。现代医学研究证明，情志刺激与免疫功能之间息息相关。任何过激的刺激都可削弱白细胞的功能，降低人体免疫能力，使人体防御系统的功能低下而致病。总之，要善于自我调节情感，以便养神治身。对外界的事物刺激，既要有所感受，又要七情平和，明辨是非，保持安和的处世态度和稳定的心理状态。

二、疏泄法

把积聚、抑郁在心中的不良情绪，通过适当的方式宣达、发泄出去，以尽快恢复心理平衡，称之为疏泄法。具体可采取以下几种方式：其一，用直接的方法把心中的不良情绪发泄出来，如当遇到不幸，悲痛万分时，不妨大哭一场；遭逢挫折，心情压抑时，可以通过急促、强烈、粗犷、无拘无束的喊叫，将内心的郁积发泄出来，从而使精神状态和心理状态恢复平衡。发泄不良情绪，必须学会正当的途径和渠道来发泄和排遣，决不可采用不理智的冲动性的行为方式。其二，出现不良情绪时，借助于他人的疏导，可以把心理的郁闷宣泄出来。所以，扩大社会交往，广交朋友，互相尊重，互相帮助，是解忧消愁、克服不良情绪的有效方法。研究证明，建立良好的人际关系，缩小人际关系心理距离，是医治心理不健康的良药。

三、转移法

转移法又称移情法，即通过一定的方法和措施改变人的思想焦点，或改变其周围环境，使其与不良刺激因素脱离接触，从而从情感纠葛中解放出来，或转移到其他事物上去。《素问·移精变气论》说：“古之治病，惟其移精变气，可祝由而已。”古代的祝由疗法，实际上是心理疗法。其本质是转移患者的精神，以达到调整气机、

人生有缘才相聚，何必与人过不去。人逢花甲叹时短，我命在我不在天。

精神内守的作用。转移法可采取以下几种方法：

第一，用顽强的意志战胜不良情绪的干扰，用理智战胜生活中的不幸，并把理智和情感化作行为的动力，投身于事业中去，以工作和事业的成绩来冲淡感情上的痛苦，寄托自己的情思。这也是排除不良情绪、保持稳定心理状态的一条重要保健方法。

第二，通过排除内心杂念和抑郁，改变其不良情绪和习惯。《临证指南医案》中华岫云说："情志之郁，由于隐情曲意不伸……郁症全在病者能移情易性。"移情易性是中医心理保健法的重要内容之一。移情易性的具体方法有很多，可根据不同人的心理、环境和条件等，采取不同措施，灵活运用。《北史·崔光传》说："取乐琴书，颐养神性。"《理瀹骈文》说："七情之病者，看书解闷，听曲消愁，有胜于服药者矣。"《千金要方》亦说："弹琴瑟，调心神，和性情，节嗜欲。"古人早就认识到琴棋书画具有影响人的情感、转移情志、陶冶性情的作用。实践证明，情绪不佳时，听听音乐，观赏一场幽默的相声或电影，苦闷顿消，精神振奋。

第三，运动不仅可以增强生命的活力，而且能改善不良情绪，使人精神愉快。因为运动可以有效地把不良情绪发散出去，调整机体平衡。当情绪苦闷、烦恼，或情绪激动与他人争吵时，最好的方法是转移注意力，去参加体育锻炼，如打球、散步、爬山等活动，也可采用传统的运动健身法和太极拳、太极剑、导引保健功等。传统的体育运动锻炼主张动中有静，静中有动，动静结合，因而能使形神舒畅，动静自然，心神安合，达到阴阳协调平衡，且有一种浩然之气充满天地之间之感，一切不良情绪随之而消。此外，还可以参加适当的体力劳动，用肌肉的紧张消除精神的紧张。在劳动中付出辛勤的汗水，促进血液循环，活跃生命功能，使人心情愉快，精神饱满。

四、情志制约法

情志制约法，又称以情胜情法。它是根据情志及五脏间存在的阴阳五行生克原理，用互相制约、互相克制的情志，来转移和干扰原来对机体有害的情志，借以达到协调情志的目的。

（一）五脏情志制约法

《素问·阴阳应象大论》指出"怒伤肝，悲胜怒"；"喜伤心，恐胜喜"；"思伤脾，怒胜思"；"忧伤肺，喜胜忧"；"恐伤肾，思胜恐"。这是认识了精神因素与形体内脏、情志之间，以及生理病理上相互影响的辩证关系，根据"以偏救偏"的原理创立的"以情胜情"的独特方法。朱丹溪指出："怒伤，以忧胜之，以恐解之；喜伤，以恐胜之，以怒解之；忧伤，以喜胜之，以怒解之；恐伤，以思胜之，以忧

人逢古稀喜相聚，满座白发尽笑语。身处盛世盼岁长，往事茫茫如烟雨。勤于纸上寻欢乐，珍惜今天保身体。多在人间看春光，又是桃红满地绿。

解之；惊伤，以忧胜之，以恐解之，此法惟贤者能之。”同期医家张从正更加具体地指出：“以悲制怒，以怆恻苦楚之言感之；以喜治悲，以谑浪戏狎之言娱之；以恐治喜，以恐惧死亡之言怖之；以怒制思，以污辱欺罔之言触之；以思治恐，以虑彼忘此之言夺之。”后世不少医家对情志的调摄创造了许多行之有效的情志疗法。总之，情志既可致病又可治病的理论，在心理保健上是有其特殊意义的。

在运用“以情胜情”方法时，要注意情志刺激的总强度。既要超过或压倒致病的情志因素，或采用突然的强大刺激，又要注意避免教条地照搬照抄。

（二）阴阳情志制约法

运用情志之间阴阳属性的对立制约关系，调节情志，协调阴阳，是为阴阳情志制约法。人类的情志活动是相当复杂的，往往多种情感互相交错，很难明确区分其五脏所主及五行属性，然而情志活动可用阴阳属性来分，此亦即现代心理学所称的“情感的两极性”。《素问·举痛论》指出：“怒则气上，喜则气缓，悲则气消，恐则气下……惊则气乱……思则气结。”七情引起的气机异常，具有两极倾向的特点。根据阴阳分类，人的多种多样的情感，皆可配合成对，如喜与悲、喜与怒、怒与恐、惊与思、怒与思、喜乐与忧愁、喜与恶、爱与恨等，性质彼此相反的情志，对人体阴阳气血的影响也正好相反。因而，相反的情志之间，可以互相调节控制，使阴阳平衡。如喜可胜悲，悲也可胜喜；喜可胜恐，恐也可胜喜；怒可胜恐，恐也可胜怒等。总之，应采用有针对性的刺激方法，通过相反的情志变动，以调整整体气机，从而起到协调情志的作用。

以情胜情实际上是一种整体气机调整方法。人们只要掌握情志对气机运行影响的特点，采用相应方法即可，切不可简单机械、千篇一律地按图索骥。倘若单纯拘泥于五行相生相克而滥用情志制约法，则有可能增加新的不良刺激。因此，只有掌握其精神实质，方法运用得当，才能真正起到心理保健作用。

五、色彩疗法

色彩疗法是以五色配五脏情志的理论为指导，利用自然界有关颜色让病人眼观目睹，从而产生影响以促进身心康复的方法。

色彩对人体神情的影响，一方面是色彩本身通过眼睛直接作用于精神情志，即所谓悦目爽神；另一方面则是通过定型性联想这个桥梁而产生作用。

色彩疗法的实施，主要是使患者的居住环境，如居室、用具、陈设、衣被、窗帘、灯光以及与患者接触的康复医护人员的衣着等，按需要的颜色布置和穿戴。有条件的康复机构，则可设置色彩疗法康复室和“颜色仪”。

常用的色彩疗法处方及其适应证：

人无泰然之习性，必无健康之身体。

（1）暖色方：红色、橙色，具有温暖的感觉，有使人兴奋、喜乐的功效。可用于郁证、癫证、嗜睡、痴呆证等。

（2）冷色方：青色、蓝色、紫色、绿色，任选其中一两色均可，有清凉、镇静、使人抑制的作用。可用于烦躁易怒、失眠惊恐诸证以及狂证、痫证等。

（3）喜色方：红色、粉红色，使人喜悦，有制悲之效。可用于情绪低落、易悲善泣、抑郁不乐等。

（4）悲色方：以黑色为主，亦可用白色，有制怒之功。可用于易怒、过喜等。

（5）恐色方：黑色，有制止过喜的功效。可用于狂证、喜笑不休等。

（6）思色方：黄色、浅蓝、淡绿，有制恐、利于思维的功效。可用于惊恐、思想不集中等。

具体应用时可据病情需要适当配伍，或用单色，或用复式，或淡取，或浓取，灵活选择。

第四章　起居作息与养生

起居调摄主要指对日常生活中的各个方面进行科学安排及采取一系列健身措施，以达到祛病强身、延年益寿的目的。

第一节　起居有常

起居有常主要是指起卧作息和日常生活的各个方面有一定的规律并合乎自然界和人体的生理常度。它要求人们起居作息、日常生活要有规律，这是强身健体、延年益寿的重要原则。

一、合理作息的保健作用

古代养生家认为，人们的寿命长短与能否合理安排起居作息有着密切的关系。《素问·上古天真论》说："食饮有节，起居有常，不妄作劳，故能形与神俱，而尽终其天年，度百岁乃去。"可见，自古以来，我国人民就非常重视起居有常对人体的保健作用。

（一）调养神气

《素问·生气通天论》说："起居如惊，神气乃浮。"清代名医张隐庵说："起居有常，养其神也，不妄作劳，养其精也。夫神气去，形独居，人乃死。能调养其神气，故能与形俱存，而尽终其天年。"这说明起居有常是调养神气的重要法则。神气在人体中具有重要作用，它是对人体生命活动的总概括。人们若能起居有常，合理作息，就能保养神气，使人体精力充沛，生命力旺盛，面色红润光泽，目光炯炯，神采奕奕。反之，若起居无常，不能合乎自然规律来安排作息，天长日久则神气衰败，就会精神萎靡，生命力衰退，面色不华，目光呆滞无神。

（二）提高人体适应力

古代养生家认为，起居作息有规律以及保持良好的生活习惯，能提高人体对自

生活像镜子，能照人影子。你哭它也哭，你笑它也笑。常哭病来了，常笑病没了。

然环境的适应能力，从而避免发生疾病，达到延缓衰老、健康长寿的目的。

现代老年医学通过对人类衰老变化与衰老机理的研究认为，不同种属的生物具有不同的寿命期限，这种期限与遗传有关。每种生物的寿命在遗传基因中都按出生、生长、发育、成熟、衰老、死亡这一过程，预先作了程序性安排。这种生命过程的安排，被称为“生命钟”，即按“生命钟”的规律演变展现一系列的生命过程，决定着生物寿命的长短。虽然人体后天的周期性节律变化受生命钟的控制，但更为现实的是后天的训练和培养。人类大脑皮层在机体内已成为各种生理活动的最高调节器官，而大脑皮层的基本活动方式为条件反射。这种条件反射是个体在生活中获得的，有明显的个体差异和逐步建立的过程，这一过程的建成和巩固与生活作息规律有密切关系。条件反射一旦建成，其活动就相对稳定，并且具有预见性和适应性。而条件反射还可以随环境因素的变化而消退或重新建成，这样就提高了人体对环境的适应能力。有规律的作息制度可以在大脑神经中枢建立各种条件反射，并使其不断巩固，形成稳定的良好的生活习惯。一系列条件反射可促进人体生理活动有规律的健康发展。可见，养成良好的生活作息规律是提高人体适应力、保证健康长寿的要诀之一。

二、作息失常的危害

《内经》告诫人们，如果“起居无节”，便会“半百而衰也”。就是说，在日常生活中，若起居作息毫无规律，恣意妄行，逆于生乐，以酒为浆，以妄为常，就会引起早衰以致损伤寿命。有些人生活作息很不规律，夜卧晨起没有定时，贪图一时舒适，四体不勤，放纵淫欲，其结果必致加速老化和衰老，并进而导致死亡。葛洪在《抱朴子·极言》中指出：“寝息失时，伤也。”生活规律被破坏，起居失调，则精神紊乱，脏腑功能被损坏，身体各组织器官都可产生疾病。特别是年老体弱者，生活作息失常对身体的损害更为明显。只有建立合理的作息制度，休息、劳动、饮食、睡眠皆有规律，并持之以恒，才能增进健康，尽终天年。

三、养成科学合理的作息规律

人们的起卧休息只有与自然界阴阳消长的变化规律相适应，才能有益于健康。例如，平旦之时阳气从阴始生，日中之时阳气最盛，黄昏时分则阳气渐虚而阴气渐长，深夜之时则阴气最为隆盛。人们应在白昼阳气隆盛之时从事日常活动，而到夜晚阳气衰微的时候，就要安卧休息，也就是古人所说的“日出而作，日入而息”，这样可以起到保持阴阳运动平衡协调的作用。一年之中，四时的阴阳消长，对人体的影响尤为明显。因此，孙思邈说：“善摄生者卧起有四时之早晚，兴居有至和之

难能之理宜停，难处之人宜厚，难为之事宜缓，难成之功宜智。

常制。”即根据季节变化和个人的具体情况制定出符合生理需要的作息制度，并养成按时作息的习惯，使人体的生理功能保持在稳定平衡的良好状态中，这就是起居有常的真谛所在。

有规律的周期性变化是宇宙间的普遍现象，从天体运行到人体生命活动，都有内在规律或节律。现代医学已证实，人的生命活动都遵循着一定周期或节律而展开。如人的情绪、体力、智力等都有一定的时间规律，体力、情绪和智力的节律周期分别为23、28和33天，每个周期又分为旺盛和衰退两个阶段。人的体温总是在凌晨2~6时最低，下午14~20时最高。脉搏和呼吸是清晨最慢，白天较快。血压也是白天高，夜间低。

有规律的生活作息能使大脑皮层在机体内的调节活动形成有节律的条件反射系统，这是健康长寿的必要条件。培养有规律的生活习惯的最好措施是主动地安排生活作息制度，做到每日定时睡眠、定时起床、定时用餐、定时工作学习、定时锻炼身体、定时排大便、定期洗澡等。把生活安排得井井有条，人们就能生机勃勃，精神饱满地工作、学习。这样，对人体健康长寿是大有裨益的。

第二节　劳逸适度

一、劳逸适度的保健作用

劳和逸之间具有一种相互对立、相互协调的辩证统一关系，二者都是人体的生理需要。人们在生活中，必须有劳有逸，既不能过劳，也不能过逸。孙思邈《备急千金要方·道林养性》说：“养生之道，常欲小劳，但莫疲及强所不能堪耳。”古人主张劳逸“中和”，有常有节。长期以来的实践证明，劳逸适度对人体养生保健起着重要作用。

（一）调节气血运行

在人生过程中，绝对的“静”是不可能的，只有动静结合，劳逸适度，才能对人体保健起到真正作用。适当劳作，有益于人体健康。经常合理地从事一些体力劳动有利于活动筋骨、通畅气血、强健体魄、增强体质，能锻炼意志、增强毅力，从而保持了生命活动的能力。

现代医学研究认为，合理的劳动对心血管、内分泌、神经、精神、运动、肌肉等各个系统都有好处。如劳动能促进血液循环，改善呼吸和消化功能，提高基础代谢率，兴奋大脑皮层对肌体各部的调节能力，还能够调节精神。

一笑烦恼跑，二笑怒气消，三笑憾事了，四笑病魔逃，五笑人不老，六笑乐逍遥。天天开口笑，寿比彭祖高。

适当休息也是生理的需要，它是消除疲劳、恢复体力和精力，调节身心必不可缺的方法。现代实验证明，疲劳能降低身体的抗病能力，使之易受到病菌的侵袭。有人给疲劳和不疲劳的猴子同时注射等量病菌，结果发现疲劳的猴子被感染得病，不疲劳的猴子却安然无恙，这说明合理休息是增强机体免疫能力的重要手段。

（二）益智防衰

现代研究证明，一个人经常合理地用脑，不但不会加速衰老，反而有防止脑老化的功能。实验证明，在相同年龄组的人群中，经常用脑和不经常用脑的人相比，能够经常性合理用脑的人脑萎缩少，空洞体积小。因而得出结论，经常性合理用脑，可以预防衰老，增加智力，尤其是能够预防老年痴呆。科学用脑也是养生保健的重要方面。科学用脑，即用脑的劳逸适度问题，它要求人们勤于用脑，既要注重训练脑力的功能和开发其潜能，又要注重对脑的保养，防止疲劳作业。在实际生活中，许多人由于惰性的原因，往往容易犯“懒于动脑”的毛病。因此，应大力提倡善于用脑，劳而不倦，保持大脑常用不衰。

二、劳逸失度对人体的影响

《素问·宣明五气篇》说：“五劳所伤，久视伤血，久卧伤气，久坐伤肉，久立伤骨，久行伤筋。”过度劳倦与内伤密切相关。李东垣在《脾胃论》中提出，劳逸过度可致脾胃内伤，百病由生。《医宗必读》说：“后天之本在脾。”因而脾胃伤则气血亏少，诸疾蜂起。叶天士医案也记载，过度劳形奔走，驰骑习武，可致百脉震动、劳伤失血，或血络瘀痹、诸疾丛集。人到老年，气血渐衰，尤当注意劳逸适度，慎防劳伤。

安逸无度，气机郁滞。过劳伤人，过度安逸同样可以致病。《吕氏春秋》云：“出则以车，入则以辇，务以自佚，命曰招蹷（jué）之机……富贵之所以致也”。佚者，逸也，过于安逸是富贵人得病之由。清代医家陆九芝说：“自逸病之不讲，而世只知有劳病，不知有逸病，然而逸之为病，正不少也。逸乃逸豫、安逸之所生病，与劳相反。”《内经》中所提到的“久卧伤气”，“久坐伤肉”，即指过度安逸。张介宾说：“久卧则阳气不伸，故伤气；久坐则血脉滞于四体，故伤肉。”缺乏劳动和体育锻炼的人，易引起气机失常。气机失常可影响五脏六腑、表里内外、四肢九窍，而发生种种病理变化。

三、劳逸结合的保健方法

正确处理劳逸之间的关系，对于养生保健起着重要作用。

知足者常乐，能忍者自安，忍饥者长寿，耐寒者体健。

1. 劳力适宜

注意劳动强度轻重相宜，使自己的精力、体力、心理、卫生等得到充分恢复和发展。应根据体力，量力而行，选择适当的内容，并注意轻重搭配进行。

2. 体脑结合

脑力劳动偏重于静，体力活动偏重于动。动以养形，静以养神，体脑结合，则动静兼修，形神共养。脑力劳动者，应进行一些体育锻炼；体力劳动者，应适当结合陶冶性情的动脑活动，才可有利于身心健康，延年益寿。

3. 劳作有序

劳作安排应得当，有条不紊，有劳有逸，既锻炼身体，又增添精神享受，有利于健康长寿。劳逸结合，就是要注意多样化的休息方式。休息可分为静式休息和动式休息，静式休息主要是指睡眠，动式休息主要是指人体活动，可根据不同爱好自行选择不同形式，如听相声、听音乐、聊天、看戏、下棋、散步、观景、钓鱼、赋诗作画、打太极拳等。总之，动静结合，寓静于动，既达到休息目的，又起到娱乐效果，不仅使人体消除疲劳，精力充沛，而且使生活充满乐趣。

第三节　衣着适宜

一、服装的保健意义

人们为了适应外界气候的变化，维护机体内外阴阳的动态平衡，除自身生理功能的调节外，衣着也起着极为重要的辅助作用。现代研究认为，人体和衣服之间存在着一定的空隙，被称为衣服内气候。衣服内气候的正常范围是：温度32℃±1℃，风速0.25±0.15米/秒。适当的衣服内气候，可使人的体温调节中枢处于正常状态，维护温热感，有利于提高工作效率和恢复体力。若衣服内气候失常，则体温调节中枢处于紧张状态，甚至可影响到机体其他系统的功能，造成疾病。衣着适宜，可使人体与外在环境之间进行正常的热量交换，从而维持衣服内气候的相对稳定，达到保健的目的。

二、制装的原则

（一）舒适得体

舒适是人类本能的需要，从卫生学角度看，穿衣就是为了起舒适、保健的作用。

天天常笑容颜俏，七八分饱人不老，逢君莫问留春术，淡泊宁静比药好。

《老老恒言·衣》:“惟长短宽窄，期于适体。”应当做到“量体裁衣”，保障衣着有利于气血运行和正常发育。尤其是在青少年时期，生长发育比较旺盛，不可片面追求线条美和造型，衣着和服饰不应过紧过瘦。现代研究认为，若衣着压力超过30克/平方厘米，人体就有一种压迫感，穿着就会不舒适。如果年轻女性长期束胸，则会影响胸廓发育，降低肺活量，束腰过紧，可致肋缘凹陷、胸廓变形、腹腔脏器移位，有损于健康。相反，衣着过于肥大、襟袖过长，则不利于保暖，也不便于活动。对于老人、小孩以及某些专业人员，这还是不安全因素，容易造成外伤和事故。

（二）顺应四季

选择衣料，应根据不同季节而各有所异，可参考以下几点：

1. 保温透气

纺织衣料的导热性越低，它的热缘性和保暖性越好。实验证明，在15℃时，麻纱衣料的释热量约为60%，而毛织品不到20%，故麻纱类作为夏季衣料为宜，毛织品可制成冬装，氯纶、醋酯纤维和晴纶等导热性也较低，也是保温性良好的纺织材料。此外，织物越厚，单位时间内散发的热量越少，保暖性能越好。夏季衣料应具有较好的透气性，有利于体内散热。

2. 吸湿散湿

夏天的衣服和冬装内衣，除了注意透气外，还要注意选择吸湿、散湿性能良好的纤维，这样有利于吸收汗液和蒸发湿气。

3. 色泽质地

衣料颜色不同，对热的吸收和反射的强度也不相同。一般而言，衣服颜色越深，吸热性越强，反射性越差；颜色越淡，反射性越强，吸热性越差。夏天宜穿浅颜色服装，以反射辐射热；冬天宜穿深色衣服，以吸收辐射热。内衣和夏装要选择轻而柔软的衣料，穿在身上有较爽的感觉；若贴身穿着粗糙硬挺的衣服，不但不舒服，而且皮肤易于摩擦受伤。

三、增减衣服的宜忌

《老老恒言·燕居》说：“春冰未泮，下体宁过于暖，上体无妨略减，所以养阳之生气。”春季阴寒未尽，阳气渐生，早春宜减衣不减裤，以助阳气的升发。夏季尽管阳热炽盛，适当地穿着衣服，仍是避其凉热的最佳方法。秋季气候转凉，亦要注意加衣，但要避免一次加衣过多。俗有“春捂秋冻”之说，即春季宁稍暖，秋季可稍凉。冬季“宜寒甚方加棉衣，以渐加厚，不得一顿便多，唯无寒而已”（《摄生消息论》）。

衣服要随天气变化及时增减，切不可急穿急脱，忽冷忽热。《摄生消息论·春季摄生消息论》说：“春季天气寒暄不一，不可顿去棉衣。老人气弱骨疏体怯，风

小事糊涂，大事明白。度量大一些，风格高一些，看得远一些，想得宽一些。“诸葛一生惟谨慎，吕端大事不糊涂。”

冷易伤腠理，时备夹衣，温暖易之。一重减一重不可暴去。”《老老恒言·燕居》亦说：“绵衣不顿加，少暖又须暂脱。”古人认识到穿衣不宜过暖、过寒，否则反倒容易受邪致病。因为衣服过暖或过寒，则机体缺乏耐受风寒的能力，而使抗邪防病之力减弱。至于老人和身体虚弱的人，由于对寒热的耐受性较差，所以又当尽量注意慎于脱着，以免受风寒暑湿之侵。《彭祖摄生养性论》说：“先寒而后衣，先热而后解。”说明衣服应根据天气变化及时更换。

此外，出汗之后，穿脱衣服尤宜注意如下两点：一者，大汗之时，忌当风脱衣。《千金要方·道林养性》说：“凡大汗勿偏脱衣，喜得偏风半身不遂。”这是因为大汗之时，人体腠理发泄，汗孔开放，骤然脱衣，易受风寒之邪侵袭而致病。二者，汗湿之衣勿久穿。《千金要方·道林养性》说：“湿衣与汗衣皆不可久着，令人发疮及风瘙。”《老老恒言·防疾》亦说：“汗止又须即易。”因为汗后湿衣不易干，伤害人体阳气。汗后腠理虚，汗湿滞留肌肤，易生风寒湿之类的病变。

第四节　排便保健法

二便是人体新陈代谢、排除代谢废物的主要形式。二便正常与否，直接影响到人体的健康。所以，养成良好的二便卫生习惯，对健康长寿具有重要意义。

一、大便通畅的保健法

古代养生家对保持大便通畅极为重视。汉代王充在《论衡》中指出：“欲得长生，肠中常清，欲得不死，肠中无滓。”金元时代的朱震亨也说：“五味入口，即入于胃，留毒不散，积聚既久，致伤冲和，诸病生焉。”也就是说，肠中的残渣、浊物要及时清理，排出体外，才能保证机体的生理功能。如果大便经常秘结不畅，会导致浊气上扰，气血逆乱，脏腑功能失调，因而产生或诱发多种疾病，如头痛、牙痛、肛门病、冠心病、高血压、脑血管意外、肠癌等。现代的衰老理论中，有一种自家中毒学说认为，衰老是由于生物体在自身代谢过程中，不断产生毒素，逐渐使机体发生慢性中毒而出现衰老。大便不畅，最易使机体产生慢性自身中毒而出现衰老。可见这种学说与中医保持大便通畅可以防病延年的观点是一致的。保持大便通畅的方法有很多，现简要介绍如下：

1. 养成定时排便的习惯

例如，晚上睡觉之前或早晨起床之后，可按时上厕所，久而久之，则可养成按时大便的习惯。

2. 排便要顺其自然

养生家曹慈山在论述排便时说：“养生之过，惟贵自然。”要做到有便不强忍，

治病先治人，治人先治心。心理不好，病治不好。心理健康，身体健康，不生百病，不用药方。

大便不强挣。“强忍”和“强挣”都易损伤人体正气，引起痔疮等病。现代医学认为忍便不解会导致粪便部分毒素会被肠组织黏膜吸收，危害机体。排便时，强挣努啧，会过度增高腹内压，导致血压上升，特别对高血压、动脉硬化者不利，容易诱发中风病。另外，由于腹内压增高，痔静脉充血，容易引起痔疮、肛瘘等病。所以，年老患者尤当注意。

3. 要注意肛门卫生和便后调理

肛门对健康的关系，在一定意义上讲，并不亚于口腔，但通常人们对肛门卫生注意不够，因此，肛门疾病非常普遍。大便之后所用手纸应以薄而柔软、褶小而均匀为宜，不可用含油墨的废报纸、旧书纸、圆珠笔写过的纸，更不可用土块、石块、木块等代替手纸，以免污染肛门中毒，或刺伤肛门引起感染。每天晚上睡觉前，最好用温水清洗肛门，或经常用热水坐浴，保持肛门清洁和良好的血液循环。内裤宜用薄而柔软的棉布制作，不宜用粗糙或化学纤维制品。如果肛门已有炎症，最好用水冲洗，不要用纸揩拭，并积极治疗，防止再引起其他疾病。尤其是老年人，更应重视肛门卫生。

每次排便后，稍加调理，对身体会有很多益处。若在饱食后大便，便后宜稍喝一些汤或饮料，以助胃气利消化。《老老恒言》说：“饱后即大便，进汤以和其气。”这的确是养生经验之谈。若在饥饿时大便，为了防止便后气泄，排便时宜取坐位，便后稍进食物，还可做提肛动作3~5次，以补固正气。

4. 运动按摩通便

运动按摩可以起到疏畅气血，增强肠胃功能和消化排泄功能，加强大小肠的蠕动，促进新陈代谢，通畅大便的作用。平常可选用一些传统保健方法锻炼，如太极拳、气功导引养生功、腹部按摩保健法等。

二、小便清利的保健法

《养生杂记》中说：“要长生，小便清；要长活，小便洁。”《老老恒言·便器》亦说：“小便惟取通利。”小便是水液代谢后排除糟粕的主要途径，与肺、脾、肾、膀胱等脏腑的关系极为密切。在水液代谢的整个过程中，肾气是新陈代谢的原动力，调节着每一环节的功能活动，故有“肾主水”之称。水液代谢的好坏反映了机体脏腑功能的正常与否，特别是肾气是否健旺。小便通利，则人体健康；反之，则说明人有疾患。所以古代养生家十分重视小便卫生。保持小便清洁、通利，是保证身体健康的重要方面。

（一）饮食调摄法

正确调摄饮食，做到少食、素食、食久后饮、渴而才饮等，是保证小便清利的

大其心容天下之物，虚其心受天下之善，平其心论天下之事，定其心应天下之变。先天下之忧而忧，后天下之乐而乐。

重要方法。水液代谢以通畅和调为顺，不可滞留，故《素问·经脉别论》有“通调水道”之说。对于保证水道通调之法，清代曹慈山在《老老恒言》中提出了重在饮食调摄的四个要点：“食少化速，则清浊易分，一也；薄滋味，无黏腻，则渗泄不滞，二也；食久然后饮，胃空虚则水不归脾，气达膀胱，三也；且饮必待渴，乘微燥以清化源，则水以济火，下输倍捷，四也。所谓通调水道，如是而已。如但犹不通调，则为病。然病能如是通调，亦以渐而愈。”

（二）导引按摩法

经常进行导引和按摩保健，对于小便通利很有好处，其主要方法有三：

1. 导引聚津以补肾

晚上临睡时，或早晨起床后，调匀呼吸，舌抵上腭，眼睛视头顶上方，随吸气，缓缓做收缩肛门动作，呼气时放松，连续做8～24次，待口中津液较多时，可嗽津咽下。这种方法可护养肾气，增强膀胱制约能力，可以防治尿频、尿失禁等症。

2. 端坐按摩以强腰

取端坐位，两手置于背后，上下推搓30～50次，上至背部，下至骶尾，以腰背部发热为佳，可在晚上就寝时和早晨起床时进行练习。此法有强腰壮肾之功，有助于通调水道。

3. 仰卧摩腹以益气

取仰卧位，调匀呼吸，将掌搓热，置于下腹部，先推摩下腹部两侧，再推下腹部中央，各做30次。动作要由轻渐重，力量要和缓均匀。作功时间亦可在早晚。此法能益气，增强膀胱功能，对尿闭、排尿困难有一定防治作用。

（三）注意排尿宜忌

排尿是肾与膀胱气化功能的表现，是一种生理反应，因此有尿时要及时排出，不要用意志控制不解，否则会损伤肾与膀胱之气，引起病变。《千金要方·道林养性》说：“忍尿不便，膝冷成痹。”《老老恒言·便器》指出：“欲溺便溺，不可忍，亦不可努力，愈努力则愈数而少，肾气窒塞，或致癃闭。”排尿要顺其自然，强忍不尿或努力强排，都会对身体健康造成损害。

男子排尿时的姿势也有宜忌。《千金要方·道林养性》说：“凡人饥欲坐小便，若饱则立小便，慎之无病。”《老老恒言》说：“饱欲其通利，饥欲其收摄也。”现代医学中有一种“排尿性晕厥症”，即排尿时由于血管舒张和收缩障碍，造成大脑一时供血不足而致突然晕倒的病症。其发生的原因很多，但有时与体位突然改变、排尿时屏气用力过度有一定的关系。

一日三笑，人生难老。一日三恼，不老也老。

第五章　睡眠养生

睡眠是人体的生理需要，也是维持生命的重要手段。可以说睡眠与生存有着同等的意义。所谓睡眠养生就是根据宇宙与人体阴阳变化的规律，采用合理的睡眠方法和措施，以保证睡眠质量，恢复机体疲劳，养蓄精神，从而达到防病治病、强身益寿的目的。

第一节　睡眠的生理作用

一、睡眠的分期

现代实验研究将睡眠按深度分为四期：Ⅰ入睡期；Ⅱ浅睡期；Ⅲ中等深度睡眠期；Ⅳ深度睡眠期。Ⅰ、Ⅱ期易被唤醒，Ⅲ、Ⅳ期处于熟睡状态。睡眠又可分为两种，即慢波睡眠和快波睡眠。开始入睡时为慢波睡眠，持续90分钟左右，然后转入快波睡眠持续15～30分钟，睡眠过程是这两种状态交替进行的，二者交替一次，即一个睡眠周期。一夜大约有四五个周期。慢快波睡眠期的正常比例是保证睡眠顺利进行的条件。

二、睡眠的意义与作用

长沙马王堆出土医书《十问》中说："夫卧非徒生民之事也，举凫、雁、肃霜（鹔鹴）、蛇檀（鳝）、鱼鳖、耎（蠕）动之徒，胥（须）食而生者，胥卧而成也……。故一昔（夕）不卧，百日不复。"主张"道者静卧"。可见，不仅人需要睡眠，任何生物都离不开睡眠。它的作用可概括为五个方面：

1. 消除疲劳

睡眠是消除身体疲劳的主要形式。睡眠时，人体精气神皆内守于五脏，五体安舒，气血和调，体温、心率、血压下降，呼吸及内分泌明显减少，从而使代谢率降

心胸开阔，心地善良，处事泰然，性格开朗。爱劳动，不懒惰；爱活动，不闲着。

低，体力得以恢复。

2. 保护大脑

睡眠不足者，表现为烦躁、激动或精神萎靡、注意力分散、记忆减退等精神神经症状，长期缺眠则会导致幻觉。因此，睡眠有利于保护大脑。此外，大脑在睡眠状态中耗氧量大大减少，利于脑细胞能量贮存，可以恢复精力，提高脑力效率。

3. 增强免疫

睡眠不仅是智力和体力的再创造过程，而且是疾病康复的重要手段。睡眠时能产生更多的抗原抗体，增强机体抵抗力。睡眠还使各组织器官自我修复加快。现代医学常常把睡眠作为一种治疗手段，用来医治顽固性疼痛及精神病等。

4. 促进发育

睡眠与儿童生长发有密切相关。婴幼儿在出生后相当长时期内，大脑继续发育，需要更多的睡眠。婴儿睡眠中有一半是快动眼睡眠期（REM），而早产儿 REM 可达 80%，说明他们的大脑尚未成熟。儿童生长速度在睡眠状态下增快，因为在慢波睡眠期血浆中生长激素可持续数小时维持在较高水平，故要使儿童长高，就应当保证足够的睡眠时间和质量。

5. 利于美容

睡眠对皮肤健美有很大影响。甜蜜的熟睡可使第二天皮肤光滑、眼睛有神、面容滋润，而由于精神创伤、疲劳过度及其他不良习惯造成的睡眠不足或失眠则会颜面憔悴、毛发枯槁、皮肤出现细碎皱纹。睡眠过程中，皮肤表面分泌和清除过程加强，毛细血管循环增快，加快了皮肤的再生。所以说，睡眠是皮肤美容的基本保证。

三、中医对睡眠认识

中医学从唯物的形神统一观出发认为，睡眠—清醒是人体寤与寐之间阴阳动静对立统一的功能状态，并运用阴阳变化、营卫运行、心神活动来解释睡眠过程，形成了独具特色的睡眠理论。主要包括以下几方面内容：

（一）昼夜阴阳消长决定人体寤寐

由于天体日月的运转，自然界处于阴阳消长变化中，最突出的表现就是昼夜交替出现。昼属阳，夜属阴。与之相应，人体阴阳之气也随昼夜而消长变化，于是就有了寤和寐的交替。寤属阳，为阳气所主；寐属阴，为阴气所主。可以说，自从有了人类，就有了人类活动的规律，即“日出而作，日入而息”这种比较严格的节律。正如《灵枢·营卫生会》言：“日入阳尽而阴受气矣，夜半而大会，万民皆卧，命曰合阴；平旦阴尽而阳受气，如是无已，与天地同纪。”《灵枢·口问》又进一步解释道：夜半“阳气尽，阴气盛，则目瞑”；白昼“阴气尽而阳气盛，则寤矣”。寤

受人点滴之恩，当以涌泉相报。多看别人长处，多记别人好处，多帮别人难处，多怜别人苦处。

与寐是以形体动静为主要特征的，形体的动静受心神的指使，寐与寤以心神为主宰。神静则寐，神动则寤；心安志舒则易寐，情志过极则难寐。张景岳在《景岳全书·不寐》中指出："寐本乎阴，神其主也。"由于睡眠受心神的支配，人们常因主观意志需要，使睡眠节律改变。总之，在形神统一观的指导下，寤与寐就被看作是二者相互转化的心身过程。

（二）营卫运行是睡眠的生理基础

人的寤寐变化以人体营卫气的运行为基础，其中与卫气运行最为相关。《灵枢·卫气行》说："卫气之行，一日一夜五十周于身，昼行于阳二十五周，夜行于阴二十五周"。《灵枢·营卫生会》也说："卫气行于阴二十五度，行于阳二十五度，分为昼夜，故气至阳而起，至阴而止。"起指起床，止即入睡。由此可见，卫气行于阴，则阳气尽而阴气盛，故形静而入寐；行于阳，则阴气尽而阳气盛，故形动而寤起。所以《灵枢·天年》说："营卫之行，不失其常，故昼精而夜瞑。"

第二节　睡眠的质量和时间

一、睡眠的质量

可以用以下标准检查是否有较高的睡眠质量：①入睡快。上床后5~15分钟进入睡眠状态。②睡眠深。睡中呼吸匀长，无鼾声，不易惊醒。③无起夜。睡中梦少，无梦惊现象，很少起夜。④起床快。早晨醒来身体轻盈，精神好。⑤白天头脑清晰，工作效率高，不困倦。一般而言，睡眠质量好，则睡眠时间可以少些。中医学认为"久卧伤气"，会使阳气、精神懈怠。由此可知，多睡不一定符合养生要求。过多睡眠和恋床可造成大脑皮层受抑制，使大脑细胞缺氧。决定睡眠是否充足，除了量的要求外，更主要的是质的要求。

养成良好的睡眠习惯，符合觉醒—睡眠节律，是提高睡眠质量的基本保障。《类修要诀·养生要诀》将之总结为："春夏宜早起，秋冬任晏眠；晏忌日出后，早忌鸡鸣前。"子午觉是古人睡眠养生法之一，即每天子时、午时入睡，以达颐养天年目的。中医认为，子午之时，阴阳交接，极盛极衰，体内气血阴阳极不平衡，必欲静卧，以候气复。现代研究也发现，夜间0点至4点，机体各器官功率降至最低；中午12点至1点，是人体交感神经最疲劳的时间，因此子午睡眠的质量和效率都好，符合养生规律。据统计表明，老年人睡子午觉可降低心、脑血管病的发病率，有防病保健意义。

宽宏大度容天地，得容人处且容人。忍一时风平浪静，退一步海阔天空。

二、睡眠时间

睡眠时间根据不同的年龄、性别、体质、性格、环境因素等而变化。

（一）体质与性格因素

睡眠时间长短与人的体质、个性有密切关系。一般而言，按临床体质分类，阳盛型、阴虚型睡眠时间较少；痰湿型、血瘀型睡眠时间相对多。按五行体质分类，凡金型、火型睡眠时间相对少；而水型、土型睡眠时间较多。按体型胖瘦分类，胖人较瘦人睡眠时间多；胖人中腠理粗、身常寒的睡眠时间最长，此因“卫气多寡”不同。西方人认为性格与睡眠有关，内向性格、思维类型的人睡眠时间较多；而外向性格、实干类型的人睡眠时间较少。

（二）环境与季节因素

环境和季节的变化会影响睡眠。一般认为，春夏宜晚睡早起（每天大约需睡5 ~7 个小时），秋季宜早睡早起（每天大约需睡 7 ~ 8 个小时），冬季宜早睡晚起（每天大约需睡 8 ~9 个小时）。如此以合四时生长化收藏规律。即《素问 · 四气调神大论》所说：“春三月，此谓发陈，天地俱生，万物以荣，夜卧早起，广步于庭……夏三月，此谓蕃秀，天地气交，万物会实，夜卧早起，无厌于日……秋三月，此谓容平，天气以急，地气以明，早卧早起，与鸡俱兴……冬三月，此谓闭藏，水冰地坼（chè）无扰乎阳，早卧晚起，必待日光。”阳光充足的日子里人的睡眠时间一般较短，气候恶劣的天气里人的睡眠时间一般较长。随地区海拔增高，人的睡眠时间稍稍减少；随纬度增加，人的睡眠时间稍要延长。

（三）年龄与性别因素

一般而言，年龄越小，睡眠时间越长，次数也越多。睡眠时间与年龄有密切的关系，是人生长发育的规律决定的。婴幼儿，无论脑还是身体都未成熟，青少年身体还在继续发育，因此需要较多的睡眠时间。老年人由于气血阴阳俱亏，“营气衰少而卫气内伐”，故有“昼不精，夜不瞑”的少寐现象，但并不等于生理睡眠需要减少。相反，由于老人睡眠深度变浅、质量不佳，反而应当增加必要的休息，尤以午睡为重要，夜间睡眠时间也应参照少儿标准。古代养生家说：“少寐乃老人大患。”《古今嘉言》认为老年人宜“遇有睡思则就枕”，这是极符合养生道理的。睡眠时间还与性别有关，通常女性比男性平均睡眠时间长，现代研究认为这可能与性激素分泌差异有关。

笑一笑，十年少，笑口常开，健康常在。愁一愁，白了头，天天发愁，添病减寿。

第三节　睡眠的姿势

一、睡眠姿势

古人云："立如松，坐如钟，卧如弓。"睡姿虽有千姿百态，以体位来分，不外乎仰卧、俯卧、侧卧三种。

（一）常人宜右侧卧

孔子在《论语》中说"寝不尸"，"睡不厌屈，觉不厌伸"，意指睡眠以侧曲为好。《千金要方·道林养性》说："屈膝侧卧，益人气力，胜正偃卧。"《道藏·混元经》说："仰面伸足睡，恐失精，故宜侧曲。"这说明侧卧比仰卧好。侧卧益气活络，仰卧则易出现噩梦、失精和打鼾。气功家有句口头禅叫做"侧龙卧虎仰瘫尸"，认为侧卧利于调青龙，使肝脉舒达；俯卧利于调白虎，使肺脉宣降。现代研究显示：俯卧不利于呼吸和心肺血液循环，也有损面部容颜。古今医家都认为右侧卧为最佳卧姿。这是因为右侧卧优点在于使心脏在胸腔中受压最小，利于减轻心脏负荷，使心输出量增多。另外，右侧卧时，肝处于最低位，肝藏血最多，加强了对食物的消化和营养物质的代谢。右侧卧时，胃及十二指肠的出口均在下方，利于胃肠内容物的排空，故《老老恒言》说："如食后必欲卧，宜右侧以舒脾气。"

（二）孕妇宜左侧卧

对于女性而言，侧卧较仰卧和俯卧好。俯卧可使颜面皮肤血液循环受影响，致皱纹增加。仰卧对妇女盆腔血液循环不利，易致各种月经病。孕妇宜取左侧卧，尤其是中、晚期妊娠者，此时大约有80%的孕妇子宫右旋倾斜，使右侧输尿管受压，易产生尿潴留倾向，长期可致右侧肾盂肾炎。另外，右侧卧会压迫腹部下腔静脉，影响血液回流，不利于胎儿发育和分娩。仰卧时，增大的子宫可直接压迫腹主动脉，使子宫供血量骤然减少而严重影响胎儿的发育和脑的功能。因此，左侧卧最利于胎儿生长，可以大大减少妊娠并发症。

（三）婴幼儿睡姿

对婴幼儿而言，俯卧是最不卫生的卧姿。婴儿自主力差，不能主动翻身，加之颅骨软嫩，易受压变形，俯卧时间长易造成面部五官畸形。长期一侧卧或仰卧也易使头颅发育不对称。因而婴幼儿睡眠时，应在大人的帮助下经常地变换体位，每隔

塞翁失马，焉知非福。天有不测之风云，人有旦夕之祸福。祸福相依时运变，人生风水轮流转。黑夜前头黎明到，寒冬过去是春天。

1～2 小时翻一次身。

（四）老人及病人睡姿

老年人以右侧卧最好。对于心衰病人及咳喘发作病人宜取半侧位或半坐位，同时将枕与后背垫高。对于因肺病造成胸腔积液的患者，宜取患侧卧位，使胸水位置最低，不妨碍健侧肺的呼吸功能。肺心病患者一般不宜取左侧卧或俯卧，以防心脏负荷过大。人在熟睡中的姿势，每隔 10～15 分钟就要变动一次，整个睡眠过程体位变动可达 20 次以上。对此，孙思邈已有论述："人卧一夜当作五度反复，常逐更转。"整个睡眠过程中保持不变的卧姿，是不符合生理要求的。

二、睡眠的方位

睡眠的方位与健康紧密相关。中国古代养生家根据天人相应、五行相生理论，对寝卧方向提出过几种不同的主张。

（一）春夏首向东，秋冬首向西

《千金要方·道林养性》说："凡人卧，春夏向东，秋冬向西。"《老老恒言》引《保生心鉴》："凡卧，春夏首宜向东，秋冬首宜向西。"即春夏属阳，头宜朝东卧；秋冬属阴，头宜朝西卧，以合"春夏养阳，秋冬养阴"的原则。

（二）四季首东向

一些养生家主张一年四季头都应恒东向而卧，不因四时变更，《老老恒言》引《记玉藻》："寝恒东首，谓顺生气而卧也。"头为诸阳之会，人体之最上方，气血升发所向，而东方震位主春，能够升发万物之气，故头向东卧，可保证清升浊降，头脑清楚。

（三）避免北首而卧

《千金要方·道林养性》提出："头勿北卧，及墙北亦勿安床。"《老老恒言·安寝》也指出："首勿北卧，谓避地气。"古代养生家在这一点上基本一致。认为北方属水，阴中之阴位，主冬主寒，恐北首而卧阴寒之气直伤人体元阳，损害元神之府。临床调查发现头北足南而卧的老人，其脑血栓发病率较其他卧向高。国外资料表明，头北足南而卧，易诱发心肌梗死。

任凭世间沧桑变，我心平静身体健。细推物理须行乐，何为浮名羁绊我。

第四节　卧具用品

一、床铺

床在我国已有2500多年历史了。从摄生保健角度要求，床无论怎样变化，应具备以下几个要素：

（一）床之高低大小适宜

《老老恒言》说："床低则卧起俱便。"主张床的高度以略高于就寝者膝盖水平为好，约为40~50厘米，这样的高度便于上下床。若床铺过高，易使人产生紧张感而影响安眠；若床铺过低则易于受潮，使寒湿、湿热之地气直中脏腑，铺过高及地铺对养生都是不利的。

汉代服虔《通俗文》中载："八尺曰床，故床必宽大。"床铺面积大，睡眠时便于自由翻身，有利于气血流通、筋骨舒展。一般而言，床铺宜长于就寝者身高20~30厘米，宽于就寝者身宽达40~50厘米。对于运动员应用特制的床，使长宽达到要求，婴儿床除要求一定宽、长度外，还应在床周加栏杆，以防婴儿坠地。

（二）床之软硬适中

标准的软硬度以木板床上铺10厘米厚的棉垫为宜。其他的床，如南方的竹榻、藤床、棕绷床也较符合养生要求。现代的弹簧钢丝床、沙发床、席梦思有弹性过大、过软的缺点，对此可采用软床铺硬垫的办法纠正。软硬适中的床可保证脊椎维持正常生理曲线，使肌肉放松，有利于恢复疲劳。而过软的床会使脊椎周围韧带和椎关节负荷增加，肌肉被动紧张，久则引起腰背痠痛。

二、枕头

枕头是睡眠不可缺少的用具，适宜的枕头有利于全身放松，保护颈部和大脑，促进和改善睡眠，还有防病治病之效果。

（一）枕头的基本要素

1. 高度适宜

《老老恒言·枕》指出："高下尺寸，令侧卧恰与肩平，即仰卧亦觉安舒。"现

健康是自己的，钱财是儿女的。自己只管自己事，儿女琐事由他去。

代研究也认为枕高以稍低于肩到同侧颈部距离为宜，枕头过高和过低都有害。枕高是根据人体颈部七个颈椎排列的生理曲线而确定的。只有保持这个曲线正常的生理弯曲，才能使肩颈部的肌肉、韧带及关节处于放松状态。《显道经》曾指出：“枕高肝缩，枕下肺蹇。”即枕过高影响肝气疏泄，枕过低则影响肺气宣降。现代研究认为：高枕妨碍头部血液循环，易形成脑缺氧、打鼾和落枕；低枕使头部充血，易造成眼睑和颜面浮肿。一般认为，高血压、颈椎病及脊椎不正的患者不宜使用高枕；肺病、心脏病、哮喘病患者不宜使用低枕。否则，不利于康复。

2. 长宽适宜

古人主张枕以稍长为宜，尤其对于老年人“老年独寝，亦需长枕，则反侧不滞于一处”。枕的长度应够睡眠翻一个身后的位置，一般要长于头横断位的周长。枕头不宜过宽，以 15～20 厘米为好，过宽对头颈部关节肌肉造成被动紧张，不利于保健。

3. 软硬弹性适宜

枕芯应选质地松软之物，制成软硬适度、稍有弹性的枕头为好。枕头太硬，使头颈与枕接触部位压强增加，造成头部不适；枕头太软，则枕难以维持正常高度，头颈项部得不到一定支持而疲劳。此外，枕的弹性应适当，枕头弹性过强，则头部不断受到外加的弹力作用，产生肌肉的疲劳和损伤。枕头的使用有一定要求，仰卧时，枕应放在头肩之间的项部，使颈椎生理前凸得以维持；侧卧时，枕应放置于头下，使颈椎与整个脊柱保持水平位置。

（二）保健药枕

根据中医辨证原则，采用不同的药物加工制成枕芯做成的枕头称为药枕。

1. 药枕的保健原理

枕的内容物多为碾碎的具有挥发性的中药，花、叶、种子最常用。药枕一般多做成传统的圆枕，药枕的保健原理在于枕内的中药不断挥发，中药有效成分借头温和头上毛窍孔吸收作用透入体内，通过经络疏通气血，调整阴阳；另一途径为通过鼻腔吸入，经过肺的气血交换进入体内，此所谓“闻香治病”的道理。

2. 药枕的保健作用

药枕的使用要贯彻辨证的原则，即根据不同的年龄、体质、疾病和季节环境变化来辨证处方，对症施枕。如小儿宜选不凉不燥的小米枕，以利头部发育，老人宜选不寒不热的健身丁公枕、菊花枕；阴虚火旺体质宜选绿豆枕、黑豆枕；阳亢体质宜选夏枯草枕、蚕砂枕；耳鸣耳聋患者可选磁石枕；目暗目花患者可选菊花枕、茶叶枕和决明子等“明目枕”；神经衰弱者、心脏病患者可选琥珀枕、柏子仁枕。夏季暑热炽盛时，宜选竹茹枕、石膏枕。总之，药枕可“疗百病”、“益寿延年”（清《理瀹骈文》）。

宽厚待人，严于律己，知足常乐，不攀不比。

3. 药枕的保健范围及宜忌

药枕一般适用于慢性疾病恢复期及部分外感疾病急性期，不适于创伤、急症、传染病等。使用药枕时应注意几点：枕内容物宜选辛香平和、微凉、清轻之品，以植物花、叶、茎为好，不宜使用大辛大热、大寒及浓烈毒之物，如附子、乌头、狼毒、斑蝥等。选药时慎用动血、破血之品，如麝香等，阳亢阴虚患者、孕妇及小儿禁用。对于药效强、药力猛的治疗性药枕，如治疗风湿、类风湿之药枕，不可滥用于常人保健。药枕宜定期更换枕芯，以1～3个月为宜，夏天宜常晒晾，以防发霉变质。

三、睡眠用品

（一）被褥

被里宜柔软。《老老恒言》中说："被宜里面俱紬，毋用锦与缎，以其柔软不及也。"紬即绸。被里还可选用细棉布、棉纱、细麻布等，不宜用晴纶、尼龙、的确良等带静电荷的化纤品。被宜保温。盖被目的在于御寒护阳，温煦内脏，故被内容物宜选棉花、丝棉、羽绒为最好，晴纶棉次之。丝棉之物以新者为优，使用不宜超过两年。陈旧棉絮既沉且冷，易积湿气不利养生。被宜轻不宜重。重则压迫胸腹四肢，使气血不畅，心中烦闷，易生梦惊。被宜宽大，《老老恒言》说："被取暖气不漏，故必宽大，使两边可折。"被子宽大利于翻身转侧，使用舒适，故现代流行的睡袋不如传统被子保健性好。睡袋上口束紧，三面封闭，影响了肢体活动和皮肤新陈代谢。褥宜软而厚。《老老恒言》说："寝卧必得厚褥，老人骨瘦体弱，尤须厚褥，必须多备，渐冷渐加……"厚褥利于维持人体体表生理曲线，一般以10厘米厚为佳，随天气冷暖变化加减。

（二）睡衣睡帽等

睡眠时换衣为好。睡衣宜宽大无领无扣，不使颈、胸、腰受束。睡衣要有一定的长度，使睡眠时四肢覆盖，不冒风寒。睡衣选料以天然织品为好，秋冬选棉绒、毛巾布为料，春夏宜选丝绸、薄纱为料。睡衣以宽长、舒适、吸汗、遮风为原则。老人冬日睡卧宜带睡帽，其式状如回民帽，棉布做成，以能遮盖住整个头顶为宜。老人不论冬夏，睡卧时宜带肚兜，对70周岁以上的老人，应嘱其日夜不离。因老人阳气已虚，易为风寒所伤，伤腹则直中脾胃，产生腹痛、泄泻等病。

重视健康，淡泊钱财，死不带去，生不带来。

第五节　睡眠环境与禁忌

一、睡眠环境

（一）幽暗宁静

《老老恒言》说："就寝即灭灯，目不外眩，则神守其舍。"《云笈七签》说："夜寝燃灯，令人心神不安。"在灯光中入睡，使睡眠不安稳，浅睡期增多，因此睡前必须关灯。窗帘以冷色为佳。住房面积有限，没有专用卧室者，应将床铺设在室中幽暗角落，并以屏风或隔帘与活动范围隔开。

安静的环境是帮助入睡的基本条件之一。嘈杂的环境使人心神烦躁，难以安眠。因而卧室的选择重在避声，窗口远离街道闹市，室内不宜放置音响设备。

（二）氧充度宜

卧室房间不一定大，但应保证白天阳光充足，空气流通，以免潮湿之气、秽浊之气滞留。卧室必须安窗，在睡前、醒后及午间宜开窗换气。在睡觉时也不宜全部关闭门窗，应保留门上透气窗，或将窗开个缝隙。氧气充足不仅利于大脑细胞恢复疲劳，而且利于表皮的呼吸功能。

卧室内要保证温湿度相对恒定，室温以20℃为好，湿度以40%左右为宜。卧室内要保持清洁，可置兰花、荷花、仙人掌等植物，此类植物夜间排放的一氧化碳甚少，室内植物利于温湿度调节。室内家俱越少越好，一切设置应营造简朴典雅的气氛，利于安神。

二、睡眠的禁忌

我国古人把睡眠经验总结为"睡眠十忌"：一忌仰卧；二忌忧虑；三忌睡前恼怒，四忌睡前进食；五忌睡卧言语；六忌睡卧对灯光；七忌睡时张口；八忌夜卧覆首；九忌卧处当风；十忌睡卧对炉火。

（一）睡前禁忌

睡前不宜饱食、饥饿或大量饮水及浓茶、咖啡等饮料。《彭祖摄生养性论》说："饱食偃卧则气伤。"《抱朴子·极言》曰："饱食即卧，伤也。"《陶真人卫生歌》

忘掉过去，珍惜现在。享受今天，乐观未来。

说："晚食常宜申酉前，何夜徒劳滞胸膈。"这些都说明饱食即卧，则脾胃不运，食滞胸脘，化湿成痰，大伤阳气。饥饿状态入睡则饥肠漉漉，难以入眠。睡前亦不宜大量饮水，饮水损脾，水湿内停，夜尿增多，甚则伤肾。睡前更不宜饮兴奋饮料，烟酒亦忌，以免难以入睡。

睡前还忌七情过极，读书思虑。大喜大怒则神不守舍，读书极虑则神动而躁，致气机紊乱，阳不入阴。睡前亦不可剧烈运动，以免影响入睡。

（二）睡中禁忌

寝卧忌当风、对炉火、对灯光。睡卧时头对门窗风口，易成风入脑户，引起面瘫、偏瘫。卧时头对炉火、暖气，易使火攻上焦，造成咽干目赤鼻衄，甚则头痛。卧时头对灯光，则神不安宁。

卧忌言语哼唱，古人云："肺为五脏华盖，好似钟罄，凡人卧下肺即收敛。"如果卧下言语，则肺震动而使五脏俱不得宁。

睡卧时还忌蒙头张口，《千金要方·道林养性》说："冬夜勿覆其头得长寿。"此即所谓"冻脑"之意，可使呼吸通畅，脑供氧充足。孙氏还说："暮卧常习闭口，口开即失气。"张口睡眠最不卫生，易生外感，易被痰窒息。

（三）醒后禁忌

古人云："早起者多高寿"，故醒后忌恋床不起。最不宜在夏月晚起，"令四肢昏沉，精神懵昧"（《混俗颐生录》）。睡懒觉不利于人体阳气宣发，使气机不畅，易生滞疾。此外，旦起忌嗔恚、恼怒，此大伤人神。《养生延命录·杂诫篇》说："凡人旦起恒言善事，勿言奈何，歌啸"，"旦起嗔恚二不详"，认为这样会影响一日之内的气血阴阳变化，极有害于健康。

第六节　失眠的防治

失眠，中医称为"不寐"，可分为偶然性失眠与习惯性失眠。偶然性失眠不能算作疾病，它是由偶然因素引起的。长期、反复的失眠称习惯性失眠，又分为继发性和原发性两种。习惯性失眠是病态。其主要由于长期精神紧张刺激引起高级神经兴奋或抑制过程的失调，从而使精神活动能力减弱。本病多发生于青壮年，起病缓慢，症状多样。临床可分为两大类：一是兴奋型，主要表现为失眠、多梦、易惊、头痛、眩晕、耳鸣、情绪不稳、急躁易怒、心悸、气短、多汗等；二是抑制型，主要表现为记忆力减退、注意力不集中、思维迟钝、精神委靡、乏力、阳痿遗精等。发病初期常以兴奋型症状为主，以后则以抑制型为主，也可两类症状并存。

人生如戏，有缘相聚。彼此情谊，务须珍惜。琐事殴斗，庸人之举。大智若愚，舍私取义。俯仰无愧，心旷神怡。随遇而安，自成天趣。

中医认为多由情志不遂，精神过度紧张，或大病、久病之后脏腑功能失调所致。病变部位在脑，而涉及心、肝、脾、肾诸脏。心主精神意识思维活动；肝主疏泄，调畅情志；肾主藏精，充益脑髓；脾主运化精微，滋养机体。四脏功能失调，脑失所养，则发为本病。

一、失眠的原因

中医认为失眠的基本病机是“脏腑不和，阴阳失交”。具体分析起来原因很多，约有以下四类：

1. 起居失常

生活不规律，劳逸失度，工作任务紧时就长期开夜车，造成晨昏颠倒破坏了睡眠—觉醒节律，使自主神经系统紊乱是造成失眠的常见原因。

2. 心理因素

中医称此类因素为情志过极，白天过度紧张或整日忧心忡忡，恼怒、恐惧、抑郁都能造成大脑皮层兴奋抑制失常，以致失眠。临睡前大怒大喜或激动悲伤亦可造成大脑局部兴奋灶强烈而持久地兴奋，引起失眠。因心理因素导致失眠者，在失眠患者中亦占相当部分。

3. 身体因素

来自身体内部的生理、病理刺激，会影响正常的睡眠，如过饥、过饱、大渴大饮、腑实便秘、疼痛、瘙痒、呼吸障碍等。

4. 环境因素

不良的卧室环境，也会引起失眠，如噪音、空气污染、蚊蝇骚扰、强光刺激、大寒大暑以及地域时差的变化等。

二、失眠的分型

失眠有多种分类方法，以下是常见的几种分类方法：

（一）根据临床症状分类

1. 起始失眠

起始失眠又称入睡困难型失眠。特点为夜晚精力充沛，思维奔逸，上床后辗转难眠，毫无困意，直至后半夜才因极度疲劳而勉强入睡。这种类型的患者占失眠者的大多数，通常是“猫头鹰型人”，以青壮年多见。

2. 间断失眠

间断失眠又称熟睡困难型失眠。特点为睡眠程度不深，夜间常被惊醒，醒后久久无法再眠。这种类型的患者通常更为焦虑痛苦，常见于体弱有慢性病及个别特殊的人。

3．终点失眠

终点失眠又称睡眠早醒型失眠。特点为早早醒来，后半夜一醒即再难入睡。这种类型的患者白天精神状态差，常常打盹，至下午精神才好转，常见于动脉硬化病人及年迈的老人。

由于各人睡眠规律与类型的不同，因此诊断失眠还应参照睡眠质量标准。有的老年人素来醒得很早，醒后十分精神，白天不觉疲劳，尽管少眠但不属失眠范围。

（二）根据病程长短分类

1．短暂性失眠

短暂性失眠指失眠时间小于一周，大部分人在感受到压力、刺激、兴奋、焦虑时，或生病时，或至高海拔的地方，或睡眠规律改变时（如时差、轮班的工作等)，都会有短暂性失眠障碍。这类失眠一般会随着事件的消失或时间的拉长而改善，但是短暂性失眠如处理不当部分人会导致慢性失眠。

2．短期性失眠

短期性失眠指失眠时间持续一周至一个月。严重或持续性压力，如重大身体疾病或亲朋好友的过世或严重的家庭、工作、人际关系问题等都可能会导致短期性失眠。这种失眠与压力有明显的相关性。

短期性失眠如果处理不适当也会导致慢性失眠。

3．慢性失眠

慢性失眠指失眠时间超过一个月。

（三）根据生活习惯分类

1．压力型失眠

这类失眠患者多为企业管理者、公务员、科研人员。

2．不良嗜好型失眠

这类失眠患者多为自由职业者、经纪人、创意人员、文化公司职员、从事与时尚有关的工作者。他们长期嗜好喝茶、咖啡、可乐、巧克力、酒精、吸烟等，刺激了神经系统，严重妨碍了睡眠。

3．焦虑型失眠

这类失眠患者多见于30岁以上的女性领导，如私企老板、财务主管等。这部分女性正处于不断提升事业的人生阶段，而婚姻、家庭、人际关系无不牵动情绪，因此很容易影响神经系统导致失眠。

4．抑郁型失眠

这类失眠患者多为技术人员、不常与人交往的职业女性，内向的性格使得她们

好儿好孙子，不如好身子。身体有精神，全家乐滋滋。少病少累赘，自己少受罪。儿女少受累，省钱省药费。

日常不善于表达，如遇到问题，容易产生低沉、忧郁的情绪。

三、失眠病前的预防

（一）做好心理调节

神经衰弱症主要是持久的情绪紧张或精神压力所致，如生活的挫折与磨难，工作、学习任务过重或过紧，睡眠休息不足，长期精神紧张或心情郁闷，主客观矛盾得不到正确处理等。但外因只能起到诱发疾病的作用，外因需要通过内因起作用。明代医家张介宾在《类经·脏象类》中指出："人身之神，惟心所主……是以心正则万神俱正，心邪则万神俱邪，迨其变态，莫可名状。"

因此，预防神经衰弱症最重要的是做好心理调节，使自己有一个健康的心理。首先要正确认识自己，对自己的身体素质、知识才能、社会适应能力有一个比较客观的估价，根据这一估价来决定自己的思想和行为，当外在因素不允许自己的思想和行为再继续下去的时候，要有自知之明，避免一些力所不及的事情或不适合自己身体素质的体力和精神负担。如能正确地严于自身，一旦内心冲突发生或即将发生时，就能猛醒，用最大的毅力来避免和克服它。

其次要培养乐观、开朗、豁达、大度的性格。凡事都要想得开，无须斤斤计较；对人要随和，不可耿耿于怀。著名生理学家巴甫洛夫曾说："忧愁、顾虑和悲观，可以使人得病；积极、愉快、坚强的意志和乐观的情绪，可以战胜疾病，更可以使人强壮和长寿。"自然，用一种性格来代替另一种性格是不容易的，需要在长期的生活中慢慢锻炼和培养，故必须要有坚强的意志。

再次要培养自己的社会适应能力和公共关系协调能力。从医学心理学的观点来分析，心理社会因素与心理卫生的关系对神经衰弱的发生有重要影响。若一个人的思想、行为和精神状况不能与当今社会的现状协调一致，不能与所处的环境及左邻右舍协调一致，而自己又是神经衰弱的易感素质，就很容易引起神经衰弱。所以培养自己的社会适应能力和公共关系协调能力对于预防神经衰弱至关重要。

（二）生活要有规律

合理安排自己的生活、工作和学习，建立规律的生活制度和提倡紧张而有序的工作方法，避免忙乱无序，是避免神经衰弱的有效措施。自己最好拟订一个生活、工作、学习计划，根据实际情况合理安排好工作、休息、娱乐和睡眠时间，要注意劳逸结合、脑力劳动和体力劳动相结合。

少食多餐，益寿延年。睡觉不蒙头，黄昏郊外走。无事勤扫房屋，强似上药铺。常洗衣服常洗澡，常晒被褥疾病少。

二、失眠的病后保健

（一）注意心理调节

如已患有神经衰弱症而经常失眠时，应首先消除致病因素。一般而言，精神过度紧张和兴奋是失眠的主要原因，所谓“心不宁，则睡不安”。《奇证汇·心神》指出：“神情之病，此思想气结也，药难独治。”因此，凡因情志郁结而不寐者，当以“恬愉为务”，积极改变自身的精神状态，做到恬淡虚无、愉悦自得，这样才能“神静则宁”，安然入睡。

（二）改变睡眠环境

睡眠环境不安静或原有的环境发生改变，也是造成失眠的重要原因。因此，应尽量创造一个理想的睡眠环境。唐代医家孙思邈在《千金要方》中提出：“半醉酒，独自宿。软枕头，盖暖足。能息心，自瞑目。”孙氏的经验今人仍可应用。

（三）合理安排起居

神经衰弱症患者要合理安排起居，养成良好的生活习惯。要按时起床，按时工作和休息，不能因失眠而睡懒觉。该病是大脑兴奋与抑制失调所致。白天太过兴奋，才能诱发夜间的睡眠；夜间有了一定的睡眠，白天才有充沛的精力。故患者白天应参加一定的体力劳动和运动，尽量延长白天的兴奋时间，夜间的睡眠就会得到改善。中午最好不要睡午觉，因为中午大脑有了足够的休息，晚上就很难入睡。

（四）睡前调理

（1）失眠患者最好在睡前 4 ~ 5 小时进餐。有条件者在临睡前可再吃些点心。因为进餐后使植物神经兴奋增加，体内大量血液进入消化系统，脑供血量相应减少，有利于大脑进入睡眠。

（2）晚睡前 2 小时到室外活动 15 ~ 30 分钟。活动可使睡眠中枢得到休息，有助于顺利入睡。但活动不能过于剧烈，以身体微微出汗为度。

（3）临睡前可用热水洗脚，有条件者可洗热水澡，以促使周身血管扩张，脑部供血减少，从而促进睡眠。

（4）睡前尽量不做使大脑兴奋的事情，如下棋、打扑克、看情节紧张复杂的电视和小说等。不喝茶，不饮酒，少思考问题。

（5）躺到床上后，不要回想往事，更不要去想带有刺激性的事情，无法克制时，可在心中默念数字，从一数到百，周而复始。

三天不吃青，两眼冒金星。多吃水果多吃菜，清理肠胃又补钙。降压降脂又抗癌，健身防病心愉快。

（五）治疗便方

（1）朱砂散：猪心1个，朱砂1.5克（研末）。将猪心煮熟，切块，蘸朱砂末服。每日1个，7日为一疗程。治失眠心悸。

（2）百合蜜：生百合90克，蜂蜜2匙。拌和蒸熟，临睡前适量食之。治失眠。

（3）枣仁散：酸枣仁不拘多少，炒香为末。每服6克，睡前煎竹叶汤调服。治失眠不安。

（4）朱砂琥珀散：朱砂1克，琥珀2克。研粉，睡前温开水冲服。治失眠多梦。

（5）补肾丸：核桃仁、黑芝麻、霜桑叶各30克。共捣如泥状，作为丸，每丸3克。每服9克，日服2次。具有补肾益精安神作用。

（6）生地枣仁粥：生地30克，酸枣仁30克。水煎取汁，加糯米共煮粥，空腹食之。本方养阴安神，主治失眠。

有病的皇帝，不如无病的乞丐。

第六章　饮食养生

饮食养生，就是按照中医理论，调整饮食，注意饮食宜忌，合理地摄取食物，以增进健康、益寿延年的养生方法。饮食养生的目的在于通过合理而适度的补充营养，以补益精气，并通过饮食调配，纠正脏腑阴阳之偏颇，从而增进机体健康、抗衰延寿。由于饮食为人所必需，而饮食不当，又最易影响健康，故食养是中医养生学中的重要组成部分。饮食是供给机体营养物质的源泉，是维持人体生长、发育，完成各种生理功能，保证生命生存的不可缺少的条件。《汉书·郦食其传》所说"民以食为天"，就是这个意思。古人早就认识到了饮食与生命的重要关系。他们在长期实践中积累了丰富的知识和宝贵经验，逐渐形成了一套具有中华民族特色的饮食养生理论，在保障人民健康方面发挥了巨大作用。

第一节　饮食调养的意义

首先，人体最重要的物质基础是精、气、神，统称"三宝"。机体营养充盛，则精、气充足，神自健旺。《寿亲养老新书》说："主身者神，养气者精，益精者气，资气者食。食者生民之大，活人之本也。"明确指出了饮食是"精、气、神"的营养基础。其次，由于食物的味道各有不同，对脏腑的营养作用也有所侧重。《素问·至真要大论》中说："五味入胃，各归所喜，故酸先入肝，苦先入心，甘先入脾，辛先入肺，咸先入肾，久而增气，物化之常也。"再者，食物对人体的营养作用，还表现在其对人体脏腑、经络、部位的选择性上，即通常所说的"归经"问题。如茶入肝经，梨入肺经，粳米入脾、胃经，黑豆入肾经等，有针对性地选择适宜的饮食，对人的营养作用更为明显。

一、强身、防病

食物对人体的滋养作用是身体健康的重要保证。合理地安排饮食，保证机体有充足的营养供给，可以使气血充足，五脏六腑功能旺盛。因而，新陈代谢功能活跃，生命力强，适应自然界变化的应变能力大，抵御致病因素的力量就强。

失去健康的人，才感到健康的幸福；患有疾病的人，才感到疾病的痛苦。

饮食还可以调整人体的阴阳平衡，即《素问·阴阳应象大论》所说：“形不足者，温之以气，精不足者，补之以味。”根据食物的气、味特点，以及人体阴阳盛衰的情况，予以适宜的饮食营养或以养精，或以补形，既补充营养，又可调整阴阳平衡。不但保证机体健康，还是预防疾病发生的重要措施。例如，食用动物肝脏，既可养肝，又能预防夜盲症；食用海带，既可补充碘和维生素，又可预防甲状腺肿；食用水果和新鲜蔬菜，既可补充营养，又可预防坏血病等。

此外，发挥某些食物的特异作用，可直接预防某些疾病。例如，用大蒜预防外感和腹泻；用绿豆汤预防中暑；用葱白、生姜预防伤风感冒等。

二、益寿、防衰

中医认为：精生于先天，而养于后天，精藏于肾而养于五脏，精气足则肾气盛，肾气充则体健神旺，此乃益寿、抗衰的关键。因此，在进食时宜选用具有补精益气、滋肾强身作用的食品。同时，注意饮食的调配及保养，对防老抗衰是十分有意义的。对于老年人，充分发挥饮食的防老抗衰作用尤其重要。《养老奉亲书》说：“高年之人真气耗竭，五脏衰弱，全仰饮食以资气血。”清代养生家曹廷栋认为，以粥调治颐养老人，可使其长寿。他指出：“老年有竞日食粥，不计顿，饥即食，亦能体强健，享大寿。”他编制了粥谱百余种，以示人食饮。很多食物都具有防老抗衰作用，如芝麻、桑葚、枸杞、龙眼肉、胡桃、蜂皇浆、山药、人乳、牛奶、甲鱼等都含有抗衰老物质成分，都有一定的抗衰延寿作用。经常选择适当食品服用，有利于健康、长寿。

第二节　饮食调养的原则

饮食调养指通过采取节制饮食、调和五味和合理搭配食品等措施，达到增强体质、预防疾病的目的。中医认为，人体出生后，饮食是摄取营养、化生气血、维持身体健康的基本条件。但饮食必须节制，五味必须调和，各种食品必须合理搭配，才能全面发挥营养人体的作用，故《素问·上古天真论》把“饮食有节”视为“形与神俱”的重要因素之一。饮食调养主要应从节制饮食、调和五味和搭配食品三个方面着手。

一、节制饮食

节制饮食是指做到饮食定量、定时，冷热适宜。定量主要是指根据自己的实际

病从口中入，寒从脚下起；无病要早防，有病要早治。

需要，摄取适量的饮食，不要过饥过饱。一般而言，男女老少、体力劳动者和脑力劳动者，对饮食的需求是不同的，故应因人制宜，但以适度略少为佳。因为过少则气血化源不足，日久体质必弱；过多则伤食难化，日久脾胃必伤。定时主要是指一日三餐要有固定的时间规律，如早餐宜在日出后，中餐宜在日午时，晚餐宜在日落前。如过早过晚，或中间间隔过短过长，都会影响脾胃的浮华功能，长此以往，必然导致体质衰弱，正气亏虚，损害人体的健康。《素问·生气通天论》曰："饮食者，热勿灼灼，寒勿沧沧。寒温中适，故气将持。"尤其是冬夏季节，饮食的寒热更需注意，以免损伤肠胃引起疾病。

（一）定量

定量是指进食宜饥饱适中。人体对饮食的消化、吸收、输布，主要靠脾胃来完成。进食定量，饥饱适中，恰到好处，则脾胃足以承受。消化、吸收功能运转正常，人便可及时得到营养供应，以保证各种生理功能活动。过饥或过饱，都对人体健康不利。

过分饥饿，则机体营养来源不足，无以保证营养供给。消耗大于补充，就会使机体逐渐衰弱，势必影响健康。反之，饮食过量，在短时间内突然进食大量食物，势必加重胃肠负担，食物停滞于肠胃，不能及时消化，就会影响营养的吸收和输布。脾胃功能因承受过重，亦会受到损伤。其结果，都是不足以供给人体生命所需要的营养。气血化生之源不足，必然导致疾病的发生，无益于健康。《管子》说："饮食节……则身利而寿命益，饮食不节……则形累而寿命损。"《千金要方·养性序》进而指出："不欲极饥而食，食不可过饱；不欲极渴而饮，饮不可过多。饱食过多，则结积聚，渴饮过多，则成痰澼。"人在大饥大渴时，最容易过饮过食，急食暴饮。所以在饥渴难耐之时，亦应缓缓进食，避免身体受到伤害。当然，在没有食欲时，也不应勉强进食，过分强食，脾胃也会受伤。《吕氏春秋·孟春纪》说："肥肉厚酒，务以自强，命之曰烂肠之食。"《素问·痹论》说："饮食自倍，肠胃乃伤。"梁代陶弘景在《养性延命录》也指出："不渴强饮则胃胀，不饥强食则脾劳。"这些论述都说明了饮食定量的重要养生意义。

（二）定时

定时是指进食宜有较为固定的时间，早在《尚书》中就有"食哉惟时"之论。有规律的定时进食，可以保证消化、吸收机能有节奏地进行活动，脾胃则可协调配合，有张有弛。饮食物则可在机体内有条不紊地被消化、吸收，并输布全身。如果食无定时，或零食不离口，或忍饥不食，打乱胃肠消化的正常规律，都会使脾胃失调，消化能力减弱，食欲逐渐减退，有损健康。

我国传统的进食方法是一日三餐。若能经常按时进餐，养成良好的饮食习惯，则消化功能健旺，于身体是大有好处的。

定量、定时是保护消化功能的调养方法，也是饮食养生的一个重到原则，历代养生家都十分重视这个问题。例如，孙思邈在《千金要方》中指出："食欲数而少，不欲顿而多。"这即进食适度的意思。一日之内，人体阴阳气血随昼夜变化而盛衰各有不同。白天阳气盛，故新陈代谢旺盛，需要的营养供给也必然多，故饮食量可略大；夜晚阳衰而阴盛，多为静息入寝，故需要的营养供给相对少些，因而，饮食量可略少，这有利于胃肠的消化功能。所以，自古以来，就有"早饭宜好，午饭宜饱，晚饭宜少"之说。

（1）早饭宜好：经过一夜睡眠，人体得到了充分休息，精神振奋，但胃肠经一夜时间，业已空虚，此时若能及时进食，则体内营养可得到补充，精力方可充沛。所谓早饭宜好，是指早餐的质量、营养价值宜高一些、精一些，便于机体吸收，提供充足的能量。尤以稀、干搭配进食为佳，不仅摄取了营养，也感觉舒适。

（2）午饭宜饱：午饭具有承上启下的作用。上午的活动告一段落，下午仍需继续进行，白天能量消耗较大，应当及时补充。所以，午饭要吃饱，所谓"饱"是指要保证一定的饮食量。当然，不宜过饱，过饱则胃肠负担过重，影响机体的正常活动和健康。

（3）晚饭要少：晚上接近睡眠，活动量小，故不宜多食。如进食过饱，易使饮食停滞，增加胃肠负担，会引起消化不良，影响睡眠。所以，晚饭进食要少一些，也不可食后即睡，宜稍加活动后入寝。《千金要方·道林养性》说："须知一日之忌，暮无饱食。""饱食即卧乃生百病。"

二、调和五味

调和五味是指食用酸、苦、甘、辛、咸五味食品不可过偏。中医认为，五味对人体的脏腑气血各有所补，亦各有所害。《素问·至真要大论》说："五味入胃，各有所喜，故酸先入肝，苦先入心，甘先入脾，辛先入肺，咸先入肾，久而增气，物化之常也，气增而久，夭之由也。"《素问·六节脏象论》说："五味入口，藏于肠胃，味有所藏，以养五气。气和而生，津液相成，神乃自生。"《素问·生气通天论》则说："味过于酸，肝气以津，脾气乃绝；味过于咸，大骨气劳，短肌，心气抑；味过于甘，心气喘满，色黑，肾气不衡；味过于苦，脾气不濡，胃气乃厚；味过于辛，筋脉沮弛，精神乃央（殃）。"可见，五味调和，能够补益脏腑，滋养气血，使体质增强；而五味过偏，则会破坏脏腑气血之间的平衡协调关系，使体质衰弱。故《素问·生气通天论》又说："是故谨和五味，骨正筋柔，气血以流，腠理以密，如是则骨气以精，谨道如法，长有天命。"

药补食补，莫忘神补。药疗食疗，莫忘神疗。

三、搭配食品

搭配食品是指对不同种类的食品应合理调配。中医认为，食物的种类不同，所含的营养成分也不完全相同，只有进行合理搭配，才能使人体得到全面营养，以满足人体生理功能的需要。《素问·脏气法时论》说："五谷为养，五果为助，五畜为益，五菜为充，五味合而服之，以补精益气。"不仅意识到了不同食品的各自作用，而且肯定了食品相互搭配的重要性，即能起到"补精益气"的作用。一般认为，人类的食品应以五谷为主，故称"主食"，而以肉、菜、果、蛋为辅，故称"副食"。就副食而论，古人多主张宜清淡，忌肥腻，如《医学心悟》指出："莫嗜膏粱，淡食为最。"《素问·通评虚实论》也说："消瘅、仆击、偏枯、痿厥、气满发逆，肥贵人则高（膏）粱之疾也。"可见，饮食清淡能够增强体质，有利于人体的健康；而过食肥腻则易助湿生痰、化热生风，引起多种疾病。从现代科学研究来看，谷类食品含有糖类和一定数量的蛋白质；肉类食品含有蛋白质和脂肪；蔬菜、水果含有丰富的维生素和矿物质。这些食物相互配合，才能满足人体对各种营养的需求。如果不注意食品的合理调配，就会影响人体对所需营养物质的摄取，于健康无益。

四、饮食卫生

饮食卫生一直为人们所重视，把注意饮食卫生看作养生防病的重要内容之一。

（一）饮食宜新鲜

新鲜、清洁的食品，可以补充机体所需的营养，饮食新鲜而不变质，其营养成分很容易被消化、吸收，对人体有益无害。食品清洁，可以防止病从口入，避免被细菌或毒素污染的食物进入机体而发病。因此，饮食物要保证新鲜、清洁。张仲景在《金匮要略》中进一步指出"秽饭、馁肉、臭鱼食之皆伤人"。腐败不洁的食物、变质的食物不宜食用，食之有害。新鲜、清洁的食品才是人体所需要的。

（二）宜以熟食为主

大部分食物不宜生吃，需要经过烹调加热后变成熟食，方可食用，其目的在于使食物更容易被机体消化吸收。同时，使食物在加工变热的过程中，得到清洁、消毒，除掉一些致病因素。实际上，在人类取得火种以后，吃熟食便成为人类的饮食习惯，以致发展为烹调学。孔子的"脍不厌细"，也是着眼于熟食而言。故饮食以熟食为主是饮食卫生的重要内容之一，肉类尤须煮烂。《千金要方·养性序》说："勿食生肉，伤胃，一切肉惟须煮烂。"这对老年人尤为重要。

体胖血稠，潜伏危害。减肥降脂，时不可待。多吃水果，多吃蔬菜。预防血栓、心梗脑塞。体形苗条，一身自在。

（三）注意饮食禁忌

人类在长期的实践过程中，逐渐认识到，有些动、植物于人体有害，吃后会发生食物中毒。如河豚、发芽的土豆等，误食会影响健康，危及生命。因而在饮食中，应多加小心，仔细辨认。早在两千多年前，汉代医家张仲景就提出了有关食品禁忌的问题。在《金匮要略》中，分别有“禽兽鱼虫禁忌并治”和“果实菜谷禁忌并治”两类，指出：“肉中有朱点者，不可食之”，“六畜自死，皆疫死，则有毒，不可食之”，“诸肉及鱼，若狗不食，鸟不啄者，不可食之”，“生果停留多日，有损处，食之伤人”，“果子落地经宿，虫蚁食之者，人大忌食之”。这些饮食禁忌，至今仍有现实意义，在饮食卫生中，应予以足够重视。

（四）因时因人制宜

随四时气候的变化而调节饮食，是饮食养生的原则之一，对于保证机体健康是有很好作用的。元代忽思慧所著的《饮膳正要》一书中说：“春气温，宜食麦以凉之；夏气热，宜食菽以寒之；秋气燥，宜食麻以润其燥；冬气寒，宜食黍以热性治其寒。”概括地指明了饮食四时宜忌的原则。

饮食调摄，还要根据年龄、体质、个性、习惯等方面的差异，分别予以安排，不可一概而论。例如，胃酸偏多的人，宜适当多食碱性食物；而胃酸缺乏的人，宜适当选择偏酸性的食品，以保证食物的酸碱适度。体胖之人，多有痰湿，故饮食宜清淡，肥甘油腻则不宜多食；体瘦之人，多阴虚内热，故在饮食上宜多吃甘润生津的食品，而辛辣燥烈之品则不宜多食。

第三节　进食保健

进食保健关系到饮食营养能否更好地被机体消化吸收，故应予以足够重视。现择其要，归纳如下：

一、进食宜从容和缓

进食宜缓是指吃饭时应该从容缓和，细嚼慢咽。《养病庸言》说：“不论粥饭点心，皆宜嚼得极细咽下。”这样进食，既有利于各种消化液的分泌，食物易被消化吸收，又能稳定情绪，避免急食暴食，保护肠胃。

急食则食下易化，暴食则会骤然加重肠胃负担，还容易发生噎、呛、咳等意外，应当予以重视。

病来之，则安之。树立信心，积极治疗。战胜病魔，恢复健康。没有治不好的病，只有治不好的人。

二、进食宜专心致志

《论语·乡党》说："食不语。"进食时，应该将头脑中的各种琐事尽量抛开，把注意力集中到饮食上来。专心致志地进食，既可品尝食物的味道，又有助于消化吸收，更可以有意识地使主食、蔬菜、肉、蛋等食品杂合进食，做到"合理调配"。同时，也可增进食欲。古人所说的"食不语"及"食勿大言"（见《千金翼方》），就是要人们在吃饭时专心致志，说明自古以来，人们就已认识到专心进食有利于消化的道理。倘若进食时，头脑中仍思绪万千，或边看书报，边吃饭，没有把注意力集中在饮食上，心不在"食"，那么，也不会激起食欲，纳食不香，自然影响消化吸收，这是不符合饮食养生要求的。

三、进食宜静宜乐

安静愉快的情绪有利于胃的消化，乐观的情绪和高兴的心情都可使食欲大增，这就是中医学所说的肝疏泄畅达则脾胃健旺。反之，情绪不好，恼怒嗔恚，则肝失条达，抑郁不舒，致使脾胃受其制约，影响食欲，妨碍消化功能。古有"食后不可便怒，怒后不可便食"之说。

1. 进食的环境要宁静、整洁

这对稳定人的情绪是很重要的。喧闹、嘈杂及脏乱不堪的环境，往往影响人的情绪和食欲。

2. 进食的气氛要轻松愉快

进食过程中，不回忆、不谈论令人不愉快的事情，不急躁、不争吵，保持轻松愉快的气氛。

3. 轻松、柔和的乐曲有助于消化吸收

《寿世保元》说："脾好音声，闻声即动而磨食。"故在进食时，放一些轻松愉快的乐曲，有利于增进食欲及加强消化功能。

第四节　食后养生

进食之后，为了帮助消化食物，亦应做一些必要的调理，如食后散步、摩腹等。

一、食后漱口

食后还要注意口腔卫生。进食后，口腔内容易残留一些食物残渣，若不及时清

为了小事发脾气，回头想想又何必。别人生气我不气，气出病来无人替。

除，往往引起口臭、或发生龋齿、牙周病。早在《金匮要略》中即有“食毕当漱口数过，令牙齿不败口香”之说。经常漱口可使口腔保持清洁，牙齿坚固，并能防止口臭、龋齿等疾病。

二、食后摩腹

《千金翼方》说：“平日点心饭讫，即自以热手摩腹。”又说：“中食后，还以热手摩腹。”食后摩腹的具体方法是：吃食以后，自左而右，可连续作二三十次不等。这种方法有利于腹腔血液循环，可促进胃肠消化功能，经常进行食后摩腹，不仅有益于消化，对全身健康也有好处，是一种简便易行、行之有效的养生法。

三、食后散步

进食后，不宜立即卧床休息。饭后宜做一些从容缓和的活动，才于健康有益。俗话说：“饭后百步走，能活九十九。”《摄养枕中方》中说：“食止、行数百步，大益人。”进食后，活动身体，有利于胃肠蠕动，促进消化吸收，而散步是最好的活动方式。

如果在饭后，边散步，边摩腹，则效果更佳。《千金翼方》将其归纳为：“食后，还以热手摩腹，行一二百步，缓缓行，勿令气急，行讫，还床偃卧，四展手足，勿睡，顷之气定。”这是一套较为完整的食后养生方法，后世多所沿用，实践也证明是行之有效的。

第五节　五色饮食养生

《黄帝内经》中以五行的属性来概括世界各种物质及其之间的联系。如《灵枢·阴阳二十五人》中说道：“天地之间，六合之内，不离于五，人亦应之。”五行——木、火、土、金、水，而五行又对应五色——青、赤、黄、白、黑。我国一直以来就有一套“五色配五脏”的食疗理论：青入肝、赤入心、黄入脾、白入肺、黑入肾。肝主疏泄，所以青色食品多补肝，有利于疏通、舒畅、条达以保持全身气机疏通畅达，如缓解紧张情绪；心色是赤色，心主血脉、主神明，心为阳中之太阳，以阳气为用，心的阳气能推动血液循环，维持人的生命活动，使之生机不息，红色的食物多是养心的；脾色是黄色，所以黄色的食品多补脾，还可以增加神经的敏感性和激发能量，对注意力不集中和学习兴趣的增进都有促进作用，尤其适合作为早餐和盒饭的颜色；肺色是白色，白色的食品有补肺作用；肾色是黑色，所以黑色的

动脉硬化，并不可怕，既可预防，又可变化。从无到有，从有到无；从轻到重，从重到轻。从本治起，两条措施：快走慢跑，调控饮食。

食品有益肾强筋骨抗衰老作用，黑色还可以使人沉着、冷静、自信。在饮食中做到合理地五色配五脏，就能达到养生延年的目的。近年科学家也作了很多关于不同颜色的食物有不同功效的相关研究，得出了“食物的营养价值是与食物的颜色相关的”的结论。

一、青色

近年来，绿色食物始终扮演着生命健康“清道夫”和“守护神”的角色，因而备受人们青睐。中医认为，绿色（含青色和蓝色）入肝，多食绿色食品具有舒肝强肝的功能，是良好的人体“排毒剂”，所以在春天应适当多吃青色食品如青菜、青豆、菠菜、猕猴桃、绿豆、绿茶等。

1. 菠菜

【介绍】

菠菜又称菠薐、波斯草。以叶片及嫩茎供食用。原产波斯，2000 年前已有栽培。后传到北非，由摩尔人传到西欧西班牙等国。菠菜于 647 年传入中国，其被乾隆皇帝赞颂为“红嘴绿鹦哥”，是绿叶蔬菜中的佼佼者。菠菜主根发达，肉质根红色，味甜可食，俗称埋头菠菜。

【营养成分】

菠菜营养成分极其丰富，菠菜叶含锌 56 ~ 68 毫克/千克（干重），叶酸 1.22 微克/克，还含有丰富的氨基酸和叶黄素、β－胡萝卜素、新－β－胡萝卜素 B、新－β－胡萝卜素、菠菜素 U 等类胡萝卜素，还含 α－菠菜甾醇、胆甾醇、甾醇酯和甾醇甙、万寿菊素、菠叶素，以及一种青紫色荧光物质 2－乙酰基－3－对羟基苯丙烯酰基内消旋酒石酸。

根含菠菜皂甙 A 和 B。

【药用功效】

（1）通肠导便，防治痔疮。菠菜含有大量的植物粗纤维，具有促进肠道蠕动的作用，利于排便，且能促进胰腺分泌，帮助消化。对于痔疮、慢性胰腺炎、便秘、肛裂等病症有治疗作用。

（2）促进生长发育，增强抗病能力。菠菜中所含的胡萝卜素，在人体内转变成维生素 A，能维护正常视力和上皮细胞的健康，增加预防传染病的能力，促进儿童生长发育。

（3）保障营养，增进健康。菠菜中含有丰富的胡萝卜素、维生素 C、钙、磷，以及一定量的铁、维生素 E、芸香、辅酶 Q10 等有益成分，能供给人体多种营养物质。其所含铁质，对缺铁性贫血有较好的辅助治疗作用。

（4）促进人体新陈代谢，延缓衰老。菠菜中的含氟－生齐酚、6－羟甲基蝶陡二酮及微量元素物质，能促进人体新陈代谢，增进身体健康。大量食用菠菜，可降低中风的危险。

（5）洁皮肤，抗衰老。菠菜提取物具有促进培养细胞增殖的作用，既抗衰老又增强青春活力。我国民间以菠菜捣烂取汁，每周洗脸数次，连续使用一段时间，可清洁皮肤毛孔，减少皱纹及色素斑，保持皮肤光洁。

【适用人群】

一般人群均可食用。

菠菜烹熟后软滑易消化，特别适合老、幼、病、弱者食用。电脑工作者、爱美的人也应常食菠菜；糖尿病患者（尤其Ⅱ型糖尿病患者）经常吃些菠菜有利于血糖保持稳定；菠菜还适于高血压、便秘、贫血、坏血病患者以及皮肤粗糙者、过敏者。

【保健食谱】

（1）麻油拌菠菜：将菠菜置于沸水中烫约三分钟，用麻油拌食。主治：高血压。

（2）菠菜羊肝汤：鲜菠菜、羊肝各50克。将菠菜洗净切段，羊肝切片；锅内加水约750毫升，烧沸后下羊肝，稍滚下菠菜，并加适量盐、麻油、味精，滚后即可。吃羊肝、菠菜并喝汤。此汤具有养肝明目的功效，适用于视力模糊、两目干涩等病症。

【文献记载】

《食疗本草》："利五脏，通胃肠热，解酒毒。服丹石人食之佳。"

《本草纲目》："逐血脉，开胸隔，下气调中，止渴润燥。"

《随息居饮食谱》："菠菜，开胸隔，通肠胃，润燥活血，大便涩滞及患痔疮人宜食之。"

2. 猕猴桃

【介绍】

猕猴桃也称猕猴梨、藤梨、羊桃、阳桃、木子与毛木果等，原产于中国南方，一般为椭圆形。深褐色并带毛的表皮一般不食用，而其内是呈亮绿色的果肉和一排黑色的种子。猕猴桃的质地柔软，味道有时被描述为草莓、香蕉、凤梨三者的混合。因猕猴喜食，故名猕猴桃；亦有说法是因为果皮覆毛，貌似猕猴而得名。在《诗经》中被称为"苌楚"，唐诗中也有如"中庭井栏上，一架猕猴桃"的诗句记载。

【营养成分】

猕猴桃是一种营养价值极高的水果，其可溶性固形物含量为14%～20%，含亮氨酸、苯丙氨酸、异亮氨酸、酪氨酸、缬氨酸、丙氨酸等多种氨基酸，还含有丰富的矿物质。果肉中黑色颗粒部分，有丰富的维生素E，每100克果肉含钙27毫克、磷26毫克、铁1.2毫克，还含有胡萝卜素和多种维生素，其中维生素C的含量达100毫克（每百克果肉中）以上，有的品种高达300毫克以上，是柑橘的510倍、

心理平衡，生理平衡；预防疾病，身体安静。

苹果的 1 530 倍，因而被誉为“水果之王”。

【药用功效】

猕猴桃中含有的血清促进素具有镇心的作用。另外，它所含的天然肌醇有助于改善脑部活动，因此能帮助情绪低落之人走出忧郁的情绪。猕猴桃中富含的维生素 C 作为一种抗氧化剂，能够有效抑制硝化反应，防止癌症发生。猕猴桃中有良好的膳食纤维，它不仅能降低胆固醇，而且可以帮助消化，防止便秘，防止体内有害代谢物的堆积。中医认为，猕猴桃甘酸性寒，能够解热除烦、止渴利尿。

猕猴桃含有优良的膳食纤维和丰富的抗氧化物质，能够起到清热降火、润燥通便的作用，可以有效预防和治疗便秘与痔疮。

猕猴桃含有大量的天然糖醇类物质肌醇，能有效调节糖代谢，调节细胞内的激素和神经的传导效应，对预防糖尿病和抑郁症有独特功效。猕猴桃含有抗突变成分谷胱甘，有利于抑制诱发癌症基因的突变，对肝癌、肺癌、皮肤癌、前列腺癌等多种癌细胞病变有一定的抑制作用。猕猴桃富含精氨酸，能阻止血栓的形成。因为能有效改善血液流动，故能有效预防冠心病、高血压、心肌梗死、动脉硬化等心血管疾病。猕猴桃含有丰富的叶酸，叶酸是构筑健康体魄的必需物质之一，能预防胚胎发育的神经管畸形。猕猴桃含有维生素 C、E、K 等，属营养和膳食纤维丰富的低脂肪食品，对减肥健美、美容有独特的功效。猕猴桃还含有丰富的叶黄素，叶黄素在视网膜上积累能防止斑点恶化。

【适用人群】

一般人群均可食用。情绪低落、经常便秘者适合吃猕猴桃；癌症患者、高血压患者、冠心病等心血管疾病患者以及食欲不振、消化不良者，航空、高原、矿井等特种工作人员尤其适合。

【保健食谱】

（1）猕猴桃干果 60 ~ 100 克，水煎服，每日早晚分服。主治：食欲不振、消化不良。

（2）猕猴桃 60 ~ 120 克，除去外皮，捣烂，加蜂蜜适量，煎熟食。亦可加水煎汤服用。源于《食疗本草》。主治：热伤胃阴、烦热口渴。

（3）取猕猴桃鲜果一只，洗净后捣烂，用一倍凉开水浸泡 1 ~ 2 小时后饮用。主治：坏血病。

（4）猕猴桃（去皮核）250 克，冰糖适量。将猕猴桃洗净，去皮核，切成小块，置于碗中，放入冰糖，上笼蒸至桃肉熟烂，取出即可食用。适用于高血压、高血脂、冠心病、咽喉疼痛、心烦口渴等病症。常人食之，能滋润肌肤、乌发养颜。

【文献记载】

唐代的《本草拾遗》中说：“猕猴桃甘酸无毒，可供药用。”主治：骨节风、瘫痪不遂、长年白发、痔病等。

明代李时珍在《本草纲目》中也记有："其形如梨，其色如桃，而猕猴喜食，故有诸名。"

3. 西兰花

【介绍】

西兰花原产于地中海东部沿岸地区，在《时代》杂志推荐的十大健康食品中名列第四，被誉为"蔬菜皇冠"。

【营养成分】

西兰花是一种营养价值非常高的蔬菜，几乎包含人体所需的各种营养元素，含有蛋白质、糖、脂肪、矿物质、维生素和胡萝卜素等，被誉为"蔬菜皇冠"。在每100克西兰花可食用部分中，含蛋白质3.6克、碳水化合物5.9克、脂肪0.3克、钙78毫克、磷74毫克、铁1.1毫克、胡萝卜素25毫克、维生素C 110毫克及多种矿物质。此外，西兰花所含矿物质成分比其他蔬菜更全面，钙、磷、铁、钾、锌、锰等含量很丰富，比同属于十字花科的白菜花高出很多。

【药用功效】

西兰花最显著的就是具有防癌抗癌的功效，菜花含维生素C较多，在防治胃癌、乳腺癌方面效果尤佳。研究表明，胃癌患者的血清硒的水平明显下降，胃液中的维生素C浓度也显著低于正常水平，而西兰花不但能补充一定量的硒和维生素C，同时也能供给丰富的胡萝卜素，起到阻止癌前病变细胞形成的作用，抑制癌肿生长。美国营养学家研究发现，菜花中含有多种吲哚衍生物，此化合物有降低人体内雌激素水平的作用，可预防乳腺癌的发生。此外，研究表明，西兰花中预防癌症最重要的成分是"萝卜硫素"，这种物质有提高致癌物解毒酶活性的作用，并帮助癌变细胞修复为正常细胞。

西兰花还含有丰富的抗坏血酸，能增强肝脏的解毒能力，提高机体免疫力。而其中一定量的类黄酮物质，则对高血压、心脏病有调节和预防的功效。同时，西兰花属于高纤维蔬菜，能有效降低肠胃对葡萄糖的吸收，进而降低血糖，有效控制糖尿病的病情。幼儿常吃，可促进生长、维持牙齿及骨骼正常、保护视力、提高记忆力。维生素K能维护血管的韧性，不易破裂。

【适用人群】

一般人群都适合食用。尿路结石者忌食。

【保健食谱】

将西兰花榨出的汁煮沸后，加入蜜糖适量。主治：肝病、咳嗽。

4. 韭菜

【介绍】

韭菜原产于我国，它的嫩叶和柔嫩的花茎、嫩籽等都能供人们食用，开白色花。韭菜又名起阳草，故现代人还称之为蔬菜中的"伟哥"。

恶有恶报，善有善报，不是不报，时机未到，时机一到，一切都报。恶人大都命短，好人一生平安。

【营养价值】

韭菜的营养价值很高，每100克可食用部分含蛋白质2～2.85克、脂肪0.2～0.5克、碳水化合物2.4～6克、纤维素0.6～3.2克、胡萝卜素0.08～3.26毫克、核黄素0.05～0.8毫克、尼克酸0.3～1毫克、维生素C 10～62.8毫克。韭菜含的矿物质元素也较多，如含钙10～86毫克、磷9～51毫克、铁0.6～2.4毫克，此外，韭菜含有挥发性的硫化丙烯，因此具有辛辣味，有促进食欲的作用。

【药用功效】

（1）补肾温阳：韭菜性温，味辛，具有补肾起阳的作用，故可用于治疗阳痿、遗精、早泄等病症。

（2）益肝健胃：韭菜含有挥发性精油及硫化物等特殊成分，散发出一种独特的辛香气味，有助于疏调肝气，增进食欲，增强消化功能。

（3）行气理血：韭菜的辛辣气味有散瘀活血、行气导滞的作用，适用于跌打损伤、反胃、肠炎、吐血、胸痛等症。

（4）润肠通便：韭菜含有大量维生素和粗纤维，能增进胃肠蠕动，可治疗便秘，预防肠癌。

【适宜人群】

一般人群均能食用。尤适宜便秘、产后乳汁不足的女性以及寒性体质等人群。便秘者建议多吃，因为韭菜含有大量的膳食纤维，能润肠通便。如果吃得过多，会导致轻微腹泻。

【保健食谱】

（1）顽癣：韭菜焙干，研细末，猪油调和敷患处。

（2）牛皮癣：可用生韭、蒜各30克，捣烂如泥，烘热后用力擦患处，每日1次，连续数日。

（3）过敏性皮炎：韭菜捣汁外涂，每日数次。

（4）汗斑：韭菜捣汁，每日晨起外擦患部2次。连用4～5日。

（5）扭伤腰痛：生韭菜或韭菜根30克，切细，黄酒90毫升，煮沸后，趁热饮服，每日1～2剂。

【文献记载】

《本草经疏》：韭，生则辛而行血，熟则甘而补中，益肝、散滞、导瘀是其性也。以其微酸，故入肝而主血分，辛温能散结，凡血之凝滞者，皆能行之，是血中行气药也。心主血，专理血分，故曰归心，五脏之结滞去，则气血条畅而自安矣。胃中热，乃胃中有瘀滞而发热也，瘀血行，热自除矣。病人之气抑郁者多，凡人气血惟利通和，韭性行而能补，故可久食。

《滇南本草》：滑润肠胃中积，或食金、银、铜器于腹内，吃之立下。

5. 芹菜

【介绍】芹菜，属伞形科植物。有水芹、旱芹两种，功能相近，药用以旱芹为

人生四最：因气生病最不该，身患重病最悲哀，绝症康复最舒畅，死于无知最冤枉。

佳。旱芹香气较浓，又名香芹，亦称药芹。原产于地中海沿岸，我国栽培芹菜，据说已有2000多年的历史。相传1000多年前的南汉时代，广州人因爱吃芹菜，在西关荔枝湾附近建过一座昌华苑，别称西园，那里种有一片芹菜，茎质脆嫩，味道浓香，宜炒食，远近驰名，当时曾有“西园芹菜如珍”的美名。

【营养价值】

每100克含水分94克、蛋白质2.2克、脂肪0.3克、碳水化合物1.9克、粗纤维0.6克、灰分1克、胡萝卜素0.11毫克、维生素B_1 0.03毫克、维生素B_2 0.04毫克、尼克酸0.3毫克、维生素C 6毫克、钙160毫克、磷61毫克、铁8.5毫克、钾163毫克、钠328毫克、镁31.2毫克、氯280毫克，还含有挥发油、芹菜、佛手柑内酯、有机酸等物质。

【药用功效】

（1）平肝降压：芹菜含酸性的降压成分，对兔、犬静脉注射有明显降压作用；血管灌流可使血管扩张；用主动脉弓灌流法，它能对抗烟碱、山梗茶碱引起的升压反应，并可引起降压。临床对于原发性、妊娠性及更年期高血压均有效。

（2）镇静安神：从芹菜籽中分离出的一种碱性成分，对动物有镇静作用，对人体能起安定作用；芹菜或芹菜素口服能对抗可卡因引起的小鼠兴奋，有利于安定情绪、消除烦躁。

（3）利尿消肿：芹菜含有利尿的有效成分，可消除体内水钠潴留，利尿消肿。临床上以芹菜水煎有效率达85.7%，可治疗乳糜尿。

（4）防癌抗癌：芹菜是高纤维食物，它经肠内消化作用产生一种木质素或肠内脂的物质，这类物质是一种抗氧化剂，高浓度时可抑制肠内细菌产生的致癌物质。它还可以加快粪便在肠内的运转时间，减少致癌物与结肠黏膜的接触以达到预防结肠癌的目的。

（5）养血补虚：芹菜含铁量较高，能补充妇女经血的损失，食之能避免皮肤苍白、干燥、面色无华，而且可使目光有神、头发黑亮。

（6）清热解毒：春季气候干燥，人们往往感到口干舌燥，气喘心烦，身体不适，常吃些芹菜有助于清热解毒、祛病强身。肝火过旺、皮肤粗糙及经常失眠、头疼的人可适当多吃些。

（7）芹菜也是一种理想的绿色减肥食品。因为当咀嚼芹菜时，你消耗的热能远大于芹菜给予你的能量。

（8）醒酒保胃：芹菜属于高纤维食物，可以加快胃部的消化和排除，然后通过芹菜的利尿功能，把胃部的酒精通过尿液排出体外，以此缓解胃部的压力，起到醒酒保胃的功效。

【适宜人群】

一般人群均可食用。

人老“三不四有”：不闲着，不累着，不气着；有老伴，有老友，有老窝，有老底。

脾胃虚寒肠滑不固者、血压偏低者、婚育期男士应少吃芹菜，因为芹菜具有杀精功能。

【保健食谱】

（1）芹菜拌干丝：芹菜250克，豆干300克，葱白、生姜各适量。芹菜洗净切去根头，切段；豆干切细丝，葱切段，生姜拍松；炒锅置旺火上，倒入花生油，烧至七成热，下姜葱煸过加精盐，倒入豆干丝再炒5分钟，加入芹菜一齐翻炒，味精调水泼入，炒熟起锅即成。本菜鲜香可口，具有降压平肝、通便的功效，适用于高血压、大便燥结等病症。

（2）芹菜粥：芹菜40克，粳米50克，葱白5克。芹菜洗净去根，锅中倒入花生油烧热，爆葱，添米、水、盐，煮成粥，再加入芹菜稍煮，调味精即可。此菜具有清热利水的功效，可作为高血压、水肿患者的辅助食疗品。

【文献记载】

《本草纲目》："旱芹，其性滑利。"

《食鉴本草》："生高田者宜食，和醋食损齿，赤色者害人。"

二、赤色

想要增强心脑功能，应该适当合理地食用一些红色的食物，如番茄、红苹果、红桃子、红萝卜、胡萝卜、红辣椒、西瓜、山楂、红枣、草莓、红薯及杂粮红小豆等。按照中医五行学说，心色是赤色，赤色为火，属夏天。赤色的食品养心入血。研究表明，红色食物一般具有极强的抗氧化性，它们富含番茄红素、丹宁酸等，可以保护细胞，具有抗炎作用。多食红色食物可助你一臂之力。红色食物还能为人体提供丰富的优质蛋白质以及无机盐、维生素和微量元素，能大大增强人的心脏和血管活力，对提高淋巴免疫功能也颇有益处。

1. 番茄

【介绍】

相传番茄的老家在秘鲁和墨西哥，原先是一种生长在森林里的野生浆果。据记载，16世纪，英国有位名叫俄罗达拉的公爵在南美洲旅游，很喜欢番茄这种观赏植物，于是如获至宝般将之带回英国，作为爱情的礼物献给了情人伊丽莎白女王以表达爱意。从此，"爱情果"、"情人果"之名就广为流传。人们都把番茄种在庄园里，并作为象征爱情的礼品赠送给爱人。

【营养价值】

有报道称：每人每天食用50～100克鲜番茄，就能满足人体对多种维生素和矿物质的需要。番茄所含的苹果酸、柠檬酸和糖类，有助于消化。番茄所含的番茄素，有抑制细菌的作用。番茄含有丰富的营养，且有多种功效，因此被称为神奇的菜中之果。番茄富含维生素 A、C、B_1、B_2 和胡萝卜素以及钙、磷、钾、镁、铁、锌、铜、碘等多种元素，还含有蛋白质、糖类、有机酸、纤维素。

【药用功效】

（1）抗真菌作用：番茄所含的番茄碱有抗真菌作用，能抑制某些对植物或人有致病力的真菌。

（2）降脂降压作用：番茄中含有丰富的维生素 A 和 C，其酸性为柠檬酸及苹果酸所致。有实验研究表明，口服番茄果胶，可降低饲胆甾醇大鼠血清及肝中的胆甾醇量。番茄汁可使高血压下降，平滑肌兴奋。

番茄红素具有很强的抗氧化活性。番茄是番茄红素最丰富的食物来源。番茄红素有以下药理作用：

（1）预防和抑制癌症：最新研究成果表明，每天摄取 30 毫克番茄红素，就可以达到预防前列腺癌、消化道癌以及膀胱癌等多种癌症的效果。人体无法合成番茄红素，必须从膳食中摄取，吃一个生番茄只能吸收 0.05 毫克的番茄红素。因此，在前列腺疾病的治疗中，补充番茄红素是必不可少的。

（2）保护心血管：在动脉粥样硬化的发生和发展过程中，血管内膜中的脂蛋白氧化是一个关键因素。番茄红素在降低脂蛋白氧化方面发挥着重要作用。据报道，口服天然番茄红素，能使血清胆固醇降至 5.20 毫摩尔/升以下。番茄红素可以用于防治高胆固醇和高血脂症，减缓心血管疾病的发展。

（3）抗紫外线辐射功能：番茄红素能对抗紫外线损伤。研究人员给 10 名健康人各补充 28 毫克 β－胡萝卜素和 2 毫克番茄红素 1～2 个月，结果服用番茄红素人群紫外线引发红斑的面积较少、程度较轻。

（4）抑制诱变作用：肿瘤生成的重要机制之一是组织细胞在外界诱变剂的作用下发生基因突变，而番茄红素能阻断这个过程，发挥抗癌作用。如地中海地区居民在煎烤鱼和肉的同时使用番茄酱，减少了烹调过程中杂胺等诱变剂的形成，所以虽然当地居民喜食易致癌的煎烤食物，但是宫颈癌、前列腺癌和肝癌的发病率却很低。

（5）延缓衰老、增强免疫力：番茄红素可以有效清除人体内的自由基，保持细胞正常代谢，预防衰老。番茄红素在体内通过消化道黏膜吸收进入血液和淋巴，分布到睾丸、肾上腺、前列腺、胰腺、乳房、卵巢、肝、肺、结肠、皮肤以及各种黏膜组织，促进腺体分泌激素，从而使人体保持旺盛的精力；清除这些器官和组织中的自由基，保护它们免受伤害，增强机体免疫力。印度学者指出，番茄红素可令不育男子的精子数量增加、活力增强，从而医治不育问题。

（6）番茄红素可大大改善皮肤过敏症，消除因皮肤过敏而引起的皮肤干燥和瘙痒感，令人感觉轻松愉快。

（7）番茄红素大量存在于体内各种黏膜组织，长期服用可以改善各种因体内黏膜组织被破坏而引发的各种不适，如干咳、眼睛干涩、口腔溃疡，保护胃肠道黏膜

病有五来：吃出来，喝出来，吸出来，懒出来，气出来。

组织等。

（8）番茄红素还具有极强的解酒作用。酒精在人体内的代谢过程主要是氧化还原反应，会产生大量的自由基。平时服用番茄红素，可以增加酒量；喝酒前服用，解酒效果显著，可以减轻酒精对肝脏的损伤；而醉酒后服用，可以减轻头痛、呕吐等醉酒症状。

（9）番茄红素还具有预防骨质疏松、降血压、减轻运动引起的哮喘等多种生理功能。

（10）番茄红素没有任何副作用，非常适合长期保健服用。

（11）番茄红素可帮助预防及改善前列腺增生、前列腺炎等泌尿系统疾病，并有助于提高男性精子质量，降低不育风险。一项来自美国哈佛大学的研究发现类胡萝卜素与前列腺癌有一定的关系，在类胡萝卜素中，只有番茄红素具有明确的保护作用。男性每天在饮食中服用最大剂量的番茄红素（每天6.5毫克以上）与服用最少者相比，可以使前列腺癌发生的危险减少21%。

【适宜人群】

适宜于热性病发热、口渴、食欲不振、习惯性牙龈出血、贫血、头晕、心悸、高血压、急慢性肝炎、急慢性肾炎、夜盲症和近视眼者食用，急性肠炎、菌痢及溃疡活动期患者不宜食用。

【保健食谱】

患有口疮时，可含些番茄汁，使其接触疮面，每次数分钟，每日数次，效果显著。

2. 红苹果

【介绍】

苹果原产于西伯利亚西南部及土耳其，在欧洲经长期栽培后，于1870年传入我国山东，称为西洋苹果。西方有 An apple a day keeps the doctor away.（一天一苹果，医生远离我）的谚语。

【药用功效】

苹果含有多种维生素、矿物质、糖类、脂肪等，这些是构成大脑所必需的营养成分。苹果中的纤维，对儿童的生长发育很有益，能促进其生长和发育。

（1）苹果中的胶质和微量元素铬能保持血糖的稳定，还能有效降低胆固醇。

（2）可改善呼吸系统和肺功能，多吃苹果在空气污染的环境中可以保护肺部免受污染和烟尘的影响。

（3）苹果中含的多酚及黄酮类天然化学抗氧化物质，可以减少肺癌的危险，预防铅中毒。

（4）苹果特有的香味可以缓解压力，还有提神醒脑的功效。

（5）苹果中富含粗纤维，可促进肠胃蠕动，协助人体顺利排出废物，减少有害物质对皮肤的危害。

（6）苹果中含有大量的镁、硫、铁，铜、碘、锰、锌等微量元素，可使皮肤富有弹性，更加有光泽和细腻。

【适宜人群】

一般人群均可食用。

【不宜人群】

（1）溃疡性结肠炎患者：溃疡性结肠炎患者不宜生食苹果，尤其是在急性发作期，由于肠壁溃疡变薄，苹果质地较硬，又加上其1.2%粗纤维和0.5%有机酸的刺激，极不利于肠壁溃疡面的愈合，且可因机械性地作用肠壁易诱发肠穿孔、肠扩张、肠梗阻等并发症。

（2）白细胞减少症患者、前列腺肥大患者：白细胞减少症患者、前列腺肥大患者均不宜生吃苹果，以免使症状加重或影响治疗结果。

（3）冠心病、心肌梗死、肾病、糖尿病患者慎吃。

（4）平时有胃寒症状者忌生食苹果。

【保健食谱】

（1）苹果生食或熬膏服，用于烦热口渴、轻度中暑、饮酒过度。

（2）苹果1个去皮切片，放碗内加盖蒸熟，捣烂如泥，连吃2天。或同山药干燥研末，加白糖调服，可用于消化不良、腹胀、轻度腹泻。

（3）苹果皮15～30克，水煎服，用于反胃吐痰。

（4）苹果洗净去皮，每天吃3次，每次200克，连续服用，适用于高血压。

（5）苹果、梨各1个，去皮去核，切碎加陈皮少许，白糖30克，加适量清水煮熟，去渣晾凉，1次饮用，适用于咳嗽。

（6）苹果400克，芹菜300克，分别切细捣汁，加入适量水调匀后滤去渣，加盐、胡椒调味，常饮用，可用于动脉硬化症、高血压、糖尿病。

（7）每天取酸甜多汁的苹果2个生食，可用于大便干结。

3. 胡萝卜

【介绍】

胡萝卜又称甘荀，是伞形科，属二年生草本植物，以肉质根作蔬菜食用。原产亚洲西南部，阿富汗为最早演化中心，栽培历史在2000年以上。胡萝卜是一种质脆味美、营养丰富的家常蔬菜，素有“小人参”之称。

【营养价值】

胡萝卜富含糖类、脂肪、挥发油、胡萝卜素、维生素A、维生素B_1、维生素B_2、花青素、钙、铁等营养成分。每100克胡萝卜中，约含蛋白质0.6克、脂肪0.3克、糖类7.6～8.3克、铁0.6毫克、维生素A原（胡萝卜素）1.35～17.25毫克、维生素B_1 0.02～0.04毫克、维生素B_2 0.04～0.05毫克、维生素C 12毫克、热量

150.7 千焦，另含果胶、淀粉、无机盐和多种氨基酸。各类品种中，尤以深橘红色胡萝卜素含量最高，各种胡萝卜所含能量为 79.5 ~ 1 339.8 千焦。

【药用功效】

（1）益肝明目：胡萝卜含有大量胡萝卜素，在肝脏及小肠黏膜内经过酶的作用，其中 50% 变成维生素 A，有补肝明目的作用，可治疗夜盲症。

（2）利膈宽肠：胡萝卜含有植物纤维，可加强肠道的蠕动，从而利膈宽肠、通便。

（3）健脾除疳：维生素 A 是骨骼正常生长发育的必需物质，有助于细胞增殖与生长，是机体生长的要素。

（4）增强免疫功能：胡萝卜素转变成维生素 A，有助于增强机体的免疫功能，在预防上皮细胞癌变的过程中具有重要作用。胡萝卜中的木质素也能提高机体免疫体制，间接消灭癌细胞。

（5）降糖降脂：胡萝卜含有降糖物质，是糖尿病患者的良好食品。其所含的某些成分如懈皮素、山标酚能增加冠状动脉血流量，降低血脂，促进肾上腺素的合成，还有降压、强心的作用，是高血压、冠心病患者的食疗佳品。

【适宜人群】

一般人都可食用，更适宜于癌症、高血压、夜盲症、干眼症患者，营养不良、食欲不振者，皮肤粗糙者。

【食物相克】

酒与胡萝卜不宜同食，会造成大量胡萝卜素与酒精一同进入人体，而在肝脏中产生毒素，导致肝病。另外，萝卜主泻，胡萝卜为补，所以二者最好不要同食。

【保健食谱】

（1）胡萝卜汁：胡萝卜 250 克，切片，加盐少许，用水煮烂，去渣取汁服。每日 3 次。亦可用胡萝卜以水煎汤，放适量红糖，溶化后服。此取胡萝卜健脾消食作用。用于小儿消化不良、食欲不振、腹部胀满。

（2）胡萝卜猪肝汤：胡萝卜 250 克，切片，以水煮熟，猪肝 120 克，切片后下，待肝熟时加生姜、食盐、猪脂少许调味。胡萝卜与富含维生素 A 的猪肝同用，能补充人体维生素 A 的不足。用于夜盲症、疳疾上目（小儿疳疾、眼目受病、黄昏后视物不清）。

（3）胡萝卜大枣汤：胡萝卜 120 克，大枣 10 枚。以水 3 碗煎汤 1 碗，分 2 ~ 3 次服。亦可用本品煎汤，加饴糖 60 克溶化，搅匀服。用于百日咳或慢性支气管炎、干咳咽痛等症。

4. 红辣椒

【介绍】

辣椒原产于中南美洲热带地区。15 世纪末，哥伦布到达美洲之后把辣椒带回欧

夫妇“三从四得”：说的正确听从，指挥对的服从，老伴外出跟从；一时冲动忍得，买必需品舍得，相互好处记得，生活保健懂得。

洲，并由此传播到世界其他地方。明代传入中国。清代陈淏子之《花镜》开始有辣椒的记载。

【营养价值】

红辣椒含有丰富的维生素 C 和胡萝卜素（维生素 A 前体）。辣椒还富含多种维生素 B（尤其是维生素 B_6），以及钾、镁和铁等人体所必需的微量元素。辣椒中高含量的维生素 C 还有助于吸收食物（如豆类和谷物）中非血红素源的铁元素。

【药用功效】

红辣椒不只是料理上的调味品，它对疾病疗效也是为世人所称道的。长久以来红辣椒已被用来治疗咳嗽、感冒、鼻窦炎和支气管炎。另有研究指出，其可能与预防胃溃疡或中风、高血压、心脏病有关。

红辣椒是天然的充血解除剂和祛痰治咳药，这是所有辛辣食品的共同特性。加州大学 Irwin Ziment 教授指出，红辣椒因含有番辣椒素可消除充血并清除窦炎，可以用来治疗呼吸道疾病。

红辣椒富含抗氧化剂维生素 C 和胡萝卜素，在饮食中摄取愈多红辣椒愈能强化个人对抗老化的能力。研究人员指出摄取更多的抗氧化维他命，可预防癌症、心脏病、中风、关节炎等类疾病。

辣椒里含有辣椒素，辣椒素有行血、散寒、解郁、健胃之功效，适当地吃辣椒可以促进唾液分泌，使食欲增加。

辣椒与陈皮同泡在酒里，可以治消化不良；把辣椒粉与凡士林等和在一起敷在患处可以祛风除湿、治关节冷痛等。

5. 红枣

【介绍】

枣树是一种生长在温带地区的小乔木，原产于中国，在中国南北各地都有分布。国外的一项临床研究显示：连续吃大枣的病人，健康恢复比单纯吃维生素药剂的病人快 3 倍以上。因此，大枣有“天然维生素丸”的美誉。

【营养价值】

现代药理学发现，红枣含有蛋白质、脂肪、糖类、有机酸、维生素 A、维生素 C、微量钙、多种氨基酸等丰富的营养成分。

【药用功效】

（1）健脾益胃：脾胃虚弱、腹泻、倦怠无力的人，每日吃红枣 7 颗，或与党参、白术共用，能补中益气、健脾胃，达到增加食欲、止泻的功效；红枣和生姜、半夏同用，可治疗饮食不慎所引起的胃炎如胃胀、呕吐等症状。

（2）补气养血：红枣为补养佳品，食疗药膳中常加入红枣补养身体、滋润气血。台大免疫学孙安迪博士大力提倡平时多吃红枣、黄芪、枸杞，能提升身体的元气，增强免疫力。

冬吃萝卜夏吃姜，不用医生开药方。多吃水果多吃菜，防病健身心愉快。饮食活动要适量，恰到好处身体壮。天天坚持万步走，能够活到九十九。活动跟着太阳转，早晨最好不锻炼。

（3）养血安神：红枣和甘草、小麦同用的甘麦大枣汤，可起到养血安神、舒肝解郁的功效。

（4）缓和药性：红枣常被用于药性剧烈的药方中，以减少烈性药的副作用，并保护正气。如十枣汤中，用大枣缓解甘遂、大戟花等泻药的毒性，保护脾胃不受伤害。

红枣是补气养血的圣品，且物美价廉。民众无须购买昂贵的补品，善用红枣即可达到养生保健的功效。

（5）滋补壮阳：红枣不仅是一种水果，而且是很好的滋补食物，更重要的是它还有壮阳作用。红枣富含多种维生素和氨基酸，以及钙、铁等多种微量元素。红枣中还含有三萜类化合物，具有抗疲劳作用，可提高人体忍耐力。此外，它富含环磷酸腺苷，这一物质有扩张血管的作用，可以为心肌提供营养，还能改善阴茎供血，增加勃起的硬度。《名医别录》中就明确指出，红枣能坚筋骨，助阴气，令人肥健。有性功能障碍的男性吃些红枣能明显提高性欲。

【保健食谱】

（1）红枣10枚（掰开），大麦100克，加水7倍，煎煮后服下，不加糖。红枣中所富含的特殊物质可减少过敏介质的释放，多吃红枣可以治愈过敏症。

（2）黑木耳10克，红枣50克，白糖适量，用适量的水，把黑木耳和红枣煮熟后，加入白糖即可。黑木耳可以清肺、益气，红枣补血、养颜。从经前1周到月经结束后，隔天食用可以缓解经期贫血，使面色红润。

【文献记载】

据《本草纲目》记载：枣具有益气养肾、补血养颜、补肝降压、安神壮阳、治虚劳损之功效。红枣中含量丰富的环磷酸腺苷、儿茶酸具有独特的防癌降压功效，故红枣是极佳的营养滋补品。

李时珍在《本草纲目》中说：枣味甘、性温，能补中益气、养血生津，用于治疗“脾虚弱、食少、气血亏虚”等疾病。常食大枣可治疗身体虚弱、神经衰弱、脾胃不和、消化不良、劳伤咳嗽、贫血消瘦，养肝防癌功能尤为突出。“一日吃三枣，红颜不显老。”

6. 山楂

【营养价值】

山楂含多种维生素、山楂酸、酒石酸、柠檬酸、苹果酸等，还含有黄酮类、内酯、糖类、蛋白质、脂肪和钙、磷、铁等矿物质，所含的解脂酶能促进脂肪类食物的消化，促进胃液分泌和增加胃内酶素等功能。

【药用功效】

山楂能防治心血管疾病，具有扩张血管、强心、增加冠脉血流量、改善心脏活力、兴奋中枢神经系统、降低血压和胆固醇、软化血管及利尿和镇静作用；防治动脉硬化，防衰老、抗癌的作用。

山楂酸还有强心的作用，对老年性心脏病也有益处；它能开胃消食，特别对消肉食积滞作用更好，很多助消化的药中都采用了山楂；山楂有活血化瘀的功效，有助于解除局部瘀血状态，对跌打损伤有辅助疗效；山楂对子宫有收缩作用，在孕妇临产时有催生之效，并能促进产后子宫复原；山楂所含的黄酮类和维生素C、胡萝卜素等物质能阻断并减少自由基的生成，能增强机体的免疫力，有防衰老、抗癌的作用。

【适用人群】

一般人皆可食用。儿童、老年人、消化不良者尤其适合食用。

【保健食谱】

（1）山楂汤：山楂60克，打碎，加水煎汤，用少许红糖调味。空腹时温服（源于《朱丹溪方》）。本方专取山楂活血化瘀之功（含收缩子宫的作用在内）。用于产妇恶露不尽，腹中疼痛，或产后血瘀腹痛。

（2）楂香散：山楂、小茴香各等分。研为细末。每次3～6克，以少许盐、酒调和，温开水送服（源于《百一选方》）。方中山楂能活血，小茴香能行气，二者共用，有活血行气、消除瘀滞肿痛的良好效果。用于疝气、睾丸肿痛。

（3）山楂决明汤：山楂30克，决明子60克。加水煎汤服。山楂、决明子都有降低血压和血清胆固醇的功效，饮用口感也较好。用于高血压和高血脂症。

【文献记载】

《医学衷中参西录》：“山楂，若以甘药佐之，化瘀血而不伤新血，开郁气而不伤正气，其性尤和平也。”

《本草求真》：“山楂，所谓健脾者，因其脾有食积，用此酸咸之味，以为消磨，俾食行而痰消，气破而泄化，谓之为健，止属消导之健矣。至于儿枕作痛，力能以止；痘疮不起，力能以发；犹见通瘀运化之速。有大小二种，小者入药，去皮核，捣作饼子，日干用。出北地，大者良。”

三、黄色

脾色是黄色，四时皆养。黄色的食品能补脾。因此，黄色食物摄入后，其营养物质主要集中在中医所说的中土（脾胃）区域。黄色食品在自然界中分布较为广泛，最为常见的如黄豆、黄米、豆腐、腐竹、香干、面筋、烤麸、油豆皮等，其营养丰富，价格便宜，在人们饮食中占有很重要的地位。水产品中也有许多黄色的食品，如鱼籽、干贝、蟹黄、海米、泥鳅、鳝鱼、黄鱼、黄玉海参、海蜇、蛏子干、石花菜等，都含有较丰富的蛋白质及人体所需的微量元素，也是人们喜爱的食品原料之一。另外，蔬菜中的马铃薯、菜花、黄番茄、南瓜、韭黄、姜以及菠萝、栗子、

健康长寿之法：保健锻炼，快走慢跑；健康长寿之道：三四五顿，七八分饱；健康长寿之秘诀：按时作息，规律生活；健康长寿金钥匙：心理平衡，天天欢乐。

口蘑、笋干、蛋黄等，也可归为黄色食品。特别在长夏和每个季节的最后18天，以黄色为基础的食物中，维生素A、D的含量均比较丰富。维生素A能保护肠道、呼吸道黏膜，可以减少胃炎、胃溃疡等疾患的发生；维生素D有促进钙、磷元素吸收的作用，进而起到壮骨强筋之功，不妨多食用。

1. 香蕉

【介绍】

香蕉为芭蕉科植物甘蕉的果实。香蕉是人们很喜爱的水果之一，欧洲人因它能解除忧郁而称它为“快乐水果”，香蕉还是女孩子们钟爱的减肥佳果。香蕉又被称为“智慧之果”，传说佛祖释迦牟尼就是吃了香蕉而获得智慧的。

【营养价值】

香蕉属高热量水果，据分析每100克果肉的发热量达378焦耳。在一些热带地区，香蕉还被当作主要粮食。香蕉果肉营养价值颇高，每100克果肉含碳水化合物20克、蛋白质1.2克、脂肪0.6克。此外，香蕉还含有多种微量元素和维生素。

【药用功效】

香蕉属于高钾食品，钾离子可强化肌力及肌耐力，因此特别受运动员的喜爱，所以在观看网球比赛的时候有时可见到网球运动员在休息时吃香蕉。

香蕉有助降低血压：研究显示，每天吃两条香蕉，可有效降低10%的血压。

香蕉内含丰富的果胶，可帮助消化，所以很多母亲在孩子便秘时，给孩子吃点香蕉以通便。

香蕉所含的蛋白质中，带有氨基酸，具有安抚神经的效果，因此在睡前吃点香蕉，多少可起一些镇静作用，有助于睡眠。

将两条香蕉连皮放在火上烤，然后趁热吃，可改善痔疮及便血；手足因寒冷出现皲裂现象，可将香蕉皮内面擦拭患处，连续几天后，可使皮肤滑润起来；对肺燥、干咳无痰、口鼻干燥的人，可用3条香蕉去皮切段，加冰糖和一碗清水，隔水炖一小时，然后连渣吃下，可滋润祛燥。

【食用禁忌】

(1) 不宜空腹吃：香蕉含有较多的镁元素，镁是影响心脏功能的敏感元素，对心血管产生抑制作用。空腹吃香蕉会使人体中的镁骤然升高而破坏人体血液中的镁钙平衡，对心血管产生抑制作用，不利于身体健康。

(2) 畏寒体弱和胃虚的人不宜多吃，因为香蕉在胃肠中消化得很慢，对胆囊不好。

【适宜人群】

一般人群均可食用，尤其适合口干烦躁、咽干喉痛者，大便干燥、痔疮、大便带血者，上消化道溃疡者，饮酒过量而宿醉未解者，高血压、冠心病、动脉硬化者。脾胃虚寒、便溏腹泻者和糖尿病患者不宜多食、生食，急慢性肾炎及肾功能不全者

贪吃贪睡，添病减岁。甜语甜食，夺志坏齿。生活有度，人生添寿。吃饭有度，不胖不瘦。

忌食。

【保健食谱】

（1）香蕉粥：新鲜香蕉250克，冰糖、粳米各100克。先将香蕉去皮，切成丁状；粳米淘洗干净，以清水浸泡2小时后捞出沥干；将锅放火上，倒入1 000毫升清水，加入粳米，用旺火煮沸，再加入香蕉丁、冰糖，改用小火熬30分钟即成。该粥具有养胃止渴、滑肠通便、润肺止咳之功效，适宜于津伤烦渴、肠燥便秘、痔疮出血、咳嗽日久及习惯性便秘、高血压、动脉硬化等患者食用。

（2）香蕉橘子汁：新鲜香蕉、橘子各100克，蜂蜜30毫升。先将香蕉去皮并捣烂成泥，橘子洗净捣烂取汁。将橘子汁混入香蕉泥中，再加入蜂蜜并调匀即可饮用。每日2次，连服数日。本汁具有清热解毒、润肠通便、止咳化痰之功效。

（3）油炸香蕉夹：香蕉1 000克，花生油1 000毫升，豆沙馅125克，鸡蛋清150毫升，白糖150克，京糕100克。先将香蕉去皮，切成长方形片，京糕碾成泥备用；香蕉片铺平，用京糕泥抹匀香蕉片的三分之一，并在上面盖一片香蕉片，抹上一层豆沙馅，再盖上一层香蕉片，然后用手将其轻轻压实，即成香蕉夹；鸡蛋清放入碗内，用筷子沿一个方向不断搅动成泡沫状，再加入淀粉拌成蛋清糊；将锅置火上，加入花生油，烧至六成热后，把香蕉夹放入蛋清糊中挂糊，投入锅中，炸成金黄色捞出，摆入盘内，撒上白糖即成。本品具有健脾胃、润肠燥的功效，适宜于脾胃虚弱、饮食减少、肠燥便秘、痔疮出血等病症。高血压、动脉硬化症患者食用亦有较好的辅助治疗作用。

2. 栗子

【介绍】

栗子，又称板栗、毛栗、凤栗、栗果等，常食可达到抗衰老、延年益寿的目的。药王孙思邈称之为“肾之果也，肾病宜食之”。苏辙有诗赞曰：“老去自添腰脚病，山翁服栗旧传方。”按李时珍介绍，“以袋盛生栗，悬挂风干，每晨吃十余颗，随后吃猪肾粥助之，久必强健”。

【营养价值】

栗子中不仅含有大量淀粉，而且含有丰富的蛋白质、脂肪、B族维生素等多种营养成分，热量也很高。栗子的维生素B_1、B_2含量丰富，维生素B_2的含量至少是大米的4倍，每100克还含有24毫克维生素C，这是粮食所不能比拟的。

【药用功效】

（1）健脾益气：栗子是碳水化合物含量较高的干果品种，能供给人体较多的热能，并能帮助脂肪代谢，有“铁杆庄稼”、“木本粮食”之称。

（2）防治心血管疾病：栗子中含有丰富的不饱和脂肪酸、多种维生素和矿物质，可有效预防和治疗高血压、冠心病、动脉硬化等心血管疾病，有益于人体健康。

（3）强筋健骨，延缓衰老：栗子含有丰富的维生素C，能够维持牙齿、骨骼、

一个经常旅游的人，必有渊博的知识、不挠的毅力。一个经常锻炼的人，必有健康的体魄、充沛的精力。

血管肌肉的正常功效，可以预防和治疗骨质疏松、腰腿酸软、筋骨疼痛、乏力等，延缓人体衰老，是老年人理想的保健果品。

（4）栗子生吃，每日5~8颗，适宜于吐血、便血者。

（5）早晚生食栗子2颗，对老年肾亏、小便频繁有益。用10颗栗子和猪肾、薏仁、大米熬煮成粥，可治疗由一般肾虚引起的腰腿无力。

【适宜人群】

一般人群均可食用。适宜老人肾虚者食用，对中老年人腰酸腰痛，腿脚无力，小便频多者尤宜；适宜老年气管炎咳喘、内寒泄泻者食用。

糖尿病人忌食；婴幼儿、脾胃虚弱、消化不良者、患有风湿病的人不宜多食。

【保健食谱】

（1）栗糕：栗子200克，糯米粉500克，白糖50克，瓜子仁、松仁各10克。将栗子去壳，用水煮极烂，加糯米粉和白糖，揉匀，入热屉中旺火蒸熟，出屉时撒上瓜子仁、松仁。本糕味香甜糯软，具有健脾益气养胃、强筋健骨补虚的功效，适用于年老体弱、腰膝酸软、不欲纳食等病症。

（2）栗子糊：栗子500克，白糖适量。将栗子去皮壳，晾干磨粉。取适量栗子粉加清水煮熟为糊，调入白糖即可。栗子糊具有健脾胃、厚肠道的功效，对小儿腹泻有良好的辅助治疗作用。

3. 玉米

【营养价值】

玉米中含有大量的营养保健物质。除了含有碳水化合物、蛋白质、脂肪、胡萝卜素外，还含有核黄素、维生素等营养物质。此外，玉米还含有钙、谷胱甘肽、维生素、镁、硒、维生素E和脂肪酸。

【药用功效】

现代研究证实，玉米中含有丰富的不饱和脂肪酸，尤其是亚油酸的含量高达60%以上，它和玉米胚芽中的维生素E协同作用，可降低血液胆固醇浓度并防止其沉积于血管壁。因此，玉米对冠心病、动脉粥样硬化、高脂血症及高血压等都有一定的预防和治疗作用。玉米还含有一种长寿因子——谷胱甘肽，它在硒的参与下，生成谷胱甘肽氧化酶，具有恢复青春、延缓衰老的功能。玉米所含的硒和镁有防癌抗癌作用。硒能加速体内过氧化物的分解，使恶性肿瘤得不到分子氧的供应而受到抑制。镁一方面能抑制癌细胞的发展，另一方面能促使体内废物排出体外，这对防癌也有重要意义。其含有的谷氨酸有一定的健脑功能。

【保健食谱】

（1）玉米刺梨汤：玉米30克，刺梨15克。加水煎汤服或代茶饮。玉米与刺梨配伍，有健胃消食及清暑的作用，用于脾胃不健、消化不良、饮食减少或腹泻，兼有暑热者尤为适宜。

四莫忘：养生莫忘养心，养心莫忘寡欲，至乐莫忘求知，求知莫忘读书。

（2）玉米茶：玉米30克，玉米须15克。加水适量，煎汤代茶饮。玉米、玉米须均有利尿作用，以玉米须作用较强，故配伍应用。主要用于慢性肾炎、水肿、小便不利。

（3）玉米糊：玉米粉30～60克，将水在锅中烧开后撒入，并搅匀成稀糊状，待煮熟时加入麻油、葱、姜、食盐调味服食。本品有降低血脂作用，可用于高血脂症、高血压病、冠心病。

4. 南瓜

【介绍】

南瓜又名麦瓜、番瓜、倭瓜、金冬瓜，台湾称为金瓜，原产于北美洲。果味甘适口，是夏秋季节的瓜菜之一。老瓜可作饲料或杂粮，所以有很多地方又称之为饭瓜。

【营养价值】

每100克含蛋白质0.6克、脂肪0.1克、碳水化合物5.7克、粗纤维1.1克、灰分0.6克、钙10毫克、磷32毫克、铁0.5毫克、胡萝卜素0.57毫克、核黄素0.04毫克、尼克酸0.7毫克、抗坏血酸5毫克。此外，还含有瓜氨素、精氨酸、天门冬素、葫芦巴碱、腺嘌呤、葡萄糖、甘露醇、戊聚糖、果胶等。

南瓜中对人体有益的成分有多糖、氨基酸、活性蛋白、类胡萝卜素及多种微量元素等。南瓜含有淀粉、蛋白质、胡萝卜素、维生素B、维生素C和钙、磷等。其营养丰富，为农村人经常食用的瓜菜，并日益受到城市居民的重视。

【药用功效】

（1）解毒、保护胃黏膜、帮助消化：南瓜内含维生素和果胶，果胶有很好的吸附性，能黏结和消除体内细菌毒素和其他有害物质，如重金属中的铅、汞和放射性元素，从而起到解毒作用。南瓜能加强胃肠蠕动，帮助食物消化。

（2）降低血糖：南瓜含有丰富的钴，是人体胰岛细胞所必需的微量元素，对防治糖尿病、降低血糖有特殊的疗效。

（3）防癌：南瓜能消除致癌物质亚硝酸胺的突变作用，有防癌功效。

（4）促进生长发育：南瓜中含有丰富的锌，参与人体内核酸、蛋白质的合成，是肾上腺皮质激素的固有成分，为人体生长发育的重要物质。

（5）利水消肿、降压。

【保健食谱】

（1）小南瓜粥：南瓜500克，粳米60克，煮成粥，可促进肝肾细胞再生，同时对早孕反后恢复食欲和体力有促进作用。

（2）南瓜汤：南瓜250克，将南瓜去皮、瓤，洗净切小块，入锅中加水500毫升，煮至瓜熟，加入调料即可。饮汤食瓜，早、晚各服食1次。本汤具有降糖止渴的功效，糖尿病患者可常服食。

莫把烦恼放心头，免得未老先衰颓；莫把烦恼放心头，免得白了少年头。

5. 芒果

【介绍】

芒果原产印度及马来西亚。印度栽培历史最久、产量最多，其产量占世界产量的80%。芒果的名字来源于印度南部的泰米乐语。第一个把芒果介绍到印度以外的人是中国唐朝的高僧玄奘法师，在《大唐西域记》中就有“庵波罗果，见珍于世”的记载。

【营养价值】

芒果果实含有糖、蛋白质、粗纤维，芒果所含的维生素A特别多，是所有水果中少见的。其维生素C含量也不低。此外，矿物质、蛋白质、脂肪、糖类等也是其主要营养成分。

【药用功效】

（1）抗菌消炎：芒果未成熟的果实及树皮、茎能抑制化脓球菌、大肠杆菌等，芒果叶的提取物也同样有抑制化脓球菌、大肠杆菌的作用，可治疗人体皮肤、消化道感染疾病。

（2）防癌抗癌：芒果果实含芒果酮酸、异芒果醇酸等三醋酸和多酚类化合物，具有抗癌的药理作用；芒果汁能增加胃肠蠕动，缩短粪便在结肠内的停留时间，因此食用芒果对防治结肠癌很有裨益。

（3）祛痰止咳：芒果中所含的芒果甙有祛痰止咳的功效，对咳嗽、痰多、气喘等症有辅助治疗作用。

（4）明目：芒果的维生素A原含量占水果之首位，具有明目的作用。

【保健食谱】

（1）治疗小便不利：芒果若干，生食芒果，或用水浸泡芒果后代茶饮用。

（2）治疗慢性咽喉炎、声音嘶哑：芒果1~2个洗净后水煎，代茶饮用。

（3）防治晕车、晕船、呕吐：直接生食芒果，或用芒果煎汤后加少许的蜂蜜适量饮用。

（4）治疗烦热口渴：芒果片30克，芦根30克，天花粉30克，知母1克。将上述用料一同水煎后服用，每日2~3次。

【文献记载】

《食性本草》：“主妇人经脉不通，丈夫营卫中血脉不行。叶可以做汤疗渴疾。”

《开宝本草》：“食之止渴”，“动风气，天行病后及饱食后俱不可食，又不可同大蒜辛物食，令人患黄病”。

《本草拾遗》：“益胃气，止呕晕。”

《岭南采药录》：“治枪弹伤，芒果叶煎水洗；铁屑入肉，取叶捣烂敷罨。”

运动、节欲和欢乐，可以使人暮年保持青春活力；懒惰、奢欲和悲哀，可以使人壮年神呆未老先衰。

6. 芽苗菜

【介绍】

芽苗菜是各种谷类、豆类、树类的种子培育出可以食用的“芽菜”，也称“活体蔬菜”。常见的芽苗菜有香椿芽苗菜、荞麦芽苗菜、苜蓿芽苗菜、花椒芽苗菜、绿色黑豆芽苗菜、相思豆芽苗菜、葵花籽芽苗菜、萝卜芽苗菜、龙须豆芽苗菜、花生芽苗菜、蚕豆芽苗菜等30多种。品种丰富，营养全面，是常见的蔬菜，以下以豆芽为例来介绍。

【营养价值】

（1）豆芽含有丰富的维生素C，可以治疗坏血病。

（2）豆芽有清除血管壁中胆固醇和脂肪的堆积、防止心血管病变的作用。

（3）绿豆芽中还含有核黄素，口腔溃疡的人很适合食用。

（4）豆芽富含膳食纤维，是便秘患者的健康蔬菜，有预防消化道癌症（食道癌、胃癌、直肠癌）之功效。

（5）豆芽的热量很低，而水分和纤维素含量很高，常吃豆芽，可以达到减肥的目的。研究证明，黄豆发芽后，胡萝卜素可增加1~2倍，维生素B_2增加2~4倍，维生素B_{12}是大豆的10倍，维生素E是大豆的2倍，尼克酸、叶酸等也成倍增加。黄豆发芽后，天门冬氨酸急剧增加，所以经常吃黄豆芽能减少体内乳酸堆积，有助于消除疲劳。绿豆芽的营养价值也毫不逊色，它不仅含有蛋白质、胡萝卜素、钙、磷、铁等多种矿物质，还含有丰富的维生素，维生素C的含量尤其丰富。

虽然绿豆芽、黄豆芽均性寒味甘，但功效不同。绿豆芽具有清热解毒、利尿除湿的作用，适用于饮酒过度、湿热郁滞、口干口渴、小便赤热、便秘、目赤肿痛等患者食用。黄豆芽具有清热解毒、降血压、美肌肤的作用。黄豆芽是延年益寿头号食物。

豆芽在中国老百姓餐桌上是最普通不过的蔬菜，或炒菜煮汤，或榨汁凉拌。豆芽在很多人印象中可能是蔬菜中的“弱小子”，形容一个人身材羸弱，就说他“长得像根豆芽菜”。不过，别看这豆芽细细弱弱，它可是古今通吃的宝贝。

【保健食谱】

（1）治疗支气管炎：绿豆芽100克，香菜20克，猪肺1具，洗净后入锅中同炖，熟后加入调味品食用。

（2）治疗便秘：绿豆芽250克，洗净后用沸水焯一下，加入适量醋、盐、味精等调味品，佐餐常食。

（3）治疗痔疮便血：黄豆芽250克，海带25克，黑木耳30克，洗净后放入锅中，加入适量水，煮熟后根据个人口味加入调味品，吃菜喝汤。

四、白色

肺色为白色，与秋气相通。白色在五行中属金，入肺，偏重于益气行气。据科

寿命的缩短与精力的虚耗成正比；寿命的延长与心情的悲哀成反比。

学分析，大多数白色食物，如牛奶、大米、白小米、面粉和畜禽白肉类等，蛋白质含量都比较丰富，经常食用既能消除身体疲劳，又可促进疾病康复。

1. 淮山

【介绍】

淮山又名山药，为薯蓣科多年生草本植物薯蓣的块根，冬季采挖。生长于海拔350～1 100米的地区，多生在山坡、山谷林下、路旁的灌丛中、溪边及杂草中。山药易栽培，最适宜在黄沙土中生长，中国已有几百年的栽培山药历史。淮山营养丰富，药用价值极高。

【药用功效】

淮山作为保健食品，在中国至少已有两千多年，成书于东汉时期，中国现存最早的药学专著《神农本草经》将淮山列为上品，不过这时的淮山可能是野生的，还未进入栽培阶段。到了唐代《四时纂要》引道士王日文所著的《山居要术》，对淮山的栽培作了较为详细的记载。从此，淮山逐步成为蔬菜之一。中国医书认为淮山“主伤中补虚，除寒热邪气，补中益气力，长肌肉，久服耳目聪明”。许多古典医籍都对淮山作了很高的评价。在民间，淮山是人们公认的滋补佳品。它含有蛋白质、糖类、维生素、脂肪、胆碱、淀粉酶、黏液质等成分，还含有碘、钙、铁、磷等人体不可缺少的无机盐和微量元素，而磷的含量比红薯多一倍，比土豆多两倍。

科学分析，淮山的最大特点是含有大量的黏蛋白，黏蛋白是一种多糖蛋白质的混合物，对人体具有特殊的保健作用，能防止脂肪沉积在心血管上，保持血管弹性，防止动脉粥样硬化过早发生；可减少皮下脂肪，因此有减肥功效；能防止结缔组织的萎缩，故能预防类风湿关节炎、硬皮病等胶原病的发生。其药用功效主要有以下几个方面：

（1）健脾益胃、助消化：山药含有淀粉酶、多酚氧化酶等物质，有利于脾胃消化吸收，是一味平补脾胃的药食两用之品。不论脾阳亏或胃阴虚，皆可食用。临床上常用于治疗脾胃虚弱、食少体倦、泄泻等病症。

（2）滋肾益精：山药含有多种营养素，有强健机体、滋肾益精的作用。大凡肾亏遗精、妇女白带多、小便频数等症，皆可服之。

（3）益肺止咳：山药含有皂甙、黏液质，有润滑、滋润的作用，故可益肺气、养肺阴，治疗肺虚痰嗽久咳之症。

（4）降低血糖：山药含有黏蛋白，有降低血糖的作用，可用于治疗糖尿病，是糖尿病患者的食疗佳品。

（5）延年益寿：山药含有大量的黏蛋白、维生素及微量元素，能有效阻止血脂在血管壁的沉淀，可预防心血管疾病，具有益志安神、延年益寿的功效。

（6）抗肝昏迷：近年研究发现山药具有镇静作用，可抗肝昏迷。

智力的发展取决于身体的健康，身体的健康取决于心理的健康。

【保健食谱】

山药粥：将山药末和入半熟的粥内，再煮成粥，其比例是1∶4，经常服用。此粥对糖尿病有辅助疗效。

2. 百合

【介绍】

在西方，百合花一直是圣洁的象征。《圣经》上记载，以色列国王所罗门（公元前1033—公元前975年）的寺庙顶上，就有百合花的装饰。《圣经旧约·雅歌》写到："他的恋人像山谷中的百合花，洁白无瑕。"此外，它还是王室权威的象征。从12世纪起，百合花便成为法国国徽的图案；在智利国徽的图案上，也有一簇百合花，它是智利人民独立、自由的象征。在中国，百合具有百年好合、美好家庭和伟大的爱之含义，有深深祝福的意义。

【营养价值】

百合除含有淀粉、蛋白质、脂肪、钙、磷、铁以及维生素 B_1、B_2、C 等营养素外，还含有一些特殊的营养成分，如秋水仙碱等多种生物碱。中医认为百合具有养心安神、润肺止咳的功效，对病后虚弱的人非常有益。

【药用功效】

（1）润肺止咳：百合鲜品含黏液质，具有润燥清热作用，中医用之治疗肺燥或肺热咳嗽等症常能奏效。

（2）宁心安神：百合入心经，性微寒，能清心除烦、宁心安神，用于热病后余热未消、神思恍惚、失眠多梦、心情抑郁、喜悲伤欲哭等病症。

（3）美容养颜：百合洁白娇艳，鲜品富含黏液质及维生素，对皮肤细胞新陈代谢有益。常食百合，有一定美容作用。

（4）防癌抗癌：百合含多种生物碱，对白细胞减少症有预防作用，能升高血细胞，对化疗及放射性治疗后细胞减少症有治疗作用。百合在体内还能促进和增强单核细胞系统吞噬功能，提高机体的体液免疫能力，因此百合对多种癌症均有较好的防治效果。

（5）百合甘凉清润，主入肺心，长于清肺润燥止咳，清心安神定惊，为肺燥咳嗽、虚烦不安者所常用。

【保健食谱】

（1）百合、旋复花各等份，焙干研为细末，加蜜水日服3次，治肺病咯血、咳嗽痰血、干咳咽痛。

（2）百合、粳米各50克，去尖杏仁10克，白糖适量，共煮粥食，治肺燥咳嗽、干咳无痰。

（3）百合2～3个，洗净捣汁，以温开水日服2次，可治老年慢性支气管炎伴有肺气肿。

【文献记载】

《神农本草经》:“味甘，平。主治邪气腹胀，心痛，利大、小便，补中益气。”

《药性论》:“使，有小毒。主百邪鬼魅，涕泣不止，除心下急满痛，治脚气热咳逆。”

《日华子本草》：“安心，定胆，益志，养五藏，治癫邪，啼泣，狂叫，惊悸，杀蛊毒气，胁痈乳痈发背及诸疮肿，并治产后血狂运。”

《本草衍义》:“张仲景用治伤寒坏后百合病须此也。”

《本草》:“主邪气腹胀心痛，利大小便，补中益气，除浮肿胀，痞满寒热，遍身疼痛，及乳难喉痹，止涕泪。”

仲景治百合病，百合知母汤、百合滑石代赭石汤，有百合鸡子汤、百合地黄汤。或百合病已经汗者，或未经汗下吐者，或病形如初，或病变寒热并见。

《活人书》:“治伤寒腹中疼，百合一两，炒黄为末，米饮调服。”

五、黑色

五行中黑色主水，入肾，因此，常食黑色食物能补肾。黑色的食品有益肾、抗衰老的作用。冬季适宜养肾。黑色食物是指颜色呈黑色或紫色、深褐色的各种天然植物或动物。因此，冬天应适当多吃黑桑葚、黑芝麻、黑米、黑豆、何首乌、熟地等黑色食品。研究发现，黑玉米、黑糯米、黑小米、黑芝麻、黑豆、黑木耳、海带、紫菜、黑马铃薯、何首乌、熟地等黑色食品的营养保健和药用价值都很高，它们可明显减少动脉硬化、冠心病、脑中风等疾病的发生率，对流感、气管炎、咳嗽、慢性肝炎、肾病、贫血、脱发、早白头等均有很好的疗效。

1. 黑木耳

【介绍】

黑木耳是著名的山珍，可食、可药、可补，中国老百姓餐桌上久食不厌，有“素中之荤”之美誉，世界上称之为“中餐中的黑色瑰宝”。而黑木耳的培植方法，在世界农艺、园艺、菌艺史上，都堪称一绝。

【营养价值】

每百克干黑木耳含蛋白质10.6克、脂肪0.2克、热量306焦耳，并含有糖类、氨基酸、维生素和矿物质。

【药用功效】

黑木耳有益气、轻身强智、止血止痛、补血活血等功效，具有一定的抗癌和治疗心血管疾病功能。木耳中的胶质可把残留在人体消化系统内的灰尘、杂质吸附集中起来排出体外，从而起到清胃涤肠的作用。同时，它还有消化纤维类物质的功能，对无意中吃下的难以消化的头发、谷壳、木渣、沙子、金属屑等异物有溶解与烊化作用。因此，它是矿山、化工和纺织工人不可缺少的保健食品。它对胆结石、肾结石等内源性异物也有比较显著的化解功能。黑木耳能减少血液凝块，预防血栓等病的发生，有防治动脉粥样硬化和冠心病的作用。它含有抗肿瘤活性物质，能增强机体免疫力，经常食用可防癌抗癌。

【保健食谱】

木耳羹：木耳 15～30 克，湿水浸泡，洗净，以水煮烂后，加白糖适量服用。本方主要取木耳止血和养阴的功效。用于吐血、便血，痔疮出血，或妇女崩漏失血，咽干口燥者。

【文献记载】

《药性论》："蕈耳，古槐、桑树上者良。能治风，破血，益力，其余树上多动风气，发痼疾，令人肋下急，损经络背膊，闷。次柘木者良。"

《唐本草》："楮耳人常食，槐耳用疗痔，榆、柳、桑耳此为五耳。软者并堪啖。"

《本草纲目》："木耳各木皆生，其良毒亦必随木性，不可不审，然今货者，亦多杂木，惟桑、柳、楮、榆之耳为多。按《生生编》云，柳蛾补胃，木耳衰精。言老柳之蛾，能补胃理气，木耳乃朽木所生，有衰精冷肾之害也。"

2. 黑豆

【介绍】

黑豆又称为橹豆、乌豆、枝仔豆、黑大豆。

【营养价值】

研究提示，黑豆中蛋白质含量高达 36%～40%，相当于肉类的 2 倍、鸡蛋的 3 倍、牛奶的 12 倍；黑豆含有 18 种氨基酸，特别是人体必需的 8 种氨基酸；黑豆还含有 19 种油酸，其不饱和脂肪酸含量达 80%，吸收率高达 95% 以上，除能满足人体对脂肪的需要外，还有降低血中胆固醇的作用。黑豆基本不含胆固醇，只含植物固醇，而植物固醇不仅能被人体吸收利用，且有抑制人体吸收胆固醇、降低胆固醇在血液中含量的作用。因此，常食黑豆，能软化血管、滋润皮肤、延缓衰老。对高血压、心脏病等患者尤为有益。

黑豆中微量元素如锌、铜、镁、钼、硒、氟等的含量都很高，而这些微量元素对延缓人体衰老、降低血液黏稠度等非常重要。黑豆中粗纤维含量高达 4%，常食黑豆，可以提供食物中的粗纤维，促进消化，防止便秘发生。

【药用价值】

黑豆性平、味甘；归脾、肾经；具有消肿、润肺、活血、祛风除痹、补血安神、明目健脾、补肾益阴、解毒的作用；用于水肿胀满、风毒脚气、黄疸浮肿、风痹痉挛、产后风疼、口噤、痈肿疮毒，可解药毒，制风热而止盗汗，有乌发以及延年益寿的功能。

人生四愈：良好的决断愈多，幸福的生活愈美；抵抗疾病的能力愈强，身心健康的状况愈好。

【保健食谱】

(1) 消渴救治丸：黑豆（炒香）、天花粉各等份。研为细末，面糊为丸。每次15克，每日2次。临用时，另用黑豆15克，煎汤送服（源于《普济方》，名为救治丸）。本方取黑豆补肾养阴之功效，天花粉为中医治疗消渴的要药。原方用以“治肾虚消渴难治者”。

(2) 胆黑豆：黑豆适量，放入牛胆中（浸渍），以满为度，悬挂阴干，取豆吞服至尽。每次5~10克，温开水送下（源于《后肘方》）。牛胆汁味苦、大寒，能清热消渴。黑豆以胆汁浸渍后，兼有其作用。用于消渴、阴虚火盛、烦渴多饮、大便干结。《眼科龙木论》治汗虚目暗、迎风下泪，其法亦同。但每夜只取3~17粒吞服，谓“久久目明”。

第六节 常见病养生

一、常见病药膳养生

(一) 慢性支气管炎

慢性支气管炎是由于感染或非感染因素引起气管、支气管黏膜及其周围组织的慢性非特异性炎症。其病理特点是支气管腺体增生、黏液分泌增多。临床有连续2年以上，每次持续3个月以上的咳嗽、咳痰或气喘等症状。早期症状轻微，多在冬季发作，春暖后缓解；晚期炎症加重，症状长年存在，不分季节。疾病进展又可并发阻塞性肺气肿、肺源性心脏病，严重影响劳动和健康。

本病为一常见多发病，根据20世纪70年代对全国6 000多万人的普查，发现患病率为3.82%。随着年龄增长，患病率递增，50岁以上的患病率高达15%或更高。本病的流行与吸烟、地区和环境卫生等有密切关系。吸烟者患病率远高于不吸烟者。气候寒冷的北方的患病率高于南方。工矿地区大气污染严重，患病率高于一般城市。

【食疗方法】

(1) 杏仁、核桃：姜9~12克，南杏仁15克，核桃肉30克，冰糖适量。先将上述3味捣烂，再加入冰糖，放入锅内炖熟。每日1次，连服15~20日。可散寒化瘀、补肾纳气。适用于慢性支气管炎属寒证型。

(2) 蜂蜜白萝卜汁：取白皮大萝卜1个，蜂蜜100克。把萝卜洗净后，挖空中心，放入蜂蜜，放入大碗内，加清水蒸煮20分钟，熟透即可食用。每大早晚各1

习勤成乐，习乐养心，有利健身；习逸成惰，习惰成疾，有害身体。

次，适量服用。适用于急性支气管炎之痰多、黏稠以及咳痰不爽者。

（3）橄榄萝卜茶：橄榄400克，萝卜500～1 000克，煎汤代茶饮，任意饮服。能健脾消食、止咳化痰、顺气利尿、清热解毒。用于治疗支气管炎。

（4）冬虫草猪肺汤：取猪肺250克，冬虫夏草15克，生姜3片，大葱2根，植物油、食盐和味精少许。把猪肺冲洗干净，挤去泡沫，切块用沸水过水，与冬虫夏草、生姜和大葱一起放入砂锅中，加入清水适量，大火煮沸后，改为小火炖2小时，加入植物油、食盐和味精即可食用。每天1～3次，每次150～250毫升。适用于咳嗽痰少、腰膝酸软以及潮热盗汗者。

（5）金荞麦瘦肉汤：取猪瘦肉250克，金荞麦100克，冬瓜子30克，桔梗15克，生姜3片，红枣5枚。将猪肉洗净切块，沸水过水；金荞麦、冬瓜子、桔梗、红枣（去核）洗净，放入炖盅内，加入温开水盖好，小火隔水炖3小时即可。可佐餐食用，每天1～3次，每次150～250毫升。适用于发热、咳嗽、痰多者。

慢性支气管炎患者，尤其是老年患者，在发作间期可根据个人体质情况，进行体育锻炼，增强体质，提高机体的免疫功能。下面介绍一套简单的呼吸操，供参考。

1. 呼吸运动

预备姿势：立正。

（1）深吸气，同时两臂慢慢伸开，抬起，与躯干成钝角。

（2）呼气，两臂放下。

注意事项：深呼吸速度要慢。

2. 扩胸运动

预备姿势：立正。

（1）两臂抬起，肘部半屈，双手握拳，手心向下。挺胸，同时两臂用力向后拉，恢复原来姿势。

（2）再做一次。

（3）两臂伸举，同时挺胸。

（4）两臂放下。

注意事项：胸部要用力挺起。

3. 体侧运动

预备姿势：立正。

（1）左脚向左跨一步成左弓步，同时右手叉腰，左臂侧向上举带动上体向右侧屈。

（2）向右做侧屈一次。

（3）向右再做侧屈一次。

（4）左脚蹬回，同时左臂经侧放下，右手自然放下，还原成立正姿势。

（5）～（8）同（1）～（4），但方向相反。

走步和音乐两方面并重，才能得到完美的人格：走步能强健身心，音乐能陶冶情操。

注意事项：三次侧屈动作的幅度要逐渐加大。

4. 腹式呼吸

预备姿势：立正。

（1）双脚分开，双手放在腹部，全身放松。

（2）吸气时腹部用力鼓起。

（3）呼气时用力收缩腹部。

注意事项：可以平卧做。速度要慢，要有节律。

5. 踏步运动

预备姿势：立正。

原地踏步，手和腿的动作尽可能幅度大一些。

慢性支气管炎是老年人的常见病，患病率随年龄的增长而增高，50 岁以上的占 13%。我国 90% 以上的肺源性心脏病均继发于慢性支气管炎。因此，老年慢性支气管炎患者不能掉以轻心，应积极进行防治。

1. 简易的耐寒按摩

（1）以手摩擦头面部及上下肢的暴露部位，每日 3~5 次，每次 5 分钟。

（2）按摩迎香穴：迎香穴位于鼻唇沟止于鼻翼处，以食指轻轻揉 1~3 分钟，每日 2 次。

（3）按摩风池穴：风池穴位于颈部颈肌两旁的凹窝中，以双手掌心按摩之，每次 30~60 下，每日 2~3 次。

2. 饮食

慢性支气管炎患者需要高蛋白、高热量、高维生素的饮食。要多方摄取，切忌挑食、偏食。饮食要清淡，尽量少食辛辣刺激、油腻肥甘和一些易致过敏的食物，如鱼、虾、蟹等。

3. 居住环境

居住环境应舒适安静，阳光充足，空气流通、清新。

（二）哮喘

哮喘最典型的表现是发作性伴有哮鸣音的呼气性呼吸困难。严重者可被迫采取坐位或呈端坐呼吸，干咳或咯大量白色泡沫痰，甚至出现紫绀等。哮喘症状可在数分钟内发作，经数小时至数天，用支气管扩张药可缓解或自行缓解。

【食疗方法】

（1）核桃仁：取核桃仁 1 000 克研细，补骨脂 500 克为末，蜜调如饴。晨起用酒调服一大匙，不能饮酒者用温开水调服。忌羊肉。适用于肺虚久嗽、气喘、便秘、病后虚弱等症。

（2）杏仁粥：杏仁 10 克去皮、研细，水煎去渣留汁，加粳米 50 克，冰糖适量，加水煮粥，每日2次温热食。能宣肺化痰、止咳定喘，为治咳喘之良药。

（3）水蛇瘦肉汤：广陈皮4克、水蛇500克（去皮脏后大约剩250克）、白果6～10粒（去壳，稍打）、苦杏仁5克、瘦肉80克，煲汤。适合体实者。能化痰、止咳、平喘。

（4）川贝鹧鸪汤：鹧鸪1只、苦杏仁9～15粒、川贝9～15粒、广陈皮5克、山药30克，煲汤。适合体弱者。能化痰、止咳、固肾。

（5）猪肺萝卜汤：鲜猪肺500克，鲜白萝卜500克，调料适量。将猪肺洗净，切片；萝卜洗净，切片；将肺片、萝卜片同入锅中，加水1 000毫升，先大火煮沸，打去浮沫，再小火煮至肺片烂熟。佐餐食用，吃肺片、萝卜片（可蘸酱油、醋、姜粒、葱花等调料），喝汤。每日1剂。平时痰多、身体较弱的哮喘患者宜常吃。

（6）麻杏猪肚：鲜猪肚1具，甜杏仁30克，麻黄10克，食用醋1 000克。将鲜猪肚洗净，将杏仁、麻黄纳入猪肚内，放入锅中，加醋，小火煮至醋尽；去麻黄，猪肚切成条块。肚条、杏仁可当零食吃，分3日吃完1剂。

（三）胃溃疡

消化性溃疡指胃肠黏膜被胃消化液自身消化而造成的超过黏膜肌层的组织损伤，可发生于消化道的任何部位，以胃及十二指肠最为常见，即胃溃疡和十二指肠溃疡，其病因、临床症状及治疗方法基本相似，明确诊断主要靠胃镜检查。胃溃疡是消化性溃疡中最常见的一种，主要是指胃黏膜被胃消化液自身消化而造成的超过黏膜肌层的组织损伤。

【诊断依据】

（1）慢性病程，周期性发作，常与季节变化、精神因素、饮食不当有关；或长期服用能致溃疡的药物如阿司匹林等。

（2）上腹隐痛、灼痛或钝痛，服用碱性药物后缓解。典型胃溃疡常于剑突下偏左，好发于餐后30分钟到1～2小时，痛常伴反酸嗳气。

（3）基础泌酸量及最大泌酸量测定有助于诊断。胃溃疡的基础泌酸量正常或稍低。

（4）溃疡活动期大便隐血且为阳性。

（5）X线钡餐检查可见龛影及黏膜皱襞集中等直接征象。单纯局部压痛、激惹变形等间接征象仅作参考。

（6）胃镜检查，可于胃部见圆或椭圆、底部平整、边缘整齐的溃疡。根据溃疡面所见，可分为：①活动期：溃疡面为灰白或褐色苔膜覆盖，边缘肿胀，色泽红润，光滑而柔软。②愈合期：苔膜变薄，溃疡缩小，其周围可见黏膜上皮再生的红晕；或溃疡面几乎消失，其上有极少的薄苔。③瘢痕期：溃疡面白苔已消失，变成红色充血的瘢痕，可见皱襞集中。

宁吃好桃一口，不吃烂杏一筐。暴食暴饮会生病，定时定量可安宁。

有以上（1）（2）（5）或（2）（6）项症状者可作胃溃疡诊断，对诊断为胃溃疡者须与恶性溃疡鉴别，凡能进行胃镜检查者应做胃黏膜活检予以确诊。如果确认应及时诊治。

【食疗方法】

（1）佛手扁苡粥：佛手10克，白扁豆、苡米、山药各30克，猪肚汤及食盐适量。将佛手水煎取汁，去渣，纳入扁豆、苡米、山药及猪肚汤，煮为稀粥，略放食盐调味服食，每日1剂。可泻热和胃，适用于胃脘灼热疼痛、口干口苦、心烦易怒、便秘等。

（2）仙人掌炒牛肉：仙人掌50克，嫩牛肉100克，调料适量。将仙人掌去皮、刺，洗净，切细；牛肉洗净，切片，置热油锅中炒熟后，调味服食。可活血化瘀、行气止痛，适用于痛处固定或痛如针刺等病症。

（3）桃仁猪肚粥：桃仁（去皮尖）、生地各10克，熟猪肚片、大米各50克，调味料适量。将猪肚片切细；桃仁、生地取两倍水煎取汁，加猪肚、大米煮为稀粥，待熟时调味服食，每日1剂。可益气活血、化瘀止痛。

（4）鸡蛋三七炖：鸡蛋1个，蜂蜜30毫升，三七粉3克，将鸡蛋打入碗中搅拌，加入三七粉拌匀，隔水炖熟后加蜂蜜调匀服食。可疏肝理气、和胃健脾，适用于上腹疼痛、呕吐，伴恶心、嗳气等。

（5）暖胃鸡：公鸡1只，去皮及内脏，洗净，剁成块，放入砂锅内，加水适量；放入生姜6克，砂仁、丁香、良姜、肉桂、橘皮、荜茇、川椒、大茴香各3克，葱、酱油、食盐适量，以文火炖烂，撒入胡椒面少许。酌量吃鸡肉饮汤。适用于胃痛证属虚寒或胃寒者。

（6）三七藕汁炖鸡蛋：鸡蛋1个，打入碗中，加鲜藕汁30毫升及三七末3克，搅拌匀，置锅内隔水炖熟。每日服食1～2次。适用于瘀血型胃痛。

（7）胡椒砂仁炖猪肚：猪肚1只，洗净，置砂锅中，加水适量；加入胡椒、砂仁、干姜各6克，陈皮、肉桂各3克，葱、酱油、食盐适量。以文火炖烂，酌量食用。适用于胃寒或虚寒型胃痛。

（四）胃炎

胃炎是胃黏膜炎症的统称，是临床常见病，可分为急性和慢性两类。急性胃炎常见的有单纯性和糜烂性两种。前者表现为上腹不适、疼痛、厌食和恶心、呕吐；后者以消化道出血为主要表现，有呕血和黑粪。慢性胃炎通常又可分为浅表性胃炎、萎缩性胃炎和肥厚性胃炎。慢性胃炎病程迁延，大多无明显症状和体征，一般仅见饭后饱胀、泛酸、嗳气、无规律性腹痛等消化不良症状。确诊主要依赖胃镜检查和胃黏膜活组织检查。本病常见于成人，许多病因可引发胃炎，如饮食不当、病毒和细菌感染、药物刺激等。

心中欢乐，强身健体；心中烦愁，伤神减寿。

【食疗方法】

（1）胡萝卜炒陈皮瘦肉丝：胡萝卜200克，陈皮10克，瘦猪肉100克。胡萝卜切丝，猪肉切丝后加盐、黄酒拌匀，陈皮浸泡至软切丝。先炒胡萝卜至熟后出锅，再用油炒肉丝、陈皮3分钟，加入胡萝卜丝、少许盐、黄酒同炒至干，加水少量焖烧3～5分钟，入香葱即成。有宽胸理气的作用。

（2）陈皮油淋鸡：公鸡1只（约1 500克），陈皮20克。清水1 000～1 500毫升，加入一半陈皮及姜、葱、花椒、盐少量，把洗净的鸡放入水中煮至六成熟，捞出。卤汁入锅，烧沸，再入鸡，用文火煮熟，捞出待用。锅内留卤汁少许，放入10～30克冰糖及少许味精、盐收成汁，涂抹在鸡表面上。菜油入锅内，烧熟，另一半陈皮切丝炸酥。将鸡倒提，用热油反复淋烫至颜色红亮为度，再往鸡的表面抹上麻油，然后切成小块装盘，撒上炸酥的陈皮丝即成。有理气开胃的功效。

（3）猪肚猴头菇莲肉红枣汤：猪肚1只，猴头菇100克，莲子30克，红枣10枚。先将洗净的猪肚在高压锅里煮10分钟，捞起后用清水洗净泡沫，切成条状。同时用温水泡发猴头菇，莲子去皮、心，红枣去核，将四物放入砂锅，加黄酒、酱油、糖适量，烧开后加水，再用文火炖至猪肚酥烂，佐餐食用。

（4）鲜藕粥：鲜藕适量，粳米100克，红糖少许。将鲜藕洗净，切成薄片，粳米淘净。将粳米、藕片、红糖放入锅内，加清水适量，用武火烧沸后，转用文火煮至米烂成粥。每日2次，早晚餐食用。

（5）橙子蜂蜜饮：橙子1只，蜂蜜50克。将橙子用水浸泡去酸味，然后带皮切成4瓣。橙子、蜂蜜放入锅内，加清水适量，用武火烧沸后，转用文火煮20～25分钟，捞出橙子，留汁即成。代茶饮。

（6）莲子粥：莲子50克，糯米50克，红糖一匙。莲子用开水泡胀，削皮去心，倒入锅内，加水，小火先煮30分钟备用。再将糯米洗净倒入锅内，加水，旺火10分钟后倒入莲肉及汤，加糖，改用小火炖30分钟即可。作早餐或下午当点心吃。有补中燥湿、健脾暖胃、止泻敛汗、安神固精之效。适合于胃寒怕冷、遇冷则泻、睡眠不佳的患者。

（7）沙参蛋汤：北沙参30克，红皮鸡蛋2个，冰糖适量。将沙参切小块，鸡蛋洗净，加水适量，共煮，水沸10分钟后取蛋去壳，放汤中再煮并加冰糖，5分钟后即成。取汤温热，食蛋。每日1次，连用1个月。能滋阴润燥、生津凉血，是萎缩性慢性胃炎患者的常用食疗佳品。

（8）鲫鱼羹：活鲫鱼1条（约400克），干姜3克，橘皮3克，胡椒、葱白、生姜、生粉、细盐各适量。将鲫鱼去掉鳞、鳃及内脏，洗净，放入锅中，加水适量，先用武火烧沸，后改用文火煨至烂熟，滗取鱼汤备用，鱼另食用；再把干姜、橘皮和胡椒同碾成细末，生姜和葱白切成碎末，同放入鱼汤中煮沸5分钟，最后加入生粉、细盐稍煮即成。每日1～2次，每次1小碗，温热食用，连食7日。能暖胃散寒、温中补虚。适用于脾胃虚寒性慢性胃炎、胃溃疡及十二指肠溃疡等。

（9）羊肉萝卜汤：羊肉100克，苹果150克，豌豆100克，萝卜300克，香菜、胡椒、盐、醋各少许。羊肉洗净，切成六分见方的肉块，香菜洗净切成段待用。豌豆、苹果、羊肉、姜放入锅内，加清水适量，用武火烧沸后，转用文火煮1小时，再放萝卜块煮熟，放盐、香菜即成。用醋蘸食。能健脾和胃、健胃消食。

（10）胡椒炖猪肚：取白胡椒15克，压碎；生姜9克，切丝，共纳入洗净的猪肚内，用线扎紧，并加水少许。将猪肚放入砂锅中酌加清水，文火煨炖至熟，即可调味服食。饮汤吃肚，2～3日服1次，连服3～5次。用于脾虚寒、胃痛隐隐、胃下垂、大便溏薄、胃溃疡及十二指肠溃疡者。

（11）姜韭牛奶饮：取韭菜250克，生姜25克，洗净切碎绞汁。然后将姜、韭菜汁和250毫升牛奶共煮沸即成。每日2次，早晚顿服。如无牛奶，可用奶粉勾兑。能温胃健脾，用于慢性胃炎和虚寒性胃溃疡患者。

【饮食原则】

得了胃病饮食上要注意以下11条原则：

（1）少吃油炸食物：因为这类食物不容易消化，会加重消化道负担，多吃会引起消化不良，还会使血脂增高，对健康不利。

（2）少吃腌制食物：这些食物中含有较多的盐分及某些可致癌物，不宜多吃。

（3）少吃生冷食物、刺激性食物：生冷和刺激性强的食物对消化道黏膜具有较强的刺激作用，容易引起腹泻或消化道炎症。

（4）规律饮食：研究表明，有规律地进餐，定时定量，可形成条件反射，有助于消化腺的分泌，更利于消化。

（5）定时定量：要做到每餐食量适度，每日3餐定时，到了规定时间，不管肚子饿不饿，都应主动进食，避免过饥或过饱。

（6）温度适宜：饮食的温度应以“不烫不凉”为度。

（7）细嚼慢咽：以减轻胃肠负担。对食物充分咀嚼次数愈多，随之分泌的唾液也愈多，对胃黏膜有保护作用。

（8）饮水择时：最佳的饮水时间是晨起空腹时及每次进餐前1小时，餐后立即饮水会稀释胃液，用汤泡饭也会影响食物的消化。

（9）注意防寒：胃部受凉后会使胃的功能受损，故要注意胃部保暖不要受寒。

（10）避免刺激：不吸烟，因为吸烟会使胃部血管收缩，影响胃壁细胞的血液供应，使胃黏膜抵抗力降低而诱发胃病。应少饮酒，少吃辣椒、胡椒等辛辣食物。

（11）补充维生素C：维生素C对胃有保护作用，胃液中保持正常的维生素C的含量，能有效发挥胃的功能，保护胃部和增强胃的抗病能力。因此，要多吃富含维生素C的蔬菜和水果。

良好的健康状况，美好的愉快心情，是幸福的最好资本。

（五）肾结石

肾结石指发生于肾盏、肾盂及肾盂与输尿管连接部的结石。多数位于肾盂、肾盏内，肾实质结石少见。平片显示肾区有单个或多个圆形、卵圆形或钝三角形致密影，密度高而均匀。边缘多光滑，但也有不光滑呈桑葚状的。根据结石成分的不同，肾结石可分为草酸钙结石、磷酸钙结石、尿酸（尿酸盐）结石、磷酸铵镁结石、胱氨酸结石及嘌呤结石六类。

【食疗方法】

目前，医生建议采用减少饮食中钙摄入量的方法来预防肾结石的复发，并根据结石的成分调节饮食结构。

（1）多喝水。不论你的结石属于哪一类，最重要的预防之道是增加水分的摄取量。水能稀释尿液，并防止高浓度的盐类及矿物质聚积成结石。合适的饮水量是能形成每日 2 升的尿液。

（2）控制钙的摄取量。结石中 80% 是由钙或含钙的化合物形成的。假如你上一回的结石主要是钙的成分，则你要留意钙质的摄取。假如你正服用营养补充品，首先要请教医师是否必要；其次是检查每日高钙食品的摄取量，包括牛奶、干酪、奶油及其他乳制品。牛奶及抗酸剂可能产生肾结石。

（3）不要吃富含草酸盐的食品。大约 60% 的结石属于草酸钙结石，因此，应限量摄取富含草酸的食品，包括豆类、甜菜、芹菜、葡萄、青椒、香菜、菠菜、草莓及甘蓝菜科的蔬菜，也要避免食用酒精、咖啡因、茶、无花果干、羊肉、核果、罂粟子等。

（4）多食富含维生素 A 的食品。维生素 A 是维持尿道内膜健康所必要的物质，有助于阻碍结石复发。健康的成年人一天需摄取 5 000 单位（Iu）的维生素 A。一杯胡萝卜汁便能提供 10 055 单位的维生素 A。富含维生素 A 的食品还有绿花椰菜、杏果、香瓜、南瓜、牛肝。

（5）留意蛋白质的摄取。肾结石与蛋白质的摄取量有直接的关联。蛋白质过盛易使尿液里出现尿酸、钙及磷，导致结石的形成。假使你曾患过钙结石，应特别留意是否摄取了过量蛋白质，尤其是曾有过尿酸过多或胱胺酸结石的病史。每天限吃 180 克的高蛋白食品，包括肉类、干酪、鸡肉和鱼肉。

（6）尿酸结石应采用低嘌呤饮食，膀胱酸结石应采用低蛋氨酸饮食。水果、蔬菜能使尿液转为碱性，对防止尿酸和胱氨酸结石较好，肉类食物使尿呈酸性，对防止感染结石较好。

（7）采用高纤维饮食，一般认为肾结石患者最好少吃盐和动物性蛋白，坚持大量饮水，保持尿量在 2 000 ~ 3 000 毫升/日，这样不但能起到预防肾结石复发的作用，还能保证钙摄入量，对身体其他方面都有好处。

【常用药膳】

（1）黑木耳：黑木耳对无意食下的难以消化的头发、谷壳、木渣、沙子、金属屑等异物具有溶解与烊化作用。黑木耳对胆结石、肾结石、膀胱结石、粪石等内源性异物也有比较显著的化解功能。黑木耳所含的植物碱，具有促进消化道与泌尿道各种腺体分泌的特性，并协同这些分泌物催化结石，滑润管道，使结石排出。

同时，黑木耳还含有多种矿物质，能对各种结石产生强烈的化学反应，剥脱、分化、侵蚀结石，使结石缩小，排出。对于初发结石，保持每天吃 1～2 次黑木耳，疼痛、恶呕等症状可在 2～4 天内缓解，结石能在 10 天左右消失，对于较大较坚固的结石，其效果较差，但如长期食用黑木耳，亦可使结石逐渐变小变碎，排出体外。

为防止和治疗各种异物造成的胃肠不适或病症，不妨常吃些黑木耳，尤其是从事理发、开矿、粉尘、锯木、修理、护路等作业的人员更应经常吃些黑木耳。

（2）生核桃：患者每天坚持吃 4～5 颗生核桃，可以阻止结石生成。已经有医疗实践验证，核桃仁中的成分能酸化尿液以调节酸碱值，使磷酸镁胺结石、草酸钙结石等结石在酸性环境中无以生存。也有文献认为，核桃肉中含有丙酮酸，能阻止黏蛋白和钙离子结合，阻止结石形成。

（3）淡菜冬瓜汤：淡菜、冬瓜，同煎汤服用。

（4）空心菜荸荠汁：空心菜、荸荠。将空心菜洗净，切碎；荸荠洗净，打碎；二物共捣烂绞汁，调入蜂蜜适量服。

（5）芥菜黄瓜汤：芥菜、黄瓜。芥菜切段洗净，黄瓜切片洗净，水煎分 2 次调味服。

（6）西瓜藕汁：西瓜、鲜藕节，一起榨汁，加适量蜂蜜服用。

（六）高血压

高血压病是指在静息状态下动脉收缩压和/或舒张压增高（≥140/90 毫米汞柱），常伴有脂肪和糖代谢紊乱以及心、脑、肾和视网膜等器官功能性或器质性改变，以器官重塑为特征的全身性疾病。休息 5 分钟以上，2 次以上非同日测得的血压≥140/90 毫米汞柱可以诊断为高血压。

根据血压升高的不同，高血压分为 3 级：1 级高血压（轻度）：收缩压 140～159 毫米汞柱，舒张压 90～99 毫米汞柱；2 级高血压（中度）：收缩压 160～179 毫米汞柱，舒张压 100～109 毫米汞柱；3 级高血压（重度）：收缩压≥180 毫米汞柱，舒张压≥110 毫米汞柱。

单纯收缩期高血压是指收缩压≥140 毫米汞柱，舒张压 <90 毫米汞柱。患者既往有高血压史，目前正在用抗高血压药，血压虽然低于 140/90 毫米汞柱，亦应诊断为高血压。

【食疗方法】

（1）控制热能的摄入。提倡吃复合糖类，如淀粉、标准面粉、玉米、小米、燕麦等植物纤维较多的食物，促进肠道蠕动，有利于胆固醇的排泄。

（2）限制脂肪的摄入。膳食中应限制动物脂肪的摄入，烹调时多采用植物油。可多吃一些鱼，海鱼含有不饱和脂肪酸，能使胆固醇氧化，从而降低血浆胆固醇，预防中风。

（3）适量摄入蛋白质。高血压病人每日蛋白质的量为每千克体重 1 克为宜。其中植物蛋白占 50%，最好用大豆蛋白，大豆蛋白能防止脑卒中的发生。每周还应吃 2～3 次鱼类蛋白质，可改善血管弹性和通透性，增加尿钠排出，从而降低血压。

（4）多吃含钾、钙丰富而含钠低的食物，如土豆、芋头、茄子、海带、莴笋、冬瓜、西瓜等。因钾盐能促进胆固醇的排泄，增加血管弹性，有利尿作用，有利于改善心肌收力。含钙丰富的食品如牛奶、酸奶、芝麻酱、虾皮、绿色蔬菜等，对心血管有保护作用。

（5）膳食清淡。适当减少钠盐的摄入有助于降低血压，减少体内的钠潴留和水潴留。每日食盐的摄入量应控制在 5 克以下。

（6）多吃绿色蔬菜和新鲜水果，有利于心肌代谢，改善心肌能力和血液循环，促进胆固醇的排泄，防止高血压病的发展。

（7）忌食用兴奋神经系统的食物，如酒、浓茶、咖啡等，吸烟者应戒烟。

【降压食品】

（1）芹菜：炒食和凉拌皆可，可用于治疗高血压和血管硬化。经常食用有降压、安神、镇静的功效。

（2）茄子：高血压、动脉硬化症、咯血、紫斑症及坏血病患者吃茄子有益，有辅助治疗作用。

（3）胡萝卜：它具有补充维生素 C 的作用，并能改善微血管的功能，增加冠状动脉血流量，降低血脂，促进肾上腺素合成，因而有降压、强心等效果，且有明显降低血糖的作用。

（4）荠菜：具有和脾、利尿、明目、健胃、解毒等功效，而且连花带果均可入药。对治疗高血压、眼底出血、牙龈出血及肾炎水肿等均有一定疗效，具有降低血压的功能。

（5）海菜：对治疗甲亢病有效；可降低血压；有利于减肥；治疗便秘。

（6）花生：可降低血液胆固醇，降低血压，预防脑血管疾病。

（7）柿子：具有清热去烦、止渴生津、健脾等功能，同时也能降低血压，有利于心肌的正常活动。

（8）木耳：具有益气、凉血、止血、降压、利便等功效。有抗血小板聚集和降低血凝的作用，可减少血液凝块的形成，有助于防治动脉硬化症。

(9) 苦瓜、芹菜：芹菜、苦瓜各适量。将芹菜去叶后洗净切成丝，苦瓜去瓤后洗净切成丝，然后用素油一起炒食。

(10) 淡菜松花蛋：淡菜 15 克，松花蛋 2 个。以文火将淡菜焙干，研成细末，松花蛋去皮切成块状，放于盘中后把淡菜末撒上，加酱油、香油、蒜、醋等调料，拌食即成。

(11) 雪羹汤：海蜇皮、荸荠各适量。海蜇皮洗去盐后切成丝，荸荠洗净去皮及嫩芽后切成片状。一同放入锅内，再加适量清水煮成汤即可食用。

(12) 菊楂决明茶：菊花、生山楂片、草决明子各适量。将菊花冲洗干净，山楂片洗净，草决明子打碎，同放入锅中加适量的水煎煮后代茶饮。

(13) 菊花乌龙饮：杭菊花、乌龙茶（或龙井茶）各适量。将杭菊花冲洗干净与乌龙茶一同放入杯中，用滚水冲泡饮用。

(14) 首乌粳米粥：何首乌、粳米、大枣各适量。将何首乌放入锅中煮取浓汁后去渣，粳米洗净后与大枣、冰糖一同放入砂锅内煮成粥即可食用。

(15) 夏枯草瘦肉汤：夏枯草、瘦猪肉各适量。将猪肉切成薄片，与夏枯草一同放入砂锅内加适量清水以文火煲汤，即可食用。

【食物宜忌】

(1) 碳水化合物食品。

适宜的食品——米饭、粥、面类、葛粉、汤、芋类、软豆类。

应忌的食品——番薯（产生腹气的食物）、干豆类、味浓的饼干类。

(2) 蛋白质食品。

适宜的食品——牛肉、猪瘦肉、白肉鱼、蛋、牛奶、奶制品（鲜奶油、酵母乳、冰淇淋、乳酪）、大豆制品（豆腐、纳豆、黄豆粉、油豆腐）。

应忌的食物——脂肪多的食品（牛、猪的五花肉、排骨肉、鲸鱼、鲱鱼、金枪鱼、香肠等）。

(3) 脂肪类食品。

适宜的食品——植物油、少量奶油、沙拉酱。

应忌的食品——动物油、生猪油、熏肉、油浸沙丁鱼。

(4) 维生素、矿物质食品。

适宜的食品——蔬菜类（菠菜、白菜、胡萝卜、番茄、百合根、南瓜、茄子、黄瓜）；水果类（苹果、橘子、梨、葡萄、西瓜）；海藻类、菌类（宜煮熟才吃）。

应忌的食物——纤维硬的蔬菜（牛蒡、竹笋、豆类）；刺激性强的蔬菜（香辛蔬菜、芫荽、芥菜、葱、芥菜）。

(七) 冠心病

冠状动脉性心脏病简称冠心病，是指由于脂质代谢不正常，血液中的脂质沉着在原本光滑的动脉内膜上，在动脉内膜上一些类似粥样的脂类物质堆积成白色斑块，这些斑块渐渐增多造成动脉腔狭窄，使血流受阻，导致心脏缺血，产生心绞痛。

【食疗方法】

冠心病的防治，在很大程度上在于合理的营养与饮食。一般而言，血脂过高易患冠心病，冠心病患者中身体肥胖者居多，而肥胖则直接加重心脏负担。因此，冠心病患者要限制饮食热量，控制体重。每天每千克体重所供热量以不超过30千卡为宜。

（1）饮食方式合理化。为了控制体重，必须注意节制饮食，逐渐纠正肥胖，减轻心脏负担，这对保护心脏是非常重要的。冠心病的营养与饮食，原则应该是低热量、低脂肪、低胆固醇、低盐，高蛋白、高维生素、高纤维素，避免刺激，少食多餐，吃容易消化的食物。平时宜适当多吃些营养丰富且容易消化的食物，尤其是富含各种人体必需氨基酸的优良蛋白质、维生素B族或维生素C。患者应尽可能地多吃一些瘦肉、鱼肉、鸡蛋、乳类、黄豆或豆制品以及新鲜蔬菜和水果。

近年来国内外实验证明，冠心病患者可以吃蛋黄，这是因为蛋黄内既含有很高的胆固醇，又含有大量的磷脂，后者可以对抗前者，有抑制胆固醇和软化血管的作用。因此，冠心病患者每天吃1～2个蛋黄，对人体的保健是非常有益的。

（2）少食甜食及纯糖。糖在细胞内转化为脂肪醇，并进而合成脂肪，吃糖过多，剩余部分就会转化为脂肪，积存于脂肪细胞内，许多微小的脂肪细胞合成细胞组织，分布在肌肉、皮下以及环绕在各种脏器上，吃的糖越多，脂肪细胞越多，身体也就越胖，越对心脏不利。

（3）控制钠盐摄入。钠盐在某些内分泌作用下，能使血管对各种升压物质敏感性增加，引起细小动脉痉挛，使血压升高。钠盐还有吸附水分的作用（为了保持一定的渗透压）。根据实验，每克食盐在体内携带水分200毫升左右。如果体内钠盐摄入过多，水分就要按比例增加，全身血容量也就增多，会直接增加心脏负担，往往诱发心绞痛或加重心力衰竭的程度。因此，冠心病患者在饮食中必须限制食盐的摄入，采用低钠饮食，一般每日不超过5克（正常人每日需要食盐10～12克）。

（4）禁止吸烟：香烟含有尼古丁，可以引起血管收缩，促使血压升高、心跳增快、心肌耗氧量增加，降低心脏功能，加重有病的心脏的负担，也是诱发心绞痛的常见因素之一，所以冠心病患者要严格禁止吸烟。

（5）少量饮酒：酒内含有酒精，而酒精可兴奋大脑，有促进血液循环和帮助消化的作用。如果血压不高且无肝病和溃疡病，每日早晚可少量饮些酒（1～2杯），这对冠心病的恢复是有一定好处的。

【中药食疗】

（1）山楂：山楂既能抗心肌缺血，又能降血压、降血脂，是较理想的防治冠心病的食疗药，尤适宜于兼高血压、高脂血症者。每日食用9～15克。

（2）薤白：薤白又称野蒜、小蒜，为中医治疗胸痹、心痛之常用药，有理气、宽胸、通阳、散结的作用，常用于冠心病证属阳虚、气滞或痰浊者。每日服用9～12克。

（3）百合：百合有宁心安神和润肺止咳的作用。冠心病症见心烦、心悸、失眠者可常服食本品。每日服用9～30克。

（4）龙眼肉：龙眼肉即桂圆肉，有补心脾、益气血的作用。凡冠心病而心气虚证候较明显者，可常服食本品。每日服用9～30克。

（5）桑葚：桑葚有滋阴补血、生津润肠的作用。冠心病而有阴虚表现或便秘者可常服食。每日服用9～15克。

（6）茯苓：茯苓能补脾渗湿，宁心安神。适用于冠心病证属心气虚而症见心悸、失眠者。每日服用6～12克。本品有抱松根而生者，称为茯神，其宁心安神作用尤佳。

（7）酸枣：酸枣有养心安神作用，其中尤以酸枣仁作用最佳。冠心病有心悸者可服用本品。每日服用9～30克。

（8）菊花：菊花有增加冠脉流量、改善心肌供血的作用，对冠心病有一定的疗效。常用量为9～15克。

（9）桃仁：桃仁有活血化瘀及通便的作用，可用于冠心病证属血瘀者。常用量为6～9克。

（10）肉桂：肉桂有助阳散寒、温通经脉的作用。冠心病证属阳虚、寒凝、血瘀者，可适量服用。实验证明，本品有抗心肌缺血及抑制血小板聚集的作用，对防治冠心病有利。常用量为1.5～4.5克。

（11）干姜：干姜有散寒温经、回阳通脉等作用。冠心病证属阳虚、寒凝者可服用。常用量为3～9克。

（12）大蒜：实验证实，大蒜的有效成分能抑制动脉粥样硬化的发展，并有降血脂、抗血凝的作用。冠心病患者宜常服食。

（13）海藻、昆布：实验表明，二者均有降血脂、降血压作用，可减轻动脉粥样硬化。冠心病合并高脂血症、高血压者可常服食。

【药膳复方】

（1）首乌菊花代茶饮：制何首乌12克，菊花9克，煎汤代茶饮。适用于冠心病或兼高血压者。若证属偏阴虚或兼有阳亢证候者，服用此方尤宜。

（2）桃仁山楂代茶饮：桃仁6克，山楂12克，陈皮3克，开水沏或煎汤，代茶饮。适用于冠心病瘀血证较明显者。

（3）薤白山楂粥：薤白9克，山楂12克（鲜者均加倍），洗净，与粳米100克同煮为粥，日服1～2次。适用于冠心病胸闷、心前区疼痛明显者。

（4）大蒜粥：紫皮大蒜30克，去皮，放入沸水中煮1分钟后捞出。然后取粳米100克，放入煮蒜水中煮成稀粥，再将蒜重新放入粥内，混匀，煮成粥，早晚温

健康定义的内涵：躯体健康，心理健康，适应力强，道德健康。

服。冠心病兼高脂血症者可服用。

（5）首乌百合粥：制何首乌 15～30 克，以砂锅煎煮，去渣取浓汁，与洗净的百合 30 克，枸杞子 9 克，大枣 6 枚，粳米 100 克，白糖适量，共煮为粥，早晚服食。冠心病偏阴虚者宜服食。

（6）姜桂薤白粥：干姜 3 克，薤白 9 克（鲜者均加倍），葱白 2 茎，洗净，切碎，与粳米 100 克同煮为粥，撒入肉桂末 0.5～1 克，日服 1～2 次。适用于冠心病证属阳虚或寒凝者。

（7）海藻昆布汤：海藻 30 克，昆布 30 克，木耳 15 克，黄豆 200 克，共炖煮，加少量调味品后服食。冠心病合并高脂血症、高血压者可常服食。

（8）双参山楂酒：人参 6 克，丹参 30 克，山楂 30 克，置于瓶中，加白酒 500 克，浸泡半月后即成。每日服 2～3 次，每次 10～15 毫升。适用于冠心病证属气虚血瘀者。

（9）养心活血蜜膏：龙眼肉、桑葚、百合、茯神、酸枣仁、丹参各 60 克，山楂 120 克，红花 30 克，煎煮 3 次，合并滤液，浓缩，兑炼蜜适量收膏。每日服 2～3 次，每次服 20～30 克。冠心病有心气虚、心阴虚和血瘀表现者，可常服此蜜膏。

（八）失眠

失眠指无法入睡或无法保持睡眠状态，导致睡眠不足，又称入睡和维持睡眠障碍（DIMS），中国医学又称其为“不寐”、“不得眠”、“不得卧”、“目不瞑”，是以经常不能获得正常睡眠为特征的一种病证，为各种原因引起的入睡困难、睡眠深度或频度过短（浅睡性失眠）、早醒及睡眠时间不足或质量差等。

【失眠表现】

（1）入睡困难。

（2）不能熟睡，睡眠时间少。

（3）早醒，醒后无法再入睡。

（4）频频从噩梦中惊醒，自感整夜都在做噩梦。

（5）睡过之后精力没有恢复。

（6）发病时间可长可短，短者数天可好转，长者持续数日难以恢复。

（7）容易被惊醒，有的对声音敏感，有的对灯光敏感。

（8）很多失眠的人喜欢胡思乱想。

（9）长时间的失眠会导致神经衰弱和抑郁症，而神经衰弱患者的病症又会加重失眠。

失眠会引起人的疲劳感、不安、全身不适、无精打采、反应迟缓、头痛、注意力不能集中，它最大的影响主要在精神方面，严重的会导致精神分裂和抑郁症、焦虑症、植物神经功能紊乱等功能性疾病，以及各个系统如心血管系统、消化系统疾

流水不腐，户枢不蠹。身怕不动，脑怕不用。志怕不坚，心怕不静。机器不转要生锈，人不锻炼要减寿。

病等。

【食疗方法】

（1）牛奶饮：取牛奶250毫升，睡前顿服。适用于失眠或入睡不深者。

（2）瘦肉莲子羹：取瘦猪肉片250克，莲子肉50克，加水共煨炖至熟，调味服食。适用于失眠、气短乏力者。

（3）核桃芝麻散：取核桃仁、黑芝麻各50克，炒熟研末后加入白糖15克混匀即可。日服1次，每服约10克。适用于心悸失眠、脑中作响者。

（4）百合龙骨汤：取龙骨15克，加水煎煮60分钟后，加入百合30克煮熟，吃百合饮汤。每日1次，饮汤400毫升。适用于失眠心烦、盗汗者。

（5）二味粳米粥：取酸枣仁、白术各10克，加水煎汤去渣，放入粳米50克煨粥，调味服食。日服2次，每次服500毫升。适用于心脾两虚所致的失眠健忘、食少乏力者。

（6）桂圆大枣粥：取桂圆肉15枚，红枣7枚，与粳米50克加水共煨粥。每日2次。适用于头晕失眠、面色苍白者。

（7）首乌灵芝粥：取何首乌、灵芝各15克，水煎取汁去渣后加入糯米50克共煨粥。日服2次。适用于心血不足而致的头晕失眠者。

（8）莲心小麦粥：取淮小麦30克，加水煎汤去渣后，下入莲子心10克，小米50克煨粥，调味服食。日服2次。适用于心肾不交而致的心烦失眠、口干盗汗者。

（9）五味子酒：取五味子30克，加入黄酒500毫升中，密封浸渍30日后即成。日饮1次，每饮30毫升。适用于心肾不交而致的心烦失眠、口干盗汗者。

（10）当归炖猪心：取当归10克，猪心1只，与酱油、生姜、茴香、食盐、清水各适量煨炖至熟后，去当归，放少许味精调匀即成。适用于失眠、心悸、胸闷者。

（11）鸡蛋小米粥：取小米50克，加水煮粥，粥成后打入鸡蛋1枚，搅散稍煮即可。适用于长期失眠者常服。

（12）灵芝姜汤：将灵芝、黄芪各15克加水浸泡1小时切片，与猪肉100克、料酒、食盐、葱、姜、胡椒各适量，加水共煨汤。随量佐餐。可补肺益肾、养血安神，适用于失眠者。

（13）灵芝粉：将灵芝干品研成细粉，每次9克，每天早晚用温开水冲服。

（14）灵芝丸：将灵芝干品1 500克研制成细末，炼蜜为丸，每丸5克，每天早晚各1次，每次用黄酒温服1丸。

（15）糯米灵芝粥：糯米50克，灵芝5克，小麦60克，砂糖30克。将糯米、小麦、灵芝洗净，灵芝块用纱布包好，共放入砂锅加水800毫升，用文火煮至糯米、小麦熟透，加入糖调味即可服食之。有养心、益肾、补虚之功效。每日1次，一般服5～7日便有效。

（16）猪心炖柏子仁：猪心1个，柏子仁15克。将猪心洗净，把柏子仁放入猪

丝不织不成网，铁不炼不成钢；身体不炼不结实，意志不炼不坚强。

心内，封口，上锅加水，中火炖熟即成。服食时，将猪心切片，或佐膳食用，或单独食服之。有养心安神之功效。适用于心神不宁、神衰自汗、失眠健忘等症。

（17）猪心煨大枣：猪心1个，大枣15克。取猪心带血剖开，纳入大枣，置碗内加水蒸煨至熟，服食之。可治疗心悸不宁、善惊易怒、坐卧不安、多梦易醒等。

（18）参归炖猪心：党参50克，当归10克，猪心1只，味精、食盐适量。将猪心去油脂，洗净；再选择上等党参、当归和猪心放入砂锅内，加水适量，用文火炖至猪心熟烂即成。以味精及食盐调味，可分2次食服，每日1～2次，连服7～10日。有补气、养血、安神之功效。本方可用作心血虚、气血不足致心悸气短、怔忡失眠、面色无华等症的补养和治疗膳食。

（19）玉竹卤猪心：玉竹50克，猪心500克，生姜、葱、精盐、花椒、白糖、香油、卤汁各适量。将玉竹拣去杂质加水适量，用文火煎煮40分钟，取药汁；将猪心剖开，去血水，置锅中，倒入药液，加入生姜、葱、花椒，用文火煮至六成熟时捞出。锅中倒入卤汁，下入猪心，用文火煮熟，揩净浮沫。再在锅内加卤汁适量，放入精盐、白糖、味精和香油适量，加热成浓汁，将其均匀地涂在猪心里外即成。可分2次服食，每日1～2次，连服7～10日。有滋阴养血、安神宁心之功效。适用于心血不瞳、心阴亏损的心悸、心烦、失眠等症的补养和治疗。

（20）猪心丹参山楂汤：猪心1个，丹参20克，山楂25克。将猪心洗净切片，同丹参、山楂共入锅中，加水适量，小火炖至猪心熟烂离火。吃肉喝汤，每日1剂，连用7～10日。有养血、安神、宁心之功效。适用于血虚心悸、乏力、怔忡、自汗、失眠等症。对防治动脉粥样硬化、心绞痛和血管栓塞有很好的效果。

（21）莲子粉粥：莲子去皮带芯50克，桂圆肉30克，冰糖适量。先将去皮干莲子磨粉，用水调成糊状，放入沸水中，同时放入桂圆肉，煮成粥，加入冰糖，每晚睡前服食1小碗。有养血安神、除烦宁心之功效。适用于心血不足所致面白少华、心悸不宁、夜眠不安、多梦等。

（22）陈皮茯苓粥：陈皮20克，茯苓30克，粳米100克。先将陈皮、茯苓煎取药汁去渣，然后加入粳米煮粥，或将陈皮晒干和茯苓共为细末，每次用3～5克，调入已煮沸的米粥中，同煮粥。每日1～2次，连服10～15日。有理气健脾、化痰安神之功效。合而食之，适用于脾胃气滞、中焦湿阻所致的胸膈满闷、腹部胀满、消化不良、心悸恶心等症。

（23）小麦百合生地汤：小麦30克，百合15克，生地20克，生龙齿15克。将小麦布包，与百合、生地、生龙齿共煎，饮汤。每日1剂，连服7～10日。有滋养心阴、镇安心神之功效。适用于治疗心神不宁、心烦惊悸、多梦易醒等症。

（24）百合生地枣仁汤：百合45克，生地18克，酸枣仁20克，冰糖适量。将百合、生地、枣仁共入锅中，水煎2次，去渣合汁1大碗，加入冰糖稍煮即成。每日1剂，连服7～10日。有滋阴养心、镇静安神之功效。

树老怕空，人老怕松。戒空戒松，从严从终。

（25）核桃人参汤：核桃仁25克，生晒参6克，生姜3片，冰糖少许。将核桃仁、人参、生姜共入砂锅中，加水适量，煎汁1碗。去参、姜，加入冰糖稍炖即成。每日1剂，临睡前温服，连服3~5日。有补气温肾、安神宁心之功效。心慌气短、动则喘甚、畏风自汗、食少乏力等症患者，食之甚佳。

（26）酸枣仁粥：酸枣仁100克，水500毫升，研滤取汁粳米100克煮作粥，候临熟，入地黄汁50克，更微煮过，不计时候食之。治骨蒸、心烦不得眠卧。

（27）枣仁丹参饮：连皮酸枣仁30克，丹参15克，加水浓煎。每日1剂，早晚分服。治失眠症。

（28）龙眼枣仁饮：龙眼肉10克，炒枣仁10克，芡实12克。以上三味合煮成汁，其味甘酸适口。有补脾安神之功效。凡因心脾血虚、心悸、怔忡、不寐、健忘、神疲、遗精等症者，皆宜饮之。

（29）莲芯龙眼散：莲子芯5枚，研细末，用龙眼肉1个包裹，或装入空胶囊内，睡前吞服。治阴虚火旺型失眠多梦、烦热口干诸证。

（九）肺心病

慢性肺源性心脏病最常见者为慢性缺氧缺血性肺源性心脏病，又称阻塞性肺气肿性心脏病，简称肺心病，是指由肺部胸廓或肺动脉的慢性病变引起的肺循环阻力增高，致肺动脉高压和右心室肥大，伴或不伴有右心衰竭的一类心脏病。肺心病在我国是常见病、多发病。

本病病程进展缓慢，可分为代偿与失代偿两个阶段。

1. 功能代偿期表现

患者都有慢性咳嗽、咳痰或哮喘史，逐步出现乏力、呼吸困难。体检有明显肺气肿表现，包括桶状胸，肺部叩诊呈过度清音，肝浊音上界下降，心浊音界缩小，甚至消失。听诊呼吸音低，可有干湿罗音，心音轻，有时只能在剑突下处听到。肺动脉区第二音亢进，上腹部剑突下有明显心脏搏动，是病变累及心脏的主要表现。颈静脉可有轻度怒张，但静脉压并不明显增高。

2. 功能失代偿期表现

肺组织损害严重引起缺氧、二氧化碳潴留，可导致呼吸和（或）心力衰竭。

（1）呼吸衰竭：缺氧早期主要表现为紫绀、心悸和胸闷等，病变进一步发展时发生低氧血症和高碳酸血症，可出现各种精神神经障碍症状，称为肺性脑病。表现为头痛、头胀、烦躁不安、语言障碍，并有幻觉、精神错乱、抽搐或震颤等。动脉血氧分压低于3.3千帕（25毫米汞柱），动脉血二氧化碳分压超过9.3千帕（70毫米汞柱）时，中枢神经系统症状更明显，出现神志淡漠、嗜睡，进而昏迷以至死亡。

（2）心力衰竭：多发生在急性呼吸道感染后，因此常合并有呼吸衰竭，患者出

通则不疼，疼则不通。血脉畅通，百病不生。脑子常用，目明耳聪。精神不运则愚，血脉不通则病。

现气喘、心悸、少尿、紫绀加重、上腹胀痛、食欲不振、恶心甚至呕吐等右心衰竭症状。体检示颈静脉怒张、心率增快、心前区可闻奔马律或有相对性三尖瓣关闭不全引起的收缩期杂音，杂音可随病情好转而消失。可出现各种心律失常，特别是房性心律失常、肝肿大伴压痛、肝颈征阳性、水肿和腹水，病情严重者可发生休克。

此外，由于肺心病是以心、肺病变为基础的多脏器受损害的疾病，因此在重症患者中，可有肾功能不全、弥散性血管内凝血、肾上腺皮质功能减退所致面颊色素沉着等表现。

【食疗方法】

（1）冬虫夏草10克，鲜胎盘1个，放入盅内，加水适量，隔水炖熟服之。本方具有温补脾肾之功效。适用于喘咳遇冷加重、四肢不温者。

（2）生姜汁适量，南杏仁15克，核桃肉30克，捣烂加蜜糖适量，炖服。本方具有温中化痰、补肾纳气的作用。肺肾气虚者适宜用本方。

（3）黑芝麻15克，生姜15克，瓜蒌12克，水煎服，日服1剂。本方具有润肺清肺、温中化痰的作用。老年慢性肺心患者宜常食。

（4）炒白芥子6克，炒萝卜子9克，橘皮6克，甘草6克，水煎服。适用于肺心病急性发作时服用。

（5）紫菜15克，牡蛎50克，远志15克，水煎服。本方有祛痰、清热、安神之功。适用于夜间咳嗽重的患者。

（6）牛肺150～200克，切块，糯米适量。文火焖熟，起锅时加入生姜汁10～15毫升，拌匀调味服用。牛肺乃血肉有情之物，以脏养脏，适用于肺虚咳嗽的患者。

（7）人参3～6克，核桃5枚。加水适量，煎汤服用。本方有健脾益气、补益肺肾之功效。用于咳而少气、自汗、乏力、食少纳呆者。

（8）苏子12克，粳米100克，冰糖少许。先将苏子洗净，捣碎，与粳米、冰糖一同入锅内，加水适量，先用武火煮沸，再改为文火煮成粥，每日分早晚2次温服。本方具有健脾燥湿、化痰止咳之功效。适用于咳嗽痰多、胸闷纳呆者。

（9）款冬花12克，冰糖10克，放入盅内，加适量水，隔水炖，去渣饮糖水。本方可起到益气养阴、润肺止咳的作用。适用于咳嗽气短、自汗盗汗者。

（十）神经衰弱

神经衰弱属于心理疾病的一种，是一类精神容易兴奋和脑力容易疲乏，常有情绪烦恼和心理生理症状的神经症性障碍。神经衰弱是由于大脑神经活动长期处于紧张状态，导致大脑兴奋与抑制功能失调而产生的一组以精神易兴奋、脑情绪不稳定等症状为特点的神经功能性障碍。

主要临床表现大致可归纳为以下几类：

（1）衰弱症状：这是本病常有的基本症状。患者经常感到精力不足、萎靡不振、不能用脑，或脑力迟钝、肢体无力、困倦思睡；特别是工作稍久，即感注意力不能集中、思考困难，工作效率显著减退，即使充分休息也不足以消除其疲劳感。很多患者诉说做事丢三落四，说话常常说错，记不起刚经历过的事。

（2）兴奋症状：患者在阅读书报或收看电视等活动时精神容易兴奋，不由自主地回忆和联想增多；患者对指向性思维感到吃力，而缺乏指向的思维却很活跃，控制不住，这种现象在入睡前尤其明显，使患者深感苦恼。有的患者还对声光敏感。

（3）情绪症状：主要表现为容易烦恼和容易激动。烦恼的内容往往涉及现实生活中的各种矛盾，感到困难重重，无法解决。自制力减弱，遇事容易激动；或烦躁易怒，对家人发脾气，事后又感到后悔；或易于伤感、落泪。约25%的患者有焦虑情绪，对所患疾病产生疑虑，感到担心和紧张不安。例如，患者可因心悸、脉快而怀疑自己患了心脏病；或因腹胀、厌食而担心患了胃癌；或因治疗效果不佳而认为自己患的是不治之症。这种疑病心理，可加重患者的焦虑和紧张情绪，形成恶性循环。另有约40%的患者在病程中出现短暂的、轻度抑郁心境，以Hamilton抑郁量表评分，常在10分以下。可有自责，但一般没有自杀意念或企图。有的患者存在怨恨情绪，把疾病的起因归咎于他人。

（4）紧张性疼痛：常由紧张情绪引起，以紧张性头痛最常见。患者感到头重、头胀、头部紧压感，或颈项僵硬；有的则诉述腰酸背痛或四肢肌肉疼痛。

（5）睡眠障碍：最常见的是入睡困难、辗转难眠，以致心情烦躁，更难入睡。其次是诉述多梦、易惊醒，或感到睡眠很浅，似乎整夜都未曾入睡。还有一些患者感到睡醒后疲乏不解，仍然困倦；或感到白天思睡，上床睡觉又觉脑子兴奋，难以成眠，表现为睡眠节律紊乱。有的患者虽已酣然入睡，鼾声大作，但醒后坚决否认已经睡了，缺乏真实的睡眠感。这类患者为失眠而担心、苦恼，往往超过了睡眠障碍本身带来的痛苦，反映了患者对睡眠的焦虑心境。

（6）其他心理生理障碍：较常见的如头昏、眼花、耳鸣、心悸、心慌、气短、胸闷、腹胀、消化不良、尿频、多汗、阳痿、早泄或月经紊乱等。这类症状虽缺乏特异性，也常见于焦虑障碍、抑郁症或躯体化障碍，但可成为本病患者求治的主诉，使神经衰弱的基本症状被掩盖。

【食疗方法】

神经衰弱患者在饮食疗法方面应特别注意食用下列对脑有营养价值的食物。

富含脂类的食物：肝、鱼类、蛋黄、黄油、大豆、玉米、羊脑、猪脑、芝麻油、花生及核桃等。

富含蛋白质的食物：瘦猪肉、羊肉、牛肉、牛奶、鸡、鸭、鱼、蛋及豆制品等。

富含糖的食物：白糖、红糖、蜂蜜、甘蔗、萝卜、大米、面粉、红薯、大枣、甜菜及水果等。

人劳五伤：久视伤神，久行伤筋，久立伤骨，久坐伤血，久卧伤气。时常变换，动作姿势。有利健康，有利休息。

富含维生素B族、维生素PP（烟酸与烟酷胺）和维生素E的食物：酵母、肝、卷心菜及海藻等。

富含维生素C的食物：水果及蔬菜。

富含微量元素的食物：动物肝、肾脏与牡蛎、粗粮、豆制品、鱼肉、菠菜、大白菜等。

【常用药膳】

（1）芹菜枣仁汤：鲜芹菜90克，酸枣仁8克，加适量水共煮为汤，弃去芹菜和酸枣仁渣饮汤。此为一日量，分中午饭后和晚上临睡前2次分服。这款药膳有平肝清热、养心安神之功效。适用于虚烦不眠、神经衰弱引起的失眠健忘、血压高时头晕目眩等病症。

（2）桂圆红枣粥：桂圆15克，红枣5～10枚和粳米100克煮粥。有养心、安神、健脾、补血之功效。适用于心血不足，心悸失眠、健忘乏力和自汗盗汗的患者。

（3）枸杞粥：枸杞60克，大米120克。将枸杞洗净，择去杂质备用。将大米淘洗干净，下锅煮至半熟，倒入枸杞一同煮熟即可。其特点是红白相映、稠糯微甜。有补肾明目聪耳之功，对头昏眼花、耳鸣有效。

（4）百合粥：老年人体弱多病、心血不足，往往导致心肾不交、失眠、多梦、健忘、心烦意乱、多愁善感，甚至整夜不能睡。该方用百合30克，先用清水浸泡半日，去其苦味，再加大米50克，共煮至米熟有清香气味，加冰糖适量，早晚各服1次。失眠严重者，可冲服朱砂1克，每日2次。百合含有少量淀粉、脂肪、蛋白质、微量生物碱（秋水仙碱）。具有清热养阴、润肺安神的功能，是治疗神经衰弱的强壮滋补有效药物。

（5）糯米山药莲子粥：鲜淮山药90克（切片），莲子30克，粳米250克，共煮粥，加少许糖渍桂花，即可服食。有补中益气、健脾养胃、宁心安神之效。

（6）乌灵参炖鸡：母鸡1只，乌灵参100克，酒、姜、葱、味精各适量。将乌灵参用温水浸泡4～8小时，洗净，切片；母鸡去毛杂，放入沸水中汆片刻；将乌灵参放于鸡腹中，放入砂锅内，清水淹没鸡体，调味，旺火煮沸后，改文火炖至鸡肉烂熟，调入味精、食盐服食。本品可补益精血、强身健体。适用于气血亏虚、精血不足、体虚易乏、记忆力下降等。

（7）茯苓饼：茯苓、大米、白糖各适量。将茯苓、大米研为细粉，加白糖拌匀，清水调糊，以微火在平锅里摊烙成极薄饼服食。疗程自定，随意服食。本品可健脾益气、养心安神。适用于脾胃亏虚所致的心悸、气短、神经衰弱、失眠以及浮肿、尿少、大便溏泄等。

（8）茯神麦冬瓜鸭汤：白鸭1只，茯神、麦冬各30克，冬瓜500克，调料适量。将鸭去毛杂，洗净，诸药布包，纳入鸭腹内，加清水适量煮沸30分钟后，加入冬瓜块，煮至肉熟瓜烂时去药包，食盐、味精调服，分3～4次服食。本品可清热养

养生八字诀：童心、猴行、蚁食、龟欲。像孩子一样无忧无虑，像猴子一样跳跳蹦蹦，像蚂蚁一样细嚼慢食，像乌龟一样淡泊寡欲。

阴、宁心安神。适用于情绪不稳、烦躁易怒、失眠多梦等。

(9) 百合柏仁汤：百合20克，柏子仁10克，夏枯草15克，蜂蜜适量。加水500毫升，文火煎30分钟后去渣取汁，蜂蜜调匀，分2次饮服，每日1剂。本品可清肝泻火、养心安神。适用于肝火上攻之头痛失眠、烦躁易怒等。

(10) 山药百合炖白鳝：白鳝250克，山药、百合各30克，调料适量。将白鳝去肠杂，与山药、百合同放盅中，加清水适量炖熟后，食盐、味精、米酒、米醋等调味服食。本品可补虚健脾、养心安神。适用于脾胃亏虚之失眠多梦、精神不振、纳差乏力等。

(11) 党参羊肉汤：党参30克，羊肉250克，调料适量。将羊肉洗净，切极薄片备用。锅中加清水适量煮沸后，放入党参及葱、姜、椒、米酒、米醋等，煮沸后，再放羊肉片，煮至羊肉熟后，加食盐、味精、大油等调味服食。本品可健脾补虚。适用于心脾两虚之心悸、失眠、健忘、胆怯或多寐等。

(12) 桑乌猪肝：桑葚、首乌各10克，猪肝250克，调料适量。将桑葚、首乌水煎取汁备用。先取猪肝洗净，切片，勾芡。锅中放植物油烧热后，下葱、姜爆香，下猪肝片，炒至变色后，下药汁及酱油、料酒少许，炒至猪肝熟后，加食盐、味精等调服。本品可养肝益肾。适用于肝肾阴虚之情绪不稳、烦躁易怒、肢体抖动、不寐、多梦等。

(十一) 糖尿病

糖尿病是由遗传因素、免疫功能紊乱、微生物感染及其毒素、自由基毒素、精神因素等各种致病因子作用于机体导致胰岛功能减退、胰岛素抵抗等而引发的糖、蛋白质、脂肪、水和电解质等一系列代谢紊乱综合征。临床上以高血糖为主要特点，典型病例可出现多尿、多饮、多食、消瘦等表现，即"三多一少"症状。糖尿病(血糖)一旦控制不好会引发并发症，导致肾、眼、足等部位的衰竭病变，且无法治愈。

【食疗方法】

1. 一般糖尿病食谱

(1) 早餐。

主食：高纤维馒头或饼等高纤维主食。副食：①煮鸡蛋或荷包蛋一个；②淡豆浆、牛奶、小米粥可任选一种；③凉拌蔬菜。

(2) 午餐。

主食：高纤维大米饭、高纤维馒头、高纤维面条或其他高纤维主食。副食：①瘦肉、鱼、鸡、鸭可根据情况选择；②清炒蔬菜、凉拌蔬菜、豆制品等。

(3) 晚餐。

主食：①高纤维馒头、高纤维大米饭等高纤维主食；②喜欢喝粥者可根据个人

六要：一要限酒多茶，二要勤劳锻炼，三要心胸开阔，四要细嚼慢咽，五要淡泊宁静，六要清心寡欲。

习惯选择小米粥、绿豆粥、红小豆粥等。副食：①蔬菜、豆制品等；②鸡、鸭、肉、鱼等可根据个人喜好选择。晚上睡觉前喝纯牛奶约300毫升。

2. 肥胖型糖尿病食谱

（1）早餐。

主食：高纤维馒头或花卷50～100克（干品）。副食：①豆浆200～300毫升；②凉拌蔬菜100～150克。

（2）午餐。

主食：高纤维大米饭、高纤维馒头或其他高纤维主食75～100克（干品）。副食：①瘦肉或鸡、鸭、鱼等不超过50克；②蔬菜200～250克，清炒或凉拌；③豆腐、鸡蛋等（鸡蛋不超过一个）。

（3）晚餐。

主食：高纤维大米饭、高纤维馒头或饼等其他高纤维主食50～100克（干品），或小米粥、绿豆粥、赤豆粥等，任选一种，每餐25克（干品）。副食：①瘦肉不超过25克；②蔬菜200～250克，清炒或凉拌。晚上睡觉前喝鲜纯牛奶约300毫升。

【常用药膳】

（1）洋葱炒黄鳝：黄鳝2条、洋葱2个。将黄鳝去肠杂切块，洋葱切片。起油锅，先放入黄鳝煎热，再放入洋葱，翻炒片刻，加盐、酱油、清水少量，焖片刻，至黄鳝熟透即可。

功效：理气健脾，降糖降脂。适用于糖尿病并发高脂血症。洋葱有降血糖作用。黄鳝含黄鳝鱼素，对高血糖者具有类似胰岛素的降血糖作用，对血糖过低者又有升高血糖到正常水平的作用。两味相伍，能健脾、降糖，且味鲜香可口。

注意：有肝胆湿热者，即有右胁疼痛、发热口渴、面目黄疸、胃脘微胀、饮食少、小便短黄等表现，不宜食用本膳。

（2）山药小麦粥：山药60克，小麦60克，粳米30克，加水适量，武火煮沸后，文火煮至小麦烂即可。

功效：养心阴，止烦渴。用于糖尿病心阴虚者，可见心烦口渴、多饮多食、小便频、数量多等表现。小麦为高纤维食物，能明显降低血糖。

（3）淮山黄芪茶：淮山30克，黄芪30克，煎水代茶。

功效：黄芪性味甘，微温，能使白细胞的吞噬能力增强，故能增强机体的抵抗力，有补气止汗、利水消肿作用，并能抑制糖原，与淮山同用，能益气生津、健脾补肾、涩精止遗、降糖，对糖尿病脾胃虚弱者较为适宜。

（4）山药熟地瘦肉汤：山药30克，熟地黄24克，泽泻9克，小茴香3克，猪瘦肉60克，加清水适量，武火煮沸后，文火煮1小时即可。

功效：滋阴固肾，补脾摄精。适用于糖尿病脾肾俱虚者，症状有小便频、数量多，尿浊如米泔水样，困倦乏力，便溏。熟地性味甘、微温，能生精补髓，滋阴固

江山易改，本性难易。改变一个人的习惯容易，改变一个人的禀性困难。为了养生，为了保健，改变禀性再难，也要改变。

肾。用于糖尿病肾虚者。药理证实本品有降血糖作用。泽泻有利水不伤肾之功，药理证实其有降血糖作用。小茴香辛香，可开胃，与熟地配伍，能防熟地之呆胃及甜腻。

（5）枸杞叶蚌肉汤：胡萝卜60克，蚌肉100克，加清水适量，文火煮1小时，放入洗净的鲜枸杞叶60克，煮沸片刻即可食用。

功能：养肝明目，清热止渴。用于糖尿病视力下降、肝阴虚损者，可有视物模糊、视力下降、心烦易怒、失眠多梦、口渴多饮、形体消瘦等表现。枸杞叶能清热明目，治肝虚目暗，又能除烦止渴。胡萝卜性味甘凉，能补肝明目、清热止渴，因含高纤维素，有降血糖及降血脂等作用。蚌肉性味甘咸、微寒，具有养肝明目及清热止渴的功效。本汤最适宜糖尿病目暗属肝虚有热者食用。

注意：糖尿病属脾阳虚、形体虚胖、舌胖而淡、苔白垢腻、脉沉迟者不宜饮用本汤。

（6）枸杞炖兔肉：枸杞15克，兔肉250克，文火炖熟。

功能：枸杞有降血糖和胆固醇的作用，有滋补肝肾、益精明目之功效。兔肉有补中益气、健脾止渴的作用。两味合用，可滋养肝肾、健脾止渴。适用于糖尿病偏于肝肾不足者。

【食疗偏方】

（1）鲜菠菜根100克，干鸡内金15克，水煎服，每日2~3次。

（2）冬瓜100克，鲜番薯叶50克，同切碎加水炖熟服，每日1剂；或干番薯藤适量水煎服。

（3）山药60克，猪胰1具，干地黄30克。用瓦锅加适量清水煮猪胰，再入山药和干地黄同煎。饮汤吃肉，佐膳亦可。

（4）黄芪30克，山药60克（研粉），先将黄芪煮汁300毫升，加入山药粉搅拌成粥。每日服1~2次。

（5）猪胰1具，加薏米50克或黄芪100克，水煎服食，每日1剂，连用10日。

（6）大田螺10~20个，养于清水盆中，漂去泥沙，取田螺肉加黄酒半小杯，拌和，再以清水炖熟，饮汤，每日1次。

（7）猪肚1具，洗净，葱白数茎，豆豉25克。先煮猪肚至烂，入葱、豆豉调味，再取出猪肚切片。空腹渐次食之，渴即饮汤。

（8）海参、猪胰、鸡蛋各1个。先将海参泡发切片与猪胰同炖，熟烂后将鸡蛋去壳放入，加酱油调味，每日服1次。

（9）蘑菇具有降血糖作用，故常以蘑菇为菜或煮汁饮服，对改善糖尿病症状有利。

（10）枸杞15克，猪肝适量。将猪肝切片与枸杞一起用文火炖成猪肝汤，饮汤食肝。每日2次。

人壮好比一棵松，树大叶茂绿葱葱。风吹雨打都不怕，就怕腹内被蛀空。

（11）小米粉25克，麦麸50克，加适量盐、葱花、香油、五香粉，用水和匀，做成小饼，烙熟食之。

（12）绿豆250克，加水适量，煮烂熟频饮。绿豆性寒，具有良好的延缓血糖升高的作用，并可延缓碳水化合物的吸收，降低餐后血糖的水平。

（13）南瓜1 000克切块，加水适量，煮汤熟后随饭饮用。南瓜富含维生素，是高纤维食品，能降低血糖，并能增加饱腹感。

（14）苦瓜250克，洗净切块，烧、炒时加食油、酱油、食盐适量，随饭食用。苦瓜性味甘苦，既能清热解毒、除烦止渴，又能降低血糖。

（15）活鲫鱼500克，去肠杂洗净；再将绿茶10克塞鱼腹内，置盘中上锅蒸熟。不加盐食用，每日1次。治糖尿病烦渴、多饮。

（16）大萝卜5个，煮熟捣取汁，用粳米150克，同水共煮粥食用。

（17）猪胰1具，山药200克，加适量水炖熟，食盐调味，每日1次，每次食总量的1/4。

（十二）骨质疏松

骨质疏松是由多种原因引起的一组骨病，骨组织有正常的钙化，钙盐与基质呈正常比例，以单位体积内骨组织量减少为特点的代谢性骨病变。在多数骨质疏松中，骨组织的减少主要是骨质吸收增多所致。发病多缓慢，个别较快，以骨骼疼痛、易于骨折为特征，生化检查基本正常。

【症状】

（1）疼痛：疼痛是原发性骨质疏松症最常见的症状，以腰背痛多见，占疼痛患者中的70%～80%。疼痛沿脊柱向两侧扩散，仰卧或坐位时疼痛减轻，直立时后伸或久立、久坐时疼痛加剧；日间疼痛轻，夜间和清晨醒来时加重，弯腰、肌肉运动、咳嗽、大便用力时加重。

（2）驼背：多在疼痛后出现。脊椎椎体前部多由松质骨组成，而且此部位是身体的支柱，负重量大，容易压缩变形，使脊椎前倾，背曲加剧，形成驼背。随着年龄增长，骨质疏松加重，驼背曲度加大，致使膝关节挛拘显著。

（3）骨折：骨折是退行性骨质疏松症最常见和最严重的并发症。

（4）呼吸功能下降：胸、腰椎压缩性骨折，脊椎后弯，胸廓畸形，可使肺活量和最大换气量显著减少，患者往往会出现胸闷、气短、呼吸困难等症状。

【药膳原则】

（1）原发性骨质疏松症，属肾虚证，总的治则是补肾壮骨，但要辨证施膳。应选用具有滋补肾阴、温补肾阳、益肝健脾作用的药食为主。

（2）须重视营养成分的补充，保护或改善脾胃的运化及吸收功能。

淡泊名利，无所奢求。求其所可求，求无不得；求其所不求，求无一得。殚心竭虑，伤“心”害体。艺术千秋，人生朝露。不与富交，我不贫；不与贵交，我不贱。

【常用药膳】

（1）黄豆猪骨汤：鲜猪骨250克，黄豆100克。黄豆提前用水泡6～8小时；将鲜猪骨洗净，切断，置水中烧开，去除血污；然后将猪骨放入砂锅内，加生姜20克、黄酒200克、食盐适量、水1 000毫升，煮沸后，用文火煮至骨烂，放入黄豆继续煮至豆烂，即可食用。每日1次，每次200毫升，每周1剂。

功效：鲜猪骨含天然钙质、骨胶原等，对骨骼生长有补充作用。黄豆含黄酮甙、钙、铁、磷等，有促进骨骼生长之效，并能补充骨中所需的营养。

（2）桑葚牛骨汤：桑葚25克，牛骨250～500克。将桑葚洗净，加酒、糖少许蒸制。另将牛骨置锅中，水煮，开锅后撇去浮沫，加姜、葱再煮。见牛骨发白时，表明牛骨的钙、磷、骨胶等已溶解到汤中，随即捞出牛骨，加入已蒸制的桑葚，开锅后再去浮沫，调味后即可饮用。

功效：桑葚补肝益肾；牛骨含有丰富钙质和胶原蛋白，能促进骨骼生长。该药膳能滋阴补血、益肾强筋，适用于骨质疏松症、更年期综合征等。

（3）虾皮豆腐汤：虾皮50克，嫩豆腐200克。虾皮洗净后泡发；嫩豆腐切成小方块；加葱花、姜末及料酒，油锅内煸香后加水烧汤。

功效：虾皮每100克钙含量高达991毫克，豆腐含钙量也较高，常食该药膳对缺钙的骨质疏松症有效。

（4）猪皮续断汤：鲜猪皮200克，续断50克。取鲜猪皮洗净去毛、去脂、切小块，放入蒸锅内，加生姜15克、黄酒100克、食盐适量，取续断煎浓汁加入锅内，加水适量，文火煮至猪皮烂为度，即可食用。1日1次，分次服。

功效：猪皮含丰富的骨胶原蛋白，胶原蛋白对人体的软骨、骨骼及结缔组织都具有重要作用。续断有强筋健骨、益肝肾等作用。该药膳有利于减轻骨质疏松引起的疼痛，延缓骨质疏松的发生。

【常用食品】

（1）鱼肉：鱼肉含有丰富的氨基酸，可促进人体蛋白质、酶、激素的合成，构成机体活动和调节的物质基础；鱼还含有磷、硒、钙等人体必需的矿物质，可延缓衰老，防止骨质疏松症发生。

（2）坚果：坚果果实如核桃仁、松子仁含有丰富蛋白质及不饱和脂肪酸等，有益于增强体质及预防动脉粥样硬化，长期服食可延年益寿，中年人可将这些食品作为饭后茶点。

（3）豆类：大豆含优质蛋白达40%以上，并且含有多种人体必需的氨基酸，以精氨酸及赖氨酸为多，是人体合成蛋白质的重要原料。大豆含有丰富的维生素E和大豆角甙，可防止氧化脂质生成，延缓衰老并降低血清胆固醇，防止动脉粥样硬化；大豆中的磷可补充脑的需要；大豆的铁、钙含量丰富，可防止贫血和骨质疏松。

（4）菌类：香菇、蘑菇、木耳、银耳等含有多种氨基酸蛋白质及维生素B_1、

一夜不宿，十夜不足。粗饭养人，粗活宜身。饥不暴食，渴不狂饮。人不怕老，就怕病倒。

A、D 等，能够提高机体抗病毒、抗血栓形成及防止动脉硬化和抗癌能力。菌类食物还有助于消化功能，对消化不良、食欲不振有所帮助。所以，经常食用菌类，对中年人来说是非常有益的。

（5）藻类：紫菜、海带等藻类食物，含有藻胶酸、海带氨酸、钾、磷、钙、胡萝卜素以及维生素 B_1、B_2、C 及多种氨基酸，具有软化血管、预防冠心病、脑动脉硬化、肿瘤和老年痴呆等作用。藻类食物中还含碘，可预防碘缺乏症，有利于能量代谢。

【不宜食品】

（1）糖：不宜多吃糖，多吃糖会影响钙质的吸收，间接导致骨质疏松症。

（2）蛋白质：不宜摄入蛋白质过多，摄入蛋白质过多会造成钙的流失。根据实验发现，妇女每日宜摄取 65 克蛋白质，若增加 50%，也就是每日摄取 98 克蛋白质，则每日增加 26 克钙的流失。

（3）盐：不宜吃得过咸，吃盐过多，也会增加钙的流失，会使骨质疏松症症状加重。研究发现，每日摄取盐量为 0.5 克，尿中钙量不变；若增加为 5 克，则尿中钙量显著增加。

（4）咖啡：不宜喝咖啡，嗜好喝咖啡者较不喝者易流失钙。研究发现，一组停经妇女骨质疏松症患者中，有 31% 的人每天喝 4 杯以上的咖啡；而另一组骨质正常者中只有 19% 的人每天喝 4 杯以上的咖啡。

（十三）慢性肝炎

慢性肝炎是指由不同病因引起的，病程至少持续超过 6 个月以上的肝脏坏死和炎症，如感染肝炎病毒（乙肝病毒、丙肝病毒），长期饮酒，服用肝毒性药物等。临床上可有相应的症状、体征和肝生化检查异常，也可以无明显临床症状，仅有肝组织的坏死和炎症。病程呈波动性或持续进行性，如不进行适当的治疗，部分患者可进展为肝硬化。

根据病因，可以将慢性肝炎分为：①慢性乙型肝炎；②慢性丙型肝炎；③自身免疫性肝炎；④慢性酒精性肝病；⑤药物性肝病，又称药物性肝损害。根据病情轻重，可以将慢性肝炎分为轻度、中度、重度以及慢性重型肝炎。

【食疗方法】

（1）传染性肝炎：夏枯草 30 克，瘦猪肉 100 克，共煮汤，调味，喝汤。

（2）急性肝炎，身目发黄，小便少黄，乏力纳差等：赤小豆、大米各 50 克，淘净煮粥，顿服。每日 1 次。

（3）急性肝炎黄疸：黄花菜 15 ~ 30 克，取适量海蚌同煮内服。

（4）慢性肝炎：红枣、花生米、冰糖各 50 克，加水适量，煎取汁，当日服完，可常饮。

遇事不恼，长生不老；不气不愁，活到白头。快快乐乐乐长命，气气恼恼恼成病。吐出苦衷心放松，憋在心里要生病。节食寡欲又清心，延年益寿又健身。

（5）慢性肝炎：鲜蘑菇100克，瘦猪肉100克，加水适量煲汤，食盐少许调味，佐膳。

（6）急、慢性肝炎：将500克田螺放入水中2～3天，使其排污，再敲去尾部少许，与鸡骨草50～100克，同煮汤服。

（7）慢性肝炎：枸杞15～30克，南枣6～8个，鸡蛋2只同煮。蛋熟后去壳再煮片刻，吃蛋喝汤。

（8）慢性肝炎，反复不愈：山药30克，白扁豆15克，大米100克，白糖少许。大米淘净，山药切片，扁豆洗净。将大米、扁豆入锅，加水适量，武火煮沸，再用文火熬至八成熟，放入山药片、白糖后，熬熟即成。每日1次，可经常食之。

【临床辨证用膳】

（1）湿热中阻：证见左胁胀痛、肢体困重、脘腹满闷、倦怠无力、恶心呕吐者。

茵陈胡椒煮鲫鱼：茵陈30克，胡椒10～20粒，鲜鲫鱼1条。茵陈用纱布包扎，鲫鱼去内脏、鱼鳞，加水适量与胡椒同煮，熟后加盐少许调味，饮汤食鱼。

紫茄子大米粥：紫茄子250克，大米100克。茄子洗净，切块，与大米一起放入锅内加水适量煮粥。每日1次。

茵陈苍术陈皮饮：茵陈15克，苍术12克，陈皮6克，红糖适量。加水适量煎汁调入红糖，分次温饮。

（2）肝郁脾虚：证见精神抑郁、性情急躁、纳呆食少、口淡无味、少气懒言、肢体倦怠、大便溏泻者。

玫瑰花黄芪茶：玫瑰花瓣10克，黄芪10克。以上两药沸水冲泡，代茶饮。每日1次。

逍遥加味粥：柴胡10克，白芍10克，大枣6枚，粳米10克，冰糖适量。前三味加水适量煎汁，取汁与粳米同煮粥，熟后加冰糖稍煎，随意食用。

（3）肝肾阴虚：证见头晕耳鸣、两目干涩、口燥咽干、形体消瘦、腰膝酸软、失眠多梦、五心烦热者。

猪肾女贞粥：猪肾2只，枸杞15克，女贞子15克，粳米50克。猪肾洗净去筋膜，切块；粳米洗净，与枸杞、女贞子加水适量同煮粥；将熟时加入葱、姜、盐少许调味，随意食用。

首乌大枣煲鸡蛋：何首乌20克，大枣10枚，鸡蛋2个。蛋熟去壳加水适量与何首乌、大枣同煮，熟后去渣调味，饮汤食蛋。每日1剂。

（4）瘀血阻络：证见面色晦暗，两胁胀痛，女子行经腹痛或经色暗红，有血块，或见赤缕红丝，肝脾肿大，质地硬，有肝掌、蜘蛛痣者。

丹参炖田鸡：丹参20克，田鸡250克。田鸡去皮与内脏，与丹参同放入锅内加水适量，隔水炖熟，饮汤食肉。每日1剂。

“七十三、八十四，阎王不叫自己去。”人活到此都讳忌。瞎胡编，无根据；保养好，莫畏惧。古稀到，耄耋至，身子越活越壮实。

乌梅丹参茶：乌梅 50 克，丹参 15 克，蜂蜜适量。乌梅、丹参加水适量煎汁，加入蜂蜜，分次服。

（5）脾肾阳虚：证见精神疲倦，面色晦暗，畏寒喜暖，少腹、腰膝冷痛，食少便溏，甚则滑泄失禁、下肢水肿者。

山药圆肉炖甲鱼：山药 15 克，桂圆肉 15 克，甲鱼 1 只。先以热水烫甲鱼，去内脏，再与山药、桂圆肉隔水炖熟，调味食肉饮汤。每日 1 剂。

黄芪灵芝煲鸡肉：黄芪 15 克，灵芝 10 克，瘦鸡肉 150 克。鸡肉切块加水适量，与黄芪、灵芝同煮，细盐调味，食肉饮汤。每日 1 剂。

（十四）脂肪肝

脂肪肝是指由于各种原因引起的肝细胞内脂肪堆积过多的病变。脂肪性肝病正严重威胁国人的健康，成为仅次于病毒性肝炎的第二大肝病，已被公认为隐蔽性肝硬化的常见原因。脂肪肝是一种常见的临床现象，而非一种独立的疾病。其临床表现，轻者无症状，重者病情凶猛。一般而言，脂肪肝属可逆性疾病，早期诊断并及时治疗常可恢复正常。

按病理，可分为单纯性脂肪肝、脂肪性肝炎、脂肪性肝纤维化、脂肪性肝硬化。

按病原，可分为肥胖性脂肪肝、酒精性脂肪肝、快速减肥性脂肪肝、营养不良性脂肪肝、药物性脂肪肝、妊娠脂肪肝、其他疾病引起的脂肪肝。

按程度，可分为早期—单纯性脂肪肝、中期—脂肪性肝炎、晚期—脂肪性肝硬化。

【食疗原则】

控制热量摄入，以便把肝细胞内的脂肪氧化消耗。限制脂肪和碳水化合物的摄入，按标准体重计算，每千克体重每天可给脂肪 0.5～0.8 克。高蛋白饮食，每日每千克体重可给 1.2～1.5 克，以保护肝细胞，促进肝细胞的修复与再生。保证新鲜蔬菜，尤其是绿叶蔬菜的供应，以满足机体对维生素的需要。忌辛辣和刺激性食物，如洋葱、蒜、姜、辣椒、胡椒、咖喱和酒类等：少食用肉汤、鸡汤、鱼汤等含氮浸出物高的食物。限制食盐，每天以 6 克为宜。适量饮水，以促进机体代谢及代谢废物的排泄。

【常用药膳】

（1）何首乌粥：何首乌 20 克，粳米 50 克，大枣 2 枚。将何首乌洗净晒干，打碎备用，再将粳米、红枣加清水 600 毫升，放入锅内煮成稀粥，兑入何首乌末搅匀，文火煮数沸。早晨空腹温热服食。

（2）赤小豆鲤鱼汤：赤小豆 150 克，鲤鱼 1 条（约 500 克），玫瑰花 6 克。将鲤鱼活杀去肠杂，与其余两味加水适量，共煮至烂熟。去花调味，分 2～3 次服食。

（3）菠菜蛋汤：菠菜 200 克，鸡蛋 2 只。将菠菜洗净，入锅内煸炒，加水适

面对绝症，不去抗争。恐怖悲伤，笼罩全身。食之无味，睡之不稳。行之不能迈步，坐之不能安神。恍恍惚惚，昏昏沉沉。如此下去，死神将临。

量，煮沸后，打入鸡蛋，加盐、味精调味，佐餐。

(4) 灵芝河蚌煮冰糖：灵芝20克，蚌肉250克，冰糖60克。将河蚌去壳取肉，用清水洗净待用。灵芝入砂锅加水煎煮约1小时，取浓汁加入蚌肉再煮，放入冰糖，待溶化即成，饮汤吃肉。

(5) 丹参陈皮膏：丹参100克，陈皮30克，蜂蜜100毫升。丹参、陈皮加水煎，去渣取浓汁加蜂蜜收膏。每次20毫升，每日2次。可活血化瘀、行气祛痰。适用于气滞血瘀型脂肪肝。

(6) 佛手香橼汤：佛手、香橼各6克，白糖适量。佛手、香橼加水煎，去渣取汁加白糖调匀。每日2次。可疏肝解郁、理气化痰。适用于肝郁气滞型脂肪肝。

(7) 丹参山楂蜜饮：丹参、山楂各15克，檀香9克，炙甘草3克，蜂蜜30毫升。四味药加水煎，去渣取汁加蜂蜜，再煎数沸。每日2次。可活血化瘀、疏肝健脾。适用于瘀血阻络型脂肪肝。

(8) 陈皮二红饮：陈皮、红花各6克，红枣5枚。水煎，取汁代茶饮。可活血化瘀、行气化痰。适用于气滞血瘀型脂肪肝。

(十五) 慢性肾病

临床上，诊断为肾小球肾炎、隐匿性肾炎、肾盂肾炎、过敏性紫癜肾炎、红斑狼疮肾炎、痛风肾、肾病、肾病综合征、膜性肾病、糖尿病肾病、高血压肾病、多囊肾等，当这些肾病的发病迁延难愈，时间超过3个月，且患者的尿液和相关的血液指标出现异常，肾脏病理学、影像学发现异常，或肾脏的肾小球有效滤过率低于60%时，都可统称为“慢性肾病”。慢性肾病如未能及时有效救治，导致病情恶化进展，则随病程迁延，慢性肾病将发展为慢性肾功能不全、肾衰竭，最终形成尿毒症。

【常用食品】

(1) 山药：山药性味甘平，归脾、肺、肾经，有益气养阴，滋补脾、肺、肾之功效。《本草纲目》称山药可“益肾气、健脾胃、止泻痢……”《神农本草经》称山药“主伤中，补虚羸除寒热邪气，补中益气力，长肌肉。久食线人聪慧，轻身不饥，延年”。张介宾称山药“滋精固肾，治诸虚百损，疗五劳七伤……”山药补而不滞、不热不燥，可和各种食品搭配食用。

(2) 大豆（黄豆）：大豆性味甘平，不凉不燥，有益气养血、清热解毒、宽中下气、健脾、利水消积、通便定痛之功效，是治疗虚劳内伤、消渴水肿的佳药。大豆玉米粥对恢复体力有益。

(3) 黑豆：黑豆具有健脾利水、消肿下气、滋阴润燥、活血解毒、止汗、乌发黑发以及延年益寿的功能。根据中医理论，“黑豆乃肾之谷”。黑色属水，水走肾，所以肾虚的人食用黑豆可以祛风除热、调中下气、解毒利尿，可以有效缓解尿频、

一日吃三枣，终生不显老。一顿三片姜，终生保健康。一日三两鱼，血流没问题。一日三两虾，血管不硬化。

腰酸、女性白带异常及下腹部阴冷等症状。

（4）赤小豆：赤小豆利尿功能较强，适量食用对肾炎患者有很好的作用。可以早晨食用1碗赤小豆山药大枣粥，下午再饮绿豆汤。但过多食用赤小豆易损伤津液，要根据身体情况随时调整食用量。尿量增加后，就可以适当减少食用量，以确保津液充足。

（5）花生：花生也是肾炎患者的理想食品。其营养价值较高，且花生衣还具有很多生物活性作用，宜与红枣、赤小豆等同煮食用。天天早晨连汤带水，空腹吃一两水煮花生仁（用砂锅煮烂的、带红皮的花生仁，不加任何调味料），40天一个疗程，配合中医治疗，对有少量蛋白尿症状的肾炎患者有食疗作用。

【常用药膳】

（1）车前叶粥：车前叶30～60克，葱白1茎，粳米50～100克。将车前叶洗净并切碎，同葱白煮汁后去渣，然后加粳米煮粥。每日2～3次，5～7日为1个疗程。

功效：利尿、清热、明目、祛痰。适用于表现为小便不畅、尿血、水肿等症的慢性肾盂肾炎患者。

（2）葫芦粥：陈葫芦粉（越陈越好）10～15克，粳米50克，冰糖适量。先将粳米、冰糖同入砂锅内，加水500克，煮至米烂熟，加陈葫芦粉，再煮片刻，以粥稠为度。每日2次，温热顿服。5～7日为1个疗程。

功效：利水消肿，是比较常用的慢性肾盂肾炎的食疗方法。

（3）冬瓜赤豆粥：冬瓜500克，赤豆30克。将冬瓜、赤豆加水适量煮汤。不加盐或少加盐，食瓜喝汤。每日2次。

功效：利小便、消水肿、解热毒、止消渴，对慢性肾盂肾炎患者十分有益。

（4）芡实山药粥：芡实30克，山药30克，金樱子30克，粳米50克。以上用料放煲内慢火煮粥，可加少量糖或盐。每日1次。

功效：补肾健脾、固涩敛精。用于慢性肾炎、脾肾亏虚以蛋白尿为主者。

（5）参芪芡实猪肾汤：黄芪30克，芡实30克，党参15克，猪肾1个。将猪肾剖开，去其筋膜，洗净后，与上述各药煮汤食用。可加盐少许。

功效：补气健脾、益肾固精。适用于慢性肾炎、脾肾气虚以蛋白尿为主要表现者。

（6）莲子芡实瘦肉汤：莲子30克，芡实30克，金樱子30克，猪瘦肉50克。用瓦煲将上述用料慢火煲汤，可加少许盐调味，连渣服。

功效：健脾、补肾、养心。用于慢性肾炎、心脾肾亏虚出现蛋白尿、遗精、心悸失眠者。

（7）大蒜砂仁煨鲤鱼：鲤鱼1条（400克左右），大蒜肉15克，砂仁6克。鲤鱼去鳃及内脏，洗干净，砂仁纳入鲤鱼腹中，加清水，猛火煮沸后，慢火煮1小时，加盐少许调味。喝汤吃鱼肉。

春季气温多变换，天气忽热又忽寒。春天不可令背寒，谨防咳嗽防肺炎。春捂秋冻不生病，不要一热把衣减。

功效：健脾补虚、温胃消谷。用于肾病综合征脾虚湿阻，腹胀、纳差者。

（8）玉米须枸杞炖水鱼：鲜玉米须 80 克（干品 40 克），枸杞 15 克，水鱼 400 克。先放水鱼于热水中，使排尿干净，去内脏，切去头、爪，洗干净后，将水鱼同药材放入炖盅中，隔水慢火炖熟后，加少许盐调味，饮汤食水鱼。

功效：补肾利尿。用于肾病综合征大剂量激素治疗时，双下肢明显水肿者。

（9）田七炖鸡：母鸡肉 500 克，田七 10 克，葱、盐、味精适量。将田七磨成粉末，鸡肉洗净，先将水用猛火煮沸，加入鸡肉，再煮片刻，然后将鸡肉取出，加葱，移入瓦炖盅，在小火上炖至鸡肉熟软，再加入田七粉。

功效：补脾肾、益气血、化瘀止血。用于肾病综合征伴血瘀征象者。

（10）枸杞芡实炖麻雀：麻雀 2 只，枸杞 15 克，芡实 20 克。将洗净的枸杞、芡实纳入麻雀腹内，置炖盅内，加水适量，炖盅加盖，文火隔水炖 1 小时，调味即可饮汤食肉。

功效：补肾固精。用于肾衰肾气虚者。

（11）虫草炖老鸭：老鸭 1 只，虫草 5 克，生姜 2 片。老鸭去内脏。生姜洗净，将冬虫夏草纳入老鸭腹中，置砂锅内，隔水文火炖烂，食肉嚼食虫草，分数日吃完，一般在冬天服。

功效：补肾填精、提高免疫力、保护肾功能。适用于肾衰各期。

（十六）痛风

痛风是嘌呤代谢障碍引起的代谢性疾病，但发病有明显的异质性，除高尿酸血症外可表现为急性关节炎、痛风石、慢性关节炎、关节畸形、慢性间质性肾炎和尿酸性尿路结石。临床上分为原发性和继发性两大类，原发性痛风多由先天性嘌呤代谢异常引起，常与肥胖、糖类脂类代谢紊乱、高血压、动脉硬化和冠心病等聚集发生；继发性痛风则由某些系统性疾病或者药物引起。

【饮食宜忌】

（1）控制总热能摄入：控制每天总热能的摄入，少吃碳水化合物。

（2）限制蛋白质摄入：多选用牛奶、奶酪、脱脂奶粉和蛋类，它们所含嘌呤少；尽量少吃肉、禽、鱼类，禁止食用黄豆、豆腐、豆干等。

（3）限制嘌呤摄入：嘌呤是细胞核中的一种成分，只要含有细胞的食物就含有嘌呤，动物性食品中嘌呤含量较多。要避免或禁食动物内脏、虾蟹、浓肉汤、食用菌类、海藻类、凤尾鱼、沙丁鱼、蛤类、豆类及啤酒等高嘌呤类食物。

（4）多吃碱性食品：多吃蔬菜、马铃薯、水果（青梅、柠檬）等。多酚咖啡可以降低血和尿液的酸度。

（5）多饮水，保障尿量充沛：平时应多喝白开水、矿泉水和果汁（不要喝浓茶，浓茶容易引起痛风发作）等。

夏季昼长黑夜短，天气炎热人困倦。人老体弱睡午觉，切记不要吹电扇。勤换衣服勤洗澡，外出活动戴草帽。防中暑，衣服宽，少生疾病身体健。

（6）减少脂肪摄入：因脂肪会减少尿酸排出。痛风并发高脂血症者，脂肪摄取应控制在总热量的20%～25%以内。

（7）限制盐的摄入：吃盐量每天应该限制在2～5克以内。

（8）避免饮酒：酒精具有抑制尿酸排泄的作用，长期少量饮酒还可刺激嘌呤合成增加，尤其是喝酒时再吃肉禽类食品，会使嘌呤的摄入量加倍。

（9）少吃辣椒等调料：辣椒、咖喱、胡椒、花椒、芥末、生姜等调料均能兴奋植物神经，诱使痛风发作，应尽量少吃。

（10）忌食火锅：因为火锅原料主要是动物内脏、虾、海鲜，再饮啤酒，自然是火上添油。实验证明：一次火锅比一顿正餐摄入的嘌呤高10倍，甚至数十倍。一瓶啤酒可使尿酸升高一倍。高血压患者患痛风的可能性会增加10倍。

痛风与糖尿病一样是终生疾病。关键是自己控制饮食，多食含嘌呤低的碱性食物，如瓜果、蔬菜，少食肉、鱼等酸性食物，做到饮食清淡、低脂低糖，多饮水，以利体内尿酸排泄。

【常用药膳】

（1）葡萄粥：葡萄40克，粳米80克，清水，白糖。将葡萄颗粒放入清水中慢煮，熬到黏稠即可。早晚各1次。

功效：补肝肾、益血气。

（2）薏仁粥：赤小豆50克，薏仁50克。放入沸水，熬粥即可。每日1次。

功效：具有利尿作用，可以促进尿酸的排出，降低尿酸在体内的含量。

（3）木瓜粥：木瓜1个，粳米100克。木瓜切碎慢煮半小时，然后在木瓜汁中加入米、白糖，粥煮稀即可。每日3次，热服。

功效：健胃、舒筋活络。

（4）防风薏仁粥：防风10克，薏苡仁10克，水煮成粥。每日1次，连服1周。

功效：清热除痹。用于湿热痹阻型痛风。

（5）赤小豆粥：赤小豆30克，白米15克，白糖适量。先煮赤小豆至熟，再加入白米，成粥后加白糖。

功效：清热利湿。用于湿热痹阻型痛风。

（6）桃仁粥：桃仁15克，粳米160克。先将桃仁捣烂如泥，加水研汁，去渣，与粳米煮为稀粥，即可服食。

功效：活血祛瘀、通络止痛。用于瘀血痰浊痹阻型痛风。

（7）百合汤：百合20～30克煎汤或蒸熟食。每日1剂，可长期服用。

功效：润肺止咳、宁心安神。百合含有秋水仙碱等成分，对痛风性关节炎有防治作用。

（8）百前蜜：百合20克，车前子30克，煎水约500毫升，加蜜一勺，调匀服。每日1剂。

一场秋雨一场寒，三场秋雨要穿棉，秋天气温差别大，中午热来早晚寒。注意保暖防感冒，增减衣服保平安。

功效：补肺益气、健脾利尿。车前子有利尿酸的排出，可防止痛风性关节炎的发作。

（9）赤豆薏仁粥：赤小豆50克，薏苡仁50克，熬粥服。每日1剂。

功效：补益脾胃、利尿渗湿。有促进尿酸排出的作用。

（10）土茯苓粳米粥：土茯苓30克，粳米50克。先将土茯苓煎成药液，再入粳米熬成粥。每日1剂，可经常服用。

功效：清热解毒、利湿通络。土茯苓有利于血尿酸的排泄。

（11）山慈菇蜜：山慈菇5克煎水，加蜂蜜一勺，调匀服。每日1剂。

功效：解毒化痰、散结消肿。山慈菇含有秋水仙碱等成分，用于湿热型急性痛风发作期。

（12）加味萝卜汤：萝卜250克，柏子仁30克。萝卜洗净切丝，用植物油煸炒后，加入柏子仁及清水500毫升，同煮至熟，酌加食盐即可。

功效：养心安神、利尿渗湿。常服可预防痛风发作。

（13）防风薏米粥：防风10克，薏苡仁30克，水煮至米熟。每日1剂，连服1周。

功效：清热、祛风、行痹。用于湿热痹阻型痛风。

（14）薯蓣薤白粥：生怀山药100克，薤白10克，粳米50克，清半夏30克，黄芪30克，白糖适量。先将米洗净，加入切细的怀山药和洗净的半夏、薤白，共煮，加入白糖后食用。

功效：益气通阳、化痰除痹。用于脾虚不运、痰浊内生而致气虚痰阻之痛风症。

（15）白芥莲子山药糕：白芥子粉5克，莲子粉100克，鲜怀山药200克，陈皮丝5克，红枣肉200克。先将怀山药去皮切片，再将枣肉捣碎，与莲子粉、白芥子粉、陈皮丝共和，加适量水，调和均匀，蒸糕作早餐用，每次50~100克。

功效：益气、化痰、通痹。用于脾胃气虚型痛风。

（十七）乳腺增生病

乳腺增生病是女性最常见的乳房疾病，其发病率占乳腺疾病的首位。近些年来该病发病率呈逐年上升的趋势，年龄也越来越低龄化。乳腺增生是正常乳腺小叶生理性增生与复旧不全，乳腺正常结构出现紊乱，是既非炎症又非肿瘤的一类病。多发于30~50岁女性，发病高峰为35~40岁。

【食疗方法】

（1）海带鳖甲猪肉汤：海带65克（清水洗去杂质，泡胀切块），鳖甲65克（打碎），猪瘦肉65克，共煮汤，汤成后加入适量盐、麻油调味即可。每日2次，喝汤吃海带。

（2）肉苁蓉归芍蜜饮：肉苁蓉15克，当归10克，赤芍10克，柴胡5克，金橘

冬天动一动，少闹一场病。冬天懒一懒，多喝药一碗。冬练三九，祛病添寿。冬季进补，开春打虎。

叶10克，半夏10克，分别拣去杂质，洗净，晾干或切碎，同放入砂锅，加适量水，浸泡片刻，煎煮30分钟，用洁净纱布过滤，取汁放入容器，待其温热时，加入蜂蜜30毫升，拌和均匀即成。上、下午分服。

（3）香附路路通蜜饮：香附20克，路路通30克，郁金10克，金橘叶15克，洗净，入锅，加适量水，煎煮30分钟，去渣取汁，待药汁转温后调入蜂蜜30毫升，搅匀即成。上、下午分服。

（4）枸橘李粉方：将枸橘李100克晒干或烘干，研成细粉，装瓶备用。每日2次，每次取枸橘李干粉5克，用适量黄酒加温开水（调匀）送服。

（5）橘饼饮：将金橘饼50克洗净，沥水后切碎，放入砂锅，加适量水，用中火煎煮15分钟即成。早晚分服，饮汁食饼。

（6）金橘叶茶：将金橘叶（干品）30克洗净，晾干后切碎，放入砂锅，加水浸泡片刻，煎煮15分钟，用洁净纱布过滤，取汁放入容器中即成。代茶饮。

（7）刀豆木瓜肉片汤：先将猪肉50克洗净，切成薄片，放入碗中加精盐、湿淀粉适量，抓揉均匀，备用。将刀豆50克，木瓜100克洗净，木瓜切成片，与刀豆同放入砂锅，加适量水，煎煮30分钟，用洁净纱布过滤，取汁后同入砂锅，视滤液量可加适量清水，大火煮沸，加入肉片，拌匀，倒入黄酒适量，再煮至沸，加葱花、姜末适量，并加少许精盐，拌匀即成。随意食用，当日吃完。

（8）玫瑰蚕豆花茶：玫瑰花6克，蚕豆花10克，分别洗净、沥干，一同放入茶杯中，加开水冲泡，盖上茶杯盖，焖10分钟即成。代茶饮。

（9）萝卜拌海蜇皮：将白萝卜200克洗净，切成细丝，用精盐2克拌透。将海蜇皮100克切成丝，先用凉水冲洗，再用冷水漂清，挤干，与萝卜丝一起放碗内拌匀。炒锅上火，下植物油50毫升烧热，放入葱花3克炸香，趁热倒入碗内，加白糖5克、麻油10毫升拌匀即成。

（10）山楂橘饼茶：生山楂10克，橘饼7枚，沸水泡之，待茶沸热时，再加入蜂蜜1~2匙。当茶饮。

第七章　四季养生

春生、夏长、秋收、冬藏，是大自然一年中运动变化的规律。中医认为“天人相应”，人体必须顺应自然四季变化的规律，保持机体与自然的协调统一和平衡。顺应一年四季气候的阴阳寒热变化规律，调摄人体功能活动，提高人体对自然环境变化的适应能力，从而达到健康长寿的目的，称为四季养生。

第一节　四季养生的原则

一、春夏养阳，秋冬养阴

四季阴阳的变化规律，直接影响万物的荣枯生死，人们如果能顺从天气的变化，就能保全“生气”，延年益寿，否则就会生病或夭折。所以，《素问·四气调神大论》说：“夫四时阴阳者，万物之根本也。所以圣人春夏养阳，秋冬养阴，以从其根，故与万物沉浮于生长之门。逆其根，则伐其本，坏其真矣。故四时阴阳者，万物之始终也，死生之本也。逆之则灾害生，从之则苛疾不起，是谓得道。”意即四时阴阳之气，生长收藏，化育万物，为万物之根本。春夏养阳，秋冬养阴，乃是顺应四时阴阳变化的养生之道的关键。所谓春夏养阳，即养生养长；秋冬养阴，即养收养藏。

张介宾说：“阴根于阳，阳根于阴，阴以阳生，阳以阴长，所以古人春夏养阳以为秋冬之地，秋冬养阴以为春夏之地，皆所以从其根也。今人有春夏不能养阳者，每因风凉生冷伤其阳，以致秋冬多患病泄，此阴脱之为病也。有秋冬不能养阴者，每因纵欲过度伤此阴气，以及春夏多患火症，此阳盛之为病也。”春夏两季，天气由寒转暖，由暖转暑，是人体阳气生长之时，故应以调养阳气为主；秋冬两季，气候逐渐变凉，是人体阳气收敛、阴精潜藏于内之时，故应以保养阴精为主。春夏养阳，秋冬养阴，是建立在阴阳互根规律基础之上的养生防病的积极措施。春夏养阳，秋冬养阴，寓防于养，是因时养生法中的一项积极主动的养生原则。

一天舞几舞，活到九十五。早睡又早起，能活大年纪。呼吸到肚脐，寿与老天齐。劳其形者长寿，安其乐者短命。蹦蹦跳跳浑身轻，不走不动肉皮松。机器不转要生锈，人不锻炼要减寿。

二、春捂秋冻

春季，阳气初生而未盛，阴气始减而未衰。故春时人体肌表虽应气候转暖而开始疏泄，但其抗寒能力相对较差，为防春寒，气温骤降，此时，必须注意保暖，御寒，犹如保护初生的幼芽，使阳气不致受到伤害，逐渐得以强盛，这就是“春捂”的道理。秋天，则是气候由热转寒的时候，人体肌表亦处于疏泄与致密交替之际。此时，阴气初生而未盛，阳气始减而未衰，故气温开始逐渐降低，人体阳气亦开始收敛，为冬时藏精创造条件。故不宜一下子添衣过多，以免妨碍阳气的收敛，此时若能适当地接受一些冷空气的刺激，不但有利于肌表之致密和阳气的潜藏，对人体的应激能力和耐寒能力也会有所增强。所以，秋天宜“冻”。可见，“春捂”“秋冻”的道理，与“春夏养阳，秋冬养阴”是一脉相承的。

三、慎避虚邪

人体适应气候变化以保持正常生理活动的能力，毕竟有一定限度。尤其在天气剧变，出现反常气候之时，更容易感邪发病。因此，人们在因时养护正气的同时，非常有必要了解外邪的审识避忌。《素问·八正神明论》说：“四时者，所以分春秋冬夏之气所在，以时调之也，八正之虚邪而避之勿犯也。”这里所谓的“八正”，又称“八纪”，就是指二十四节气中的立春、立夏、立秋、立冬、春分、秋分、夏至、冬至八个节气。它是季节气候变化的转折点，天有所变，人有所应，故节气前后，气候变化对人的新陈代谢也有一定影响。体弱多病的人往往在交节时刻感到不适，或者发病甚至死亡。所以《素问·阴阳应象大论》有“天有八纪地有五里，故能为万物之母”之说。把“八纪”作为天地间万物得以生长的根本条件之一，足见节气对人体影响的重要。因而，注意节气变化，慎避虚邪也是四时养生的一个重要原则。

四、节气变换前后的自我调养

一些急危重病患者，往往在节气日前后发病或死亡。因此，重视交节前后的自我调护，不但对年老体弱者具有重要意义，对健康人也不例外，除了分别根据节气所在不同季节的养生方法进行调摄外，尤须注意以下各点：

（1）节气日前后两三天。要注意保存体力，不要熬夜，要保证有充足的睡眠时间。不要过分劳累，尤其不可劳汗当风。

（2）节气日前后，要注意情绪的稳定和乐观。尽量避免情绪过激。

（3）注意饮食适度，不吃过寒、过热及不易消化的食物，保持大便通畅。

粗谷米饭把人养，阖子吃菜相喝汤。蘑菇汤、骨头汤，延年益寿保健康。

（4）要注意及时增减衣服，谨防外邪侵袭机体。

（5）在四立、二至、二分八个大的节气日前后，尤其要十分慎重。年老体弱者可适当服用或准备一些保健、急救药物，以备时需。

第二节　春季养生

春季养生特别要注意起居劳作、精神调摄，关键是顺应春天阳气生发、万物萌生的特点，使自己的精神、情志、气血也能像春天的气候那样舒展畅达、生机勃发。春三月，从立春到立夏前，包括立春、雨水、惊蛰、春分、清明、谷雨六个节气。春为四时之首，万象更新之始，《素问·四气调神大论》指出："春三月，此谓发陈。天地俱生，万物以荣。"春归大地，阳气升发，冰雪消融，蛰虫苏醒。自然界生机勃发，一派欣欣向荣的景象。所以，春季养生在精神、饮食、起居诸方面，都必须顺应春天阳气升发、万物始生的特点，注意保护阳气，着眼于一个"生"字。

一、精神养生

春属木，与肝相应。肝主疏泄，在志为怒，恶抑郁而喜调达。故春季养生，既要力戒暴怒，更忌情怀忧郁，要做到心胸开阔，乐观愉快，对于自然万物要"生而勿杀，予而勿夺，赏而不罚"（《四气调神大论》），在保护生态环境的同时，培养热爱大自然的良好情怀和高尚品德。所以，春季"禁伐木，毋覆巢杀胎夭"（《淮南子·时则训》），是古代帝王行政命令的重要内容之一。而历代养生家则一致认为，在春光明媚、风和日丽、鸟语花香的春天，应该踏青问柳，登山赏花，临溪戏水，行歌舞风，陶冶性情，使自己的精神情志与春季的大自然相适应，以利春阳生发之机。

二、饮食调养

春季阳气初生，宜食辛甘发散之品，而不宜食酸收之味。故《素问·藏气法时论》说："肝主春……肝苦急，急食甘以缓之……肝欲散，急食辛以散之，用辛补之，酸泻之。"酸味入肝，且具收敛之性，不利于阳气的生发和肝气的疏泄，且足以影响脾胃的运化功能，故《摄生消息论》说："当春之时，食味宜减酸增甘，以养脾气。"春时木旺，与肝相应，肝木不及，固当用补，然肝木太过则克脾土，故《金匮要略》有"春不食肝"之说。由此可见，饮食调养之法，实际应用时，还应视其人虚实，灵活掌握。

一般而言，为适应春季阳气升发的特点，为扶助阳气，此时，在饮食上应遵循上述原则，适当食用辛温升散的食品，如麦、枣、豉、花生、葱、香菜等。而生冷黏杂之物，则应少食，以免伤害脾胃。

三、起居调养

春回大地，人体的阳气开始趋向于表，皮肤腠理逐渐舒展，肌表气血供应增多而肢体反觉困倦，故有“春眠不觉晓，处处闻啼鸟”之说，往往日高三丈，睡意未消。然而，睡懒觉不利于阳气生发。因此，在起居方面要求夜卧早起，免冠披发，松缓衣带，舒展形体，在庭院或场地信步慢行，克服情志上倦懒思眠的状态，以助生阳之气升发。

春季气候变化较大，极易出现乍暖乍寒的情况，加之人体腠理开始变得疏松，对寒邪的抵抗能力有所减弱。所以，春天不宜顿去棉衣。特别是年老体弱者，减脱冬装尤宜审慎，不可骤减。为此，《千金要方》主张春时衣着宜“下厚上薄”，既养阳又收阴。《老老恒言》亦云：“春冻未泮，下体宁过于暖，上体无妨略减，所以养阳之生气。”

四、运动调养

在寒冷的冬季里，人体的新陈代谢，藏精多于化气，各脏腑器官的阳气都有不同程度的下降，因而入春后，应加强锻炼。到空气清新之处，如公园、广场、树林、河边、山坡等地，玩球、跑步、打拳、做操，形式不拘，取己所好，尽量多活动，使春气升发有序，阳气增长有路，符合“春夏养阳”的要求。

五、防病保健

初春，由寒转暖，温热毒邪开始活动，致病的微生物、病毒等，随之生长繁殖。因而风温、春温、温毒、温疫等，包括现代医学所说的流感、肺炎、麻疹、流脑、猩红热等传染病多有发生、流行。预防措施：一是注意环境和个人卫生，消灭传染源；二是多开门窗，使室内空气流通；三是加强保健锻炼，提高机体的防御能力。根据民间经验，在饮水中浸泡贯众（取贯众约500克，洗净，放置于水缸或水桶之中，每周换一次）；或在室内放置一些薄荷油，任其挥发，以静化空气；另外，可按5毫升/平方米食醋，加水一倍，关闭窗户，加热熏蒸，每周两次，对预防流感均有良效。用板蓝根30克、贯众15克、甘草6克，水煎服，预防外感热病效果也佳。每天选风池、迎香、足三里等穴作保健按摩两次，也可增强机体免疫功能。

膏粱厚味，肥甘之品。久纵口味，烟酒无度。百病蜂起，命不久矣。

第三节 夏季养生

夏三月，从立夏到立秋前，包括立夏、小满、芒种、夏至、小暑、大暑六个节气。夏季烈日炎炎，雨水充沛，万物竞长，日新月异。阳极阴生，万物成实。正如《素问·四气调神大论》所说："夏三月，此谓蕃秀；天地气交，万物华实。"人在气交之中，故亦应之。所以，夏季养生要顺应夏季阳盛于外的特点，注意养护阳气，着眼于一个"长"字。

一、精神调养

夏属火，与心相应，所以在赤日炎炎的夏季，要重视心神的调养。《素问·四气调神大论》指出："使志无怒，使华英成秀，使气得泄，若所爱在外，此夏气之应，养长之道也。"就是说，夏季要神清气和，快乐欢畅，胸怀宽阔，精神饱满，如同含苞待放的花朵需要阳光那样，对外界事物要有浓厚兴趣，培养乐观外向的性格，以利于气机的通泄。与此相反，举凡懈怠厌倦，恼怒忧郁，则有碍气机，皆非所宜，嵇康《养生论》说：夏季炎热，"更宜调息静心，常如冰雪在心，炎热亦于吾心少减，不可以热为热，更生热矣"。这里指出了"心静自凉"的夏季养生法。暑气伤身，应适度运动，饮食清淡，重在清心。

二、饮食调养

五行学说认为夏时心火当令，心火过旺则克肺金，故《金匮要略》有"夏不食心"之说。味苦之物亦能助心气而制肺气。故孙思邈主张："夏七十二日，省苦增辛，以养肺气。"夏季出汗多，则盐分损失亦多。若心肌缺盐，搏动就会失常。宜多食酸味以固表，多食咸味以补心。《素问·藏气法时论》说：心主夏，"心苦缓，急食酸以收之"，"心欲耎，急食咸以耎之，用咸补之，甘泻之"。阴阳学说则认为，夏月伏阴在内，饮食不可过寒，如《颐身集》指出："夏季心旺肾衰，虽大热不宜吃冷淘冰雪，蜜水、凉粉、冷粥。饱腹受寒，必起霍乱。"心主表，肾主里，心旺肾衰，即外热内寒之意，唯其外热内寒，故冷食不宜多吃，少则犹可，贪多定会寒伤脾胃，令人吐泻。西瓜、绿豆汤和乌梅小豆汤，为解渴消暑之佳品，但不宜冰镇。夏季气候炎热，人的消化功能较弱，饮食宜清淡不宜肥甘厚味。

夏季致病微生物极易繁殖，食物极易腐败、变质。肠道疾病多有发生。因此，讲究饮食卫生，谨防"病从口入"。

防动脉硬化的"六少六多"：少精多粗，少荤多素，少肉多鱼，少盐多醋，少怒多乐，少车多步。

三、起居调养

夏季作息，宜晚些入睡，早些起床，以顺应自然界阳盛阴衰的变化。

“暑易伤气”，炎热可使汗泄太过，令人头昏胸闷、心悸口渴、恶心，甚至昏迷。所以，安排劳动或体育锻炼时，要避开烈日炽热之时，并注意加强防护。午饭后，需安排午睡，一则避炎热之势，二则可恢复疲劳。酷热盛夏，每天洗一次温水澡，是一项值得提倡的健身措施，不仅能洗掉汗水、污垢，使皮肤清爽，消暑防病，而且能够锻炼身体。因为温水冲洗时水压及机械按摩的作用，可使神经系统兴奋性降低，扩张体表血管，加快血液循环，改善肌肤和组织的营养，降低肌肉张力，消除疲劳，改善睡眠，增强抵抗力。没有条件洗温水澡时，可用温水毛巾擦身，也能起到以上作用。夏日天热多汗，衣衫要勤洗勤换，久穿湿衣或穿刚晒过的衣服都会使人得病。

夏日炎热，腠理开泄，易受风寒湿邪侵袭，睡眠时不宜扇类送风，更不宜夜晚露宿。有空调的房间，也不宜室内外温差过大。纳凉时不要在房檐下、过道里，且应远门窗之缝隙。可在树阴下、水亭中、凉台上纳凉，但不要时间过长，以防邪气侵袭人体。

四、运动调养

夏天运动锻炼，最好在清晨或傍晚较凉爽时进行，场地宜选择公园、河湖水边、庭院空气新鲜处，锻炼项目以散步、慢跑、太极拳、气功、广播操为好，有条件的最好能到高山森林、海滨地区去疗养，夏天不宜做过分剧烈的运动。因为剧烈运动，可致大汗淋漓，汗泄太多，不仅伤阴，也伤损阳气。出汗过多时，可适当饮用盐开水或绿豆盐汤，切不可饮用大量凉开水；不要立即用冷水冲头、沐浴。否则，会引起寒湿痹证、“黄汗”等多种疾病。

五、防病保健

（一）预防暑热

夏季酷热多雨，暑湿之气容易乘虚而入，易致疰夏、中暑等病。疰夏主要表现为胸闷、胃纳欠佳、四肢无力、精神萎靡、大便稀薄、微热嗜睡、出汗多、日渐消瘦。预防疰夏，在夏令之前，可取补肺健脾益气之品，并少食油腻厚味，减轻脾胃负担。进入夏季，宜服芳香化浊、清解湿热之方，如每天用鲜藿香叶、佩兰叶各10

出入不离轿车，饮食不离酒肉，睡觉不离佳丽，天天吞云吐雾。生活糜烂，荒淫无度。四个催命鬼，焉能命长寿。

克，飞滑石、炒麦芽各30克，甘草3克，水煎代茶饮。

如果出现全身明显乏力、头昏、胸闷、心悸、注意力不能集中、大量出汗、四肢发麻、口渴，恶心等症状，是中暑的先兆。应立即将病人移至通风处休息，给病人喝些淡盐开水或绿豆汤，若用西瓜汁、芦根水、酸梅汤，则效果更好。预防中暑的方法：合理安排工作，注意劳逸结合；避免在烈日下过度曝晒，注意室内降温；睡眠要充足；讲究饮食卫生。另外，防暑饮料和药物，如绿豆汤、酸梅汁、仁丹、十滴水、清凉油等，亦不可少。

（二）冬病夏治

从小暑到立秋，人称“伏夏”，即“三伏天”，是全年气温最高、阳气最盛的时节。对于一些每逢冬季发作的慢性病，如慢性支气管炎、肺气肿、支气管哮喘、腹泻、痹证等阳虚证，夏季是最佳的防治时机，此为“冬病夏治”。其中，以老年性慢性支气管炎的治疗效果最为显著。具体方法：可内服中成药，也可外敷药于穴位之上。内服药，以温肾壮阳为主，如金匮肾气丸、右归丸等，每日2次，每次一丸，连服一个月。外敷药可以用白芥子20克、元胡15克、细辛12克、甘遂10克，研细末后，用鲜姜60克捣汁调糊，分别摊在6块直径约5厘米的油纸或塑料薄膜上（药饼直径约3厘米，如果有麝香更好，可取0.3克置药饼中央），贴在双侧肺俞、心俞、膈俞，或贴在双侧肺俞、百劳、膏肓等穴位上，以胶布固定。一般贴4~6小时，如感灼痛，可提前取下；局部微痒或有温热舒适感，可多贴几小时。每伏贴一次，每年三次。连续三年，可增强机体非特异性免疫力，消除机体的过敏状态。通过如此治疗，有的可以缓解，有的可以根除。（《中医养生学》）

第四节　秋季养生

秋季阳气渐收，阴气渐长，此时人体也应顺应四时变化的规律，进入保护阴气的时机，应以防燥养阴、滋阴润肺为主。秋季，从立秋至立冬前，包括立秋、处暑、白露、秋分、寒露、霜降六个节气。气候由热转寒，是阳气渐收，阴气渐长，由阳盛转变为阴盛的关键时期，是万物成熟收获的季节，人体阴阳的代谢也开始阳消阴长过渡。因此，秋季养生，凡精神情志、饮食起居、运动锻炼，皆以养收为原则。

一、精神调养

秋内应于肺。肺在志为忧，悲忧易伤肺。肺气虚，则机体对不良刺激耐受性下降，易生悲忧情结。

鸡吃谷囤鱼吃垛，飞禽野兔喝秋霜。金秋十月好年景，冬到地静场里光。鱼类虾类和螃蟹，鸡鸭鹅鸽兔猪羊。秋末冬初补身子，各种动物肥又壮。

秋高气爽，秋天是宜人的季节，但气候渐转干燥，日照减少，气温渐降；草枯叶落，花木凋零，常在一些人心中引起凄凉、垂幕之感，产生忧郁、烦躁等情绪变化。因此，《素问·四气调神大论》指出："使志安宁，以缓秋刑，收敛神气，使秋气平；无外其志，使肺气清，此秋气之应，养收之道也。"说明秋季养生首先要培养乐观情绪。保持神志安宁，以避肃杀之气；收敛神气，以适应秋天容平之气，我国古代民间有重阳节（阴历九月九日）登高赏景的习俗，也是养生法之一。登高远眺，可使人心旷神怡，一切忧郁、惆怅等不良情绪顿然消散，是调解精神的良剂。

二、饮食调养

《素问·藏气法时论》说："肺主秋……肺欲收，急食酸以收之，用酸补之，辛泻之。"酸味收敛补肺，辛味发散泻肺，秋天宜收不宜散。所以，要尽可能少食葱、姜等辛味之品，适当多食一点酸味果蔬。秋时肺金当令，肺金太旺则克肝木，故《金匮要略》又有"秋不食肺"之说。

秋燥易伤津液，故饮食应以滋阴润肺为佳。《饮膳正要》说："秋气燥，宜食麻以润其燥，禁寒饮。"《臞仙神隐书》主张入秋宜食生地粥，以滋阴润燥。总之，秋季时节，可适当食用如芝麻、糯米、粳米、蜂蜜、枇杷、菠萝、乳品等柔润食物，以益胃生津，有益于健康。

三、起居调养

秋季，自然界的阳气由疏泄趋向收敛，起居作息要相应调整。《素问·四气调神大论》说："秋三月，早卧早起，与鸡俱兴。"早卧以顺应阳气之收，早起，使肺气得以舒展，且防收之太过。初秋，暑热未尽，凉风时至，天气变化无常，即使在同一地区也会有"一天有四季，十里不同天"的情况。因而，须多备几件秋装，酌情增减。不宜一下子着衣太多，否则易削弱机体对气候转冷的适应能力，容易受凉感冒。深秋时节，风大转凉，应及时增加衣服，年老体弱者和儿童，尤应注意。

四、运动调养

秋季，天高气爽，是开展各种运动锻炼的好时期。可根据个人具体情况选择不同的锻炼项目，亦可采用《道藏·玉轴经》所载秋季养生功法，即秋季吐纳健身法，对延年益寿有一定好处。具体做法如下：每日清晨洗漱后，于室内闭目静坐，先叩齿36次，再用舌在口中搅动，待口里液满，漱练几遍，分3次咽下，并意送至

养身莫忘养神，养神莫忘养心。善养身者养内，不善养身者养外。锻炼健身，情绪治身，规律养身，修性安身。

丹田，稍停片刻，缓缓做腹式深呼吸。吸气时，舌舔上腭，用鼻吸气，用意将气送至丹田。再将气慢慢从口呼出，呼气时要稍揾口，默念哂，但不要出声。如此反复30次。秋季坚持练此功，有保肺强身之功效。

五、防病保健

秋季是肠炎、痢疾、疟疾、乙脑等病的多发季节。预防工作显得尤其重要。要搞好环境卫生，消灭蚊蝇。注意饮食卫生，不喝生水，不吃腐败变质和被污染的食物。群体大剂量投放中药，如板蓝根、马齿苋等煎剂，对肠炎、痢疾的流行可起到一定的防治作用；为防治乙脑则应按时接种乙脑疫苗。

秋季总的气候特点是干燥，故常称为“秋燥”。燥邪伤人，容易耗人津液，常见口干、唇干、鼻干、咽干、舌上少津、大便干结、皮肤干，甚至皲裂。预防秋燥，除适当多服一些维生素外，还应服用宣肺化痰、滋阴益气的中药，如人参、沙参、西洋参、百合、杏仁、川贝等，对缓解秋燥多有良效。

第五节　冬季养生

冬季寒气袭人，人体新陈代谢变缓，虽说可以保存体力，但也降低人体抵抗疾病的能力。有关统计数据表明，世界上大多数地区的死亡率，都以冬季为最高，此季也是心脑血管病、呼吸道疾病的高发时段。冬三月，从立冬至立春前，包括立冬、小雪、大雪、冬至、小寒、大寒六个节气，是一年中气候最寒冷的季节。严寒凝野，朔风凛冽，阳气潜藏，阴气盛极，草木凋零，蛰虫伏藏，用冬眠状态养精蓄锐，为来春生机勃发做好准备，人体的阴阳消长代谢也处于相对缓慢的水平，成形胜于化气。因此，冬季养生之道，应着眼于一个“藏”字，重在敛阴护阳、活气行血，强调补肾。

一、精神调养

为了保证冬令阳气伏藏的正常生理不受干扰，精神安静是首要条件。为此，《素问·四气调神大论》有“冬三月，此为闭藏……使志若伏若匿。若有私意，若已有得”之说。意思是欲求精神安静，必须控制情志活动。做到如同对待他人隐私那样秘而不宣，如同获得珍宝那样感到满足。如是，则“无扰乎阳”，养精蓄锐，有利于来春的阳气萌生。

健康必备：必需的营养，合理的饮食，规律的生活，稳定的情绪；经常的锻炼，适当的劳动，脑力的训练；愉快的心情，良好的睡眠；性格的修养，适宜的环境，个人的卫生。

二、饮食调养

冬季饮食对正常人来说，应当遵循“秋冬养阴”，“无扰乎阳”的原则，既不宜生冷，也不宜燥热，最宜食用滋阴潜阳、热量较高的膳食。为避免维生素缺乏，应摄取新鲜蔬菜。从五味与五脏关系言之，则如《素问·藏气法时论》所说：“肾主冬……肾欲坚，急食苦以坚之，用苦补之，咸泻之。”这是因为冬季阳气衰微，腠理闭塞，很少出汗。减少食盐摄入量，可以减轻肾脏的负担，增加苦味可以坚肾养心。

具体地说，在冬季为了保阴潜阳，宜食谷类、羊肉、鳖、龟、木耳等食品，宜食热饮食，以保护阳气。由于冬季重于养“藏”，故在此时进补是最好的时机。

三、起居调养

关于冬季起居作息，中医养生学的主张，如《素问·四气调神大论》所说：“冬三月，此为闭藏。水冰地坼，无扰乎阳；早卧晚起，必待日光。……去寒就温，无泄皮肤，使气亟夺，此冬气之应，养藏之道也。”《千金要方·道林养性》也说：“冬时天地气闭，血气伏藏，人不可作劳汗出，发泄阳气，有损于人也。”在寒冷的冬季里，不应当扰动阳气，破坏阴成形大于阳化气的生理比值。因此，要早睡晚起，日出而作，以保证充足的睡眠时间，以利阳气潜藏、阴精积蓄。至于防寒保暖，也必须依据“无扰乎阳”的养藏原则，做到恰如其分。衣着过少过薄，室温过低，则既耗阳气，又易感冒。反之，衣着过多过厚，室温过高，则腠理开泄，阳气不得潜藏，寒邪亦易于入侵。《素问·金匮真言论》说：“夫精者身之本也，故藏于精者，春不病温。”说明冬季节制房事、养藏保精，对于预防春季温病，具有重要意义。

四、运动调养

“冬天动一动，少闹一场病；冬天懒一懒，多喝药一碗。”这句民谚，足以说明冬李锻炼的重要性。

冬日虽寒，仍要持之以恒进行自身锻炼，但要避免在大风、大寒、大雪、雾露中锻炼。还须指出，在冬天早晨，由于冷高压的影响，往往会发生逆温现象，即上层气温高，而地表气温低，大气停止上下对流活动，工厂、家庭炉灶等排出的废气，不能向大气层扩散，使得户外空气相当污浊，能见度大大降低。有逆温现象的早晨，在室外进行锻炼不如室内为佳。

人无所求，心必安宁。有利保健，有利养生。人有奢求，心必冲动。行动鲁莽，难以自控。招灾惹祸，后患无穷。奉劝诸君，心理平衡。遇事三思，莫要冲动。

五、防病保健

冬季是进补强身的最佳时机。进补的方法有两类，一是食补，二是药补。两者相较，“药补不如食补”。不论食补还是药补，均需根据体质、年龄、性别等具体情况分别对待，有针对性，方能取效。

冬季是麻疹、流感等疾病的好发季节，除了注意精神、饮食运动锻炼外，还可用中药预防，如大青叶、板蓝根对流感、麻疹有预防作用；鱼腥草可预防百日咳。这些方法简便有效，可以适当采用。冬寒也常诱发痼疾，如支气管哮喘、慢性支气管炎等。心肌梗死等心脑血管病，以及痹证等，也多因触冒寒凉而诱发加重。因此防寒护阳，是至关重要的。

第八章　部位养生

人体的各个部位，如头部、颜面、五官九窍、躯干、四肢、脏腑等，构成一个有机的整体。本章主要讨论对机体不同部位的组织、器官进行有针对性的防护保健。其基本特点是，从整体观念出发，从局部保健入手。

第一节　头发保健

头发与五脏的关系十分密切，头发的荣枯能直接反映出五脏气血的盛衰。五脏的生理病理变化直接影响头发的变化，而头发的变化又能反映出人的情志、生理和病理变化。七情过极，亦可引起头发的变化，如忧愁思虑过度常引起早白、脱发。头发保健，又称头发健美或美发。中国人美发的标准是：发黑而有光泽，发粗而密集，发长而秀美。故未老发早灰、白，发枯焦稀疏，脱发等均属病态。头发除了是健康的标志外，它本身还有保护头部和大脑的作用。健康秀丽的头发还有特殊的美容作用，使人显得精神饱满、容光焕发。

一、梳理、按摩

《诸病源候论》说："千过梳头，头不白。"《圣济总录·神仙导引》说："梳欲得多，多则去风，多过一千，少不下数百。"《清异录》言："服饵导引之余，有二事乃养生大要，梳头、洗脚是也。"所以，古代养生家主张"发宜多梳"。梳头能疏通气血、散风明目、荣发固发、促进睡眠，对养生保健有重要意义。梳头的正确做法应是：由前向后，再由后向前；由左向右，再由右向左，如此循环往复，梳头数十次或数百次，最后整理头发，把头发梳到平滑光整为止。梳发时间，一般可在清晨、午休、晚睡前，或其他空余时间皆可。梳头时还可结合手指按摩，即双手十指自然分开，用指腹或指端从额前发际向后发际，做环状揉动，然后由两侧向头顶揉动按摩，用力均匀一致，如此反复做36次，至头皮微热为度。梳理和按摩两项，可以分开做，亦可合在一起做。

现代研究指出，勤梳理、常按摩有五大好处：第一，能疏通血脉，改进头部的

五谷为养，五畜为益，五菜为充，五果为助。四类食品，营养价值，用四句话，分明主次。养生保健，合理膳食。饮食有节，适量食之。

血液循环；第二，能使头发得到滋养，头发光润，发根牢固，防止脱发和早生白发；第三，能明目缓解头痛，预防感冒；第四，有助于降低血压，预防脑血管病发生；第五，能振奋阳气，健脑提神，解除疲劳。

二、洗、烫宜忌

《老老恒言·盥洗》说："养生家言发宜多栉，不宜多洗。当风而沐，恐患头风。"现代研究认为，经常洗发可保持头部清洁，清除头皮表面代谢产物、细菌和微生物，有利于保持头发的明亮光泽。但洗发不宜过勤，洗发过勤对于保养头发反而不利，因为皮脂每天顺着头发分泌大量脂酸，除有润发作用外，还有抑菌作用。洗头过勤会把对头发有保护作用的皮脂洗去，缩短头发的正常寿命，严重的还可招致毛发癣菌感染。一般而言，干性头发，宜10～15天洗一次；油性头发，宜5天洗一次；中性头发，宜7天洗一次；年老体虚者，沐发次数可适当减少。洗发水温不宜太凉或太热，37℃～38℃为佳。水温太低，去污效果差；水温过高，损伤头发，使其变得松脆易断。对于洗发剂的选择，干性和中性头发用偏于中性的香皂或洗发护发精，油性头发可用普通肥皂、硫黄皂，或偏于碱性的洗发剂。婴幼儿皮肤娇嫩，老年人皮肤干燥，可用脂性香皂洗发。

烫发是一种美发方法，分为物理烫发和化学烫发，现在用的最多的是化学烫发。烫发能保持美观的发型，故在当今颇为流行，但烫发过程及所用的化学药水，会对头发有一定的损伤，再加上电热处理，头发易变黄、变脆、易断，失去光泽和弹性。因此，烫发不宜过勤，以4～6个月一次为宜。干性头发不可勤烫，孕妇、产妇、小孩皆不宜烫发。

三、饮食健发

日常饮食宜多样化，合理搭配，保持体内酸碱平衡，对于健发、美发，防止头发早衰有重要作用。可适量食用含蛋白质、碘、钙以及维生素B、A、E等较丰富的天然食物，如鲜奶、鱼、蛋类、豆类、绿色蔬菜、瓜果、粗粮等。同时，可根据情况适当选用健发营养食品。例如，仙人粥（《遵生八笺》）：取何首乌、白米适量，用砂锅煮粥，常服。有补肝肾、益气血、乌发驻颜之效。芝麻核桃糖蘸（《药膳食谱集锦》）：赤砂糖500克，黑芝麻、核桃仁各250克，加工制作成糖蘸。日服数小块，可健脑补肾、乌须黑发。经常服用，可防治神经衰弱、健忘、头发早白、脱发等症。具有健发防脱作用的食物主要有：①豆类。特别是大豆，含有的营养物质可以起到增加头发的光泽、弹力和滑润的作用，防止头发分叉或断裂。②海藻类。海藻中的海菜、海带、裙带菜等都含有丰富的钙、钾、碘等物质，可促进脑神经细胞

抽烟危害：心率加快，血压升高。血管收缩，血脂增高。损伤脏腑，刺激大脑。抽之久之，危害不小。咳嗽吐痰，成疾成痨。花钱受罪，自找苦恼。

的新陈代谢，还可预防白发。③绿色蔬菜。菠菜、韭菜、芹菜、圆辣椒、芦笋等有助于黑色素的运动，使头发长保黑色，与头发衰老作斗争，使头发处于良好状态，可降低脱发的发生率。

四、药物美发

以中医基本理论为指导，运用中药进行美发保健，也是常用的一种有效方法。药物美发既有美发保健作用，又有健发治疗作用。美发药品又可分为外用和内服两类。

1. 内服药物

根据辨证施治的原则，配制成不同剂型，经口服而达到美发的目的。它主要通过调整整体机能，促进气血运行，从而起到健发作用。具有健发作用的中药很多，如胡麻、油菜籽、榴花、核桃、椰子浆、猕猴桃、槐实、桑椹、黑大豆等。内服药也有很多剂型，如汤剂、膏剂、酒剂、丹剂、丸剂等，可以有选择地使用。瓜子散（《千金翼方》）：瓜子、白芷、当归、川芎、炙甘草各 60 克，煎药为散，饭后服 1 克左右，每日 3 次，酒浆汤饮，经常服用有活血补血、美发荣肤之效，可防衰抗老，预防头发早白。地黄酒、黄精酒、枸杞酒等，皆有补虚通血脉，使白发变黑之效。七宝美髯丹、首乌延寿丹等，有壮筋骨、固精气、乌须发之功，亦可选择运用。

2. 外用药物

根据不同情况选用相应的中药洗浴头发，直接作用于皮肤组织和头发，以达到健发目的。外用药物有润发、洁发、香发、茂发、乌发、防治脱发等作用。古代医家和养生家在这方面有很多记载，现仅举几例。①猪胆汁说法（《普剂方》）：猪胆一枚，取胆汁倾水中，或将猪胆置于乳香油中浸 7 日以上。用水洗头，待发干后适量抹猪胆汁及乳香油。本法有清热祛风、润发生辉之效。②香发散（《慈禧太后医方选议》）：零陵香 30 克，辛夷 15 克，玫瑰花 15 克，檀香 18 克，川大黄 12 克，甘草 12 克，丹皮 12 克，山奈 9 克，丁香 9 克，细辛 9 克，苏合香油 9 克，白芷 9 克。研药为细末，用苏合香油搅匀，晾干。药面糁发上，蓖去。本方有洁发香发作用，久用发落重生，至老不白。③令发不落方（《慈禧光绪医方选议》）：榧子 3 个，胡桃 2 个，侧柏叶 30 克，共捣烂，浸泡雪水内。用浸液洗发。本方有止发落、令发黑润之效，尤其对血热发落有良效。

五、气功美发

气功美发，主要是通过锻炼精、气、神，调整身体内部功能。同时，通过直接调整任督二脉的功能。润泽发根，使头发茂盛秀美。现举两功法如下（《中医养生

自然精华，清淑之气。不在凌晨，而在日出。天得之以清，地得之以灵。人得之以寿，物得之以宁。

学》)：

1. 导引生发功(《诸病源候论》)

具体做法：坐地，后取两种姿式。一是并伸两脚，用两手按在小腿上，腰前俯，头着地；二是舒伸两脚，相距一尺，用两手握小腿，以头顶着地。两种动作各做12遍。本法主要是导引督脉，因坐地做功，直接刺激督脉起点长强穴，使精气从下而上，直达头顶百会穴。常做此功，利于发根营养，使发长美。

2. 升冠鬓不斑法(《遵生八笺》)

具体做法：子午时握固端坐，凝神绝念，两眼令光上视泥丸，存想，追摄二气，自尾闾间，上升下降，返还气海。每行9遍。

本功法使阳升阴降，任督流通，形成一个小周天，可有效地改善脑供血，排除忧愁焦虑，有养血、宁心、黑发之功。尤其适用于因用脑过度、耗气伤神、精血暗耗而致的发鬓斑白者。

除此而外，健发还要保持精神愉快，避免七情过度刺激。积极参加运动锻炼，防治全身性疾病，戒除吸烟、酗酒、暴食暴饮等不良习惯。合理使用大脑，劳逸结合，养成良好的生活习惯。

第二节　眼睛保健

眼睛是“视万物，别黑白、审短长”(《素问·脉要精微论》)的器官，眼睛的健康与工作、学习及一切日常生活的关系十分重大。眼睛的功能与脏腑经络的关系非常密切，它是人体精气神的综合反映。《灵枢·大惑论》指出：“五脏六腑之精气，皆上注于目。”“目者，五脏六腑之精也，营卫魂魄之所常营也，神气之所生也。”因此，眼睛保健既要重视局部，又须重视整体与局部的关系。历代养生家都把养目、健目作为养生中的一项重要内容，并积累了不少行之有效的方法和措施，兹简述如下：

一、运目保健

运目，即眼珠运转，以锻炼其功能，可采取多种方法进行。

1. 运睛

此法有增强眼珠光泽和灵敏性的作用，能祛除内障外翳，纠正近视和远视。具体做法是：早晨醒后，先闭目，眼球从右向左，从左向右，各旋转10次；然后睁目坐定，用眼睛依次看左右，左上角、右上角、左下角、右下角，反复四五次；晚上睡觉前，先睁目运睛，后闭目运睛，各10次左右。

滋味煎其脏腑，芳甘腐其骨髓；忧怒悖其正气，思虑消其精神；清淡和其脏腑，芬香养其骨髓；笑乐蓄其正气，寡欲安其精神。

2. 远眺

用眼睛眺望远处景物，以调节眼球功能，避免眼球变形而导致视力减退。例如，在清晨、休息或夜间，有选择地眺望远山、树木、草原、蓝天、白云、明月、星空等。但不宜长时间专注一处，否则反而有害，所以《千金要方·七窍病》把“极目远视”、“夜读细书，月下看书”以及“久处烟火，泣泪过多”等，并列为“伤明之本”。

除上述运目方法外，还可进行眨眼、虎视、瞪目、顾盼等，这些锻炼方法可使眼周围的肌肉得到更多的血液和淋巴液的营养，保护眼睛，增强视力。

二、按摩健目

按摩是古人保养眼睛的一项重要措施。现介绍如下四种方法：

1. 熨目

《圣济总录·神仙导引上》说：“摩手熨目”，“即用两手侧立摩掌如火，开目运睛数遍”。其做法是：双手掌面摩擦至热，在睁目时，两手掌分别按在两目上，使其热气煦熨两目珠，稍冷再摩再熨，如此反复3～5遍，每天可做数次，有温通阳气、明目提神的作用。

2. 捏眦

捏眦即闭气后用手捏按两目之四角，直至微感闷气时即可换气结束，连续做3～5遍，每日可做多次。《圣济总录·神仙导引上》指出：“常欲以手按目近鼻之两眦，闭气为之，气通即止，终而复始。常行之，眼能洞见。”说明捏目四眦有提高视力的作用。

3. 点按穴位

用食指指肚或大拇指背第一关节的曲骨，点按丝竹空、鱼腰，或攒竹、四白、太阳穴等，手法由轻到重，以有明显的疲胀感为准，然后再轻揉抚摩几次。《圣济总录·神仙导引上》说：“常以两手按眉后小穴中，二九（即十八次），一年可夜书。”此法有健目明目、治疗目疾的作用。

4. 眼保健操

眼保健操是根据祖国医学推拿、经络理论，结合体育医疗综合而成的按摩法。它通过对眼部周围穴位的按摩，使眼内气血通畅，改善神经营养，以达到消除睫状肌紧张或痉挛的目的。实践表明，眼保健操对于改善学生视力、缓解眼部疲劳效果明显。操作如下：

按揉攒竹穴：用双手大拇指螺纹面分别按在两侧穴位上，其余手指自然放松，指尖抵在前额上。随音乐口令有节奏地按揉穴位，每拍一圈，做四个八拍。

按压睛明穴：用双手食指螺纹面分别按在两侧穴位上，其余手指自然放松、握

勿以益小而不足为；勿以损小而不足戒。

起，呈空心拳状。随音乐口令有节奏地上下按压穴位，每拍一次，做四个八拍。

按揉四白穴：用双手食指螺纹面分别按在两侧穴位上，大拇指抵在下颌凹陷处，其余手指自然放松、握起，呈空心拳状。随音乐口令有节奏地按揉穴位，每拍一圈，做四个八拍。

按揉太阳穴刮上眼眶：用双手大拇指的螺纹面分别按在两侧太阳穴上，其余手指自然放松，弯曲。伴随音乐口令，先用大拇指按揉太阳穴，每拍一圈，揉四圈。然后，大拇指不动，用双手食指的第二个关节内侧，稍加用力从眉头刮至眉梢，两个节拍刮一次，连刮两次。如此交替，做四个八拍。

按揉风池穴：用双手食指和中指的螺纹面分别按在两侧穴位上，其余三指自然放松。随音乐口令有节奏地按揉穴位，每拍一圈，做四个八拍。

揉捏耳垂，脚趾抓地：用双手大拇指和食指的螺纹面捏住耳垂正中的眼穴，其余三指自然并拢弯曲。伴随音乐口令，用大拇指和食指有节奏地揉捏穴位，同时用双脚全部脚趾做抓地运动，每拍一次，做四个八拍。

三、闭目养神

历代养生家都主张“目不久视”、“目不妄视”，因为久视、妄视耗血伤神。故《素问》言：“久视伤血。”《养生四要》指出：“目者，神之舍也，目宜常瞑，瞑则不昏。”目之神应内守，才有益于形神协调。《老子》云：“五色乱目，使目不明。”因此，《类经》强调：“心欲求静，必先制眼，抑之于眼，使归于心，则心静而神亦静矣。”说明养目和养神是密切相关的。在日常生活或工作、学习中，看书、写作、看电视等时间不宜过久，当视力出现疲劳时，可排除杂念，全身自然放松，闭目静坐 3 ~5 分钟；或每天定时做几次闭目静养。此法有消除视力疲劳、调节情志的作用，也是医治目疾有效的辅助方法。

此外，随时注意眼睛的保护，不要在光线昏暗处或强光下看书读报，不可在卧床和乘车时读书。在夏季烈日下或冬季在雪地中长时间行走时，宜戴深色眼镜，以保护眼睛。

四、饮食健目

饮食保健对增强视力也是至关重要的，应多食富含维生素 A 和胡萝卜素、维生素 C、维生素 E 等抗氧化营养素的食物。含维生素 A 最丰富的食品是肝脏和蛋黄。植物性食品当中的胡萝卜素可以在体内转变成维生素 A，因此也是补充的好来源。富含胡萝卜素的食品有芥蓝、绿菜花、菠菜、油麦菜、小白菜等各种深绿色叶菜，还有胡萝卜、南瓜、红心甘薯、芒果、柑橘、番木瓜等橙黄色蔬菜和水果。各种新

精养灵根气养神，此真之外更无真。

鲜蔬菜、柑橘类水果、山楂、鲜枣、猕猴桃、草莓等富含维生素C；各种新鲜坚果、豆类、粗粮等富含维生素E。一般而言，多吃蔬菜、水果、胡萝卜、动物的肝脏，或适当用些鱼肝油，对视力有一定的保护作用，切忌贪食膏粱厚味及辛辣大热之品。同时，还可配合食疗方法，以养肝明目。例如，草决明兔肝汤（《古方饮食疗法》）：兔肝1~2副，草决明10~12克。加工煲汤，食盐调味，饮汤食肝。可补肝养血，清肝明目。又如，菊花粥（《长寿药粥食谱》）：菊花10~15克，粳米30~60克。先用粳米煮粥，粥成调入菊花末，再煮一二沸即可。有养肝明目之效，对高血压患者尤宜。

五、药物健目

中药健目分外用和内服两类，具体方法很多，可根据不同情况，选择使用。现仅举数例：清目养阴洗眼方（《慈禧光绪医方选议》）：甘菊9克，霜桑叶9克，薄荷3克，羚羊角4.5克，生地9克，夏枯草9克。水煎后，先熏后洗，有疏风清肝、养阴明目之作用。除用药熏洗外，还可用药枕健目，如明目枕（《外科寿世方》）：荞麦皮、绿豆皮、黑豆皮、决明子、菊花，有疏风散热、明目退翳之功，经常使用，至老目明。内服中药的种类也很多，汤、散、丸、丹等皆可。如蔓荆子散（《太平圣惠方》）：蔓荆子500克，黄精1 000克，二药九蒸九曝干，研成细末，每日饭后调服6克，久服，补肝明目，延年益寿。中成药，如六味地黄丸、杞菊地黄丸、石斛夜光丸等，亦可选择应用。

第三节　颜面保健

颜面保健，又可称美容保健，古人谓之“驻颜”。面容美是指面色红润，洁白细腻，无明显皱纹和雀斑、皮肤病等。中国传统美容保健有广义和狭义之分，广义者，是指养护颜面、须发、五官、皮肤、机体等，提高其生理功能；狭义者，是专指用传统方法护养容颜。颜面保健实质上是抗衰老，永葆“青春容颜”，使人洋溢健美的活力与魅力。

一、颜面的生理特点

面部是脏腑气血上注之处，血液循环比较丰富。心主血脉，其华在面。《素问·痿论》说：“十二经脉，三百六十五络，其血气皆上于面而走空窍。”中医认为面部不同部位分属五脏，即左颊属肝，右颊属肺，头额属心，下颏属肾，鼻属脾。

性情气暴刚烈，或多思焦虑容易衰老；性情缓慢柔和，或少思寡欲常可延年。

可见，面部与脏腑经络的关系非常密切，尤以心与颜面最为攸关。同样，面部的变化可反映出心脏经络的气血盛衰和病变。颜面部位暴露在人体上部，六淫之邪侵犯人体，颜面首当其冲，其中危害最甚的是风邪。七情过极，超过人体正常生理范围，导致人体气机紊乱，脏腑阴阳气血失调，郁阻于面部经络，影响面容。颜面是反映机体健康状况的一个窗口，故凡养生者，皆重视颜面保健，健康的面容是以精神和生理健康为前提的。保健手段的使用上，注重整体采取综合调养，着眼于脏腑、气血，充分调动人体自身的积极因素，从根本保证面容不衰。

二、颜面皮肤衰老的原因

面部皮肤衰老的因素主要有遗传、气血渐衰、环境因素等，其主要是真皮上部弹性物质广泛沉积，胶原纤维嗜碱性变，弹性纤维分解；表现为皱纹粗而深，皮肤松弛。人体皮肤老化还与机体营养、代谢相关，如维生素 A、C 和微量元素硒作为食物中的抗氧化剂，可保护机体不受正常代谢产物自由基的损伤，起到抗衰老的作用。若缺乏上述成分，则会影响代谢，自然会加速皮肤老化。

面部皱纹的出现是人体衰老的一个综合标志，其原因是多方面的。随着年龄的增长，皮肤逐渐变干燥、弹性减小、皱纹增多，这是机体生理老化过程中出现的现象。但由于保健情况不同，颜面皱纹出现的早晚和程度也是各有差异的。人若患上各种疾病，特别是慢性疾病，长期耗损气血、精力，导致身体虚弱，面部皱纹就出现得较早。饮食失调，肌肉失养，也可加速皮肤的老化速度。外界六淫侵袭，防护不周，皮肤易变得粗硬老化，尤其是阳光暴晒，最易使皮肤老化。另外，不良习惯和不良动作也是促使皮肤早衰的一个原因。研究认为，烟草中的尼古丁有收缩皮肤血管的作用，减少营养和氧气对皮肤的供应，影响皮肤代谢，加速皱纹出现。还有颜面部的不良动作和姿势，如经常蹙眉、托腮、眯眼睛、吹口哨、脸贴枕头睡觉等，可加深面部皱纹线条，加速老化。

三、颜面保健方法

（一）科学洁面养颜

面部是五脏精气外荣之处，经常洗面能疏通气血，有促进五脏精气外荣的作用。但洗面所用水的水质、水温、次数都应符合人体生理特点。洗面宜用软水，软水含矿物质较少，对皮肤有软化作用。对于水温，可根据需要而定，若习惯于冷水洗面，可结合冷水浸面，则可保持颜面青春，或用冷温交替洗面，能加强皮肤血液循环，使皮肤细腻净嫩。洗面次数，一般应早、午、晚各一次。这样既可发挥乳化膜生理

老迟为性慢，无病为心宽。红杏难禁雨，青松耐岁寒。乌龟之长寿，松柏之延年，因生长得慢，凋谢得慢。故而，死亡得也慢。

作用，又可及时去除陈旧的皮脂等污垢物，保持颜面润泽与光洁。因工作环境需要，适当增加次数。洗面所用面皂，要根据不同气候和各人不同的年龄、职业、皮肤特点等，有针对性的选择用皂。

（二）按摩针灸养颜

1. 按摩美容

美容按摩可分两类：一类是直接在面部进行的，即直接按摩美容法；另一类是通过按摩远离面部的经络而达美容效果的，即间接按摩美容。按摩方法很多，现仅举两种传统按摩保健美容法。

彭祖浴面法（《千金翼方》）：清晨起床用左右手摩擦耳朵，然后轻轻牵拉耳朵；再用手指摩擦头皮，梳理头发；最后把双手摩热，以热手擦面，从上向下 14 次。此法可使颜面气血流通，面有光泽，头发不白，且可预防头病。

搓涂美颜法（《颐身集》）：每日晨起静坐，闭目排除杂念。以两手相互搓热，擦面 7 次。后鼓腮如漱水状漱几十次，至津液多时，取之涂面，用手再搓数次，至面部发热。现今摩面后，常擦一些美容粉、美容膏等保健性美容品，以更好地保健皮肤。此按摩法以凝神静坐而养神气，搓面以光润皮肤，悦泽容颜。

2. 针灸美容

通过针灸刺激穴位，调整各脏腑组织功能，促进气血运行，抵御外邪入侵而延缓皮肤衰老。一般认为，对美容有良效的经络有七条：足太阳膀胱经、足少阴肾经、足厥阴肝经、足阳明胃经、手少阳三焦经、手太阳小肠经、手阳明大肠经。可根据具体情况，辨证取穴组方进行调整。例如，除皱防皱保健，可针刺丝竹空、攒竹、太阳、迎香、颊车、翳风等，配中脘、合谷、曲池、足三里、胃俞、关元、漏谷等，其功效为益气和血，增加皮肤弹性，除皱防皱。灸法强身美容的作用亦很显著，常用穴位主要有：神阙、关元、气海、中脘、命门、大椎、身柱、膏肓、肾俞、脾俞、胃俞、足三里、三阴交、曲池和下廉等。灸法美容简单易行，便于掌握使用。

（三）饮食美容

为了预防颜面皮肤早衰，应注意饮食营养平衡，并适当多进食对皮肤有益的保健食品。

1. 适量饮水

人体组织液里含水量达 72%，成年人体内含水量为 58% ~67%。当人体水分减少时，则皮肤干燥，皮脂腺分泌减少，从而使皮肤失去弹性，甚至出现皱纹。

2. 常吃富含维生素的食物

维生素对于防止皮肤衰老，保持皮肤细腻滋润起着重要作用。日本学者发现维生素 E 对于皮肤抗衰有重要作用。因为维生素 E 能够破坏自由基的化学活性，从而抑制衰老。维生素E还有防止脂褐素沉着于皮肤的作用。科学家们发现，脂褐素的生成与过氧化脂类有关。含维生素E多的食物有卷心菜、葵花子油、菜子油等。维生素A、B_2也是皮肤光滑细润不可缺少的物质。当人体缺乏维生素A时，皮肤会变得干燥、粗糙有鳞屑；若缺乏维生素B_2时，会出现口角乳白、口唇皮肤开裂、脱屑及色素沉着。富含维生素A的食物有动物肝脏、鱼肝油、牛奶、奶油、禽蛋及橙红色的蔬菜和水果。富含维生素B_2的食物有肝、肾、心、蛋、奶等。

3. 多食含铁质的食物

皮肤光泽红润，需要供给充足的血液。铁是构成血液中血红素的主要成分之一，故应多食富含铁质的食物，如动物肝脏、蛋黄、海带、紫菜等。

4. 多食富含胶原蛋白和弹性蛋白的食物

胶原蛋白能使细胞变得丰满，从而使肌肤充盈，皱纹减少；弹性蛋白可使人的皮肤弹性增强，从而使皮肤光滑而富有弹性。富含胶原蛋白和弹性蛋白多的食物有猪蹄、动物筋腱和猪皮等。

5. 注意碱性食物的摄入

日常生活中所吃的鱼、肉、禽、蛋、粮谷等均为生理酸性。过量进食酸性食物会使体液和血液中乳酸、尿酸含量增高。当有机酸不能及时排出体外时，就会侵蚀敏感的表皮细胞，使皮肤失去细腻和弹性。为了中和体内酸性成分，故应吃些生理碱性食物，如苹果、梨、柑橘和蔬菜等。

从中医角度讲，要进行饮食美容，须遵循饮食勿偏、饮食勿过、饮食有宜忌等有关饮食保健的原则。中医古籍中记载有很多"驻颜"、"耐老"、"返老"等食品，如芝麻、蜂蜜、香菇、人乳、牛乳、羊乳、海参、南瓜子、莲藕、冬瓜、樱桃、小麦等。现代科学研究证实，这些食品营养极为丰富，含有多种维生素、酶、矿物质以及多种氨基酸等，不仅可使面色嫩白、红润光泽，还能延年益寿。此外，还可进行食疗药膳美容保健。如胡桃粥（《海上方》）：胡桃、粳米适量煮熟成粥，早晚空腹食用，润肤益颜。红枣粥：红枣、大米适量，可健脾补血、悦泽容颜。燕窝粥（《补养篇》）：黏米、燕窝（干品）适量，有润肺补脾，益颜美容之效。胡萝卜、粳米适量，有健胃补脾、润肤美容作用。薏苡仁、百合适量煮粥，可清热润燥，治疗面部扁平疣、痤疮、雀斑等。此外，以下食物也可多食：

1. 橙黄的蜂蜜

蜂蜜被誉为"大自然中最完美的营养食品"，具有延年益寿的功能。常食蜂蜜可使皮肤白嫩光滑，防止皮肤干裂，提高血液中血红蛋白的含量，从而使面容红润有光泽。

2. 红色的枸杞

古人云："枸杞能留得青春美色。"明代大医学家李时珍《本草纲目》中也介绍，用枸杞泡酒，长期饮用可以防老驻颜。近代科学研究发现，枸杞含有大量的胡

解忧排怒松弛秘诀：冷静五分钟。于社会，看主流，想本质；于别人，看优点，想长处；于家庭，看老小，想和睦；于自己，看缺点，想身体。

萝卜素、烟酸、磷、铁以及维生素 A、B_1、B_2、C 等滋补强壮、养颜润肤的营养物质。作为美容食疗简方，枸杞可泡酒，也可与桂圆（即龙眼）肉及冰糖、蜂蜜等一起制成杞圆膏，或与其他食物一起配制成药膳，如枸杞子淮山炖猪脑、杞子红枣煲鸡蛋、杞子炖鸡、杞子炖羊脑等。

3. 浅黄的当归

现代医学证明，当归的水溶液抑制酪氨酸酶活性的功能很强，因而具有抗衰、美容的作用。当归用水煎后取药汁，可与米、面一起酿成当归酒。当归与羊肉、黄芪、党参一起可炖成当归羊肉汤。当归还可与其他食物一起制成药膳。寻常人家，可每天取当归 5 克左右，用开水浸泡，再冲少许蜂蜜代茶，非常方便。

4. 黑色的黑芝麻

其含有大量的不饱和脂肪酸和维生素 E，对延缓皮肤衰老非常有益。黑芝麻可做成乌麻散。其制作方法是：将黑芝麻用温水拌匀，入锅蒸，待大汽冒起时，即离火，再暴晒干。如此蒸晒几遍，研成细末。空腹以温水调服 10 克，饭前服用。

5. 白色的白萝卜

中医认为，萝卜可“利五脏，轻身益气，令人白净肌肉”。现代研究证明，白萝卜所以能具有这种功能，是由于其含有丰富的维生素 C，因而常食可抑制黑色素的形成，减轻皮肤色素的沉积。一些学者认为，肠道不畅，肠道内大肠杆菌会分解蛋白质产生有毒的氨类物质，吸收进入血液后会对人体产生不良影响，加速机体老化。而白萝卜的利肠作用，正可以抑制这种不利因素，从而起到养颜益血的作用。

6. 鲜红的樱桃

红色的樱桃所含的微量元素铁居各种水果之冠，常食可提高血液中的血红蛋白含量，从而达到补血红颜的效果。

7. 绿色的豌豆

《本草纲目》称豌豆具有“去黑黯（面部黑斑、色素沉着斑），令面光泽”的功效。现代研究发现，豌豆含有丰富的维生素 A 原，维生素 A 原可在体内转化为维生素 A，而后者具有润泽皮肤的作用，且不会产生毒副作用。

（四）药物美容

药物保健，就是运用美容方药使皮肤细腻洁白，滋养肌肤，去皱防皱，并祛除面部的皮肤疾患。具有美容作用的方药很多，可分为内服美容方药和外用美容品两类。

1. 内服美容方药

本方法又可分为两类：一类是通过内服中药，起到调整脏腑、气血、经络的功能，达到润肤、增白、除皱减皱、驻颜美容的目的；另一类是通过活血祛瘀、祛风散寒、清热解毒、消肿散结等法，治疗各种影响颜面美容的疾病。例如，隋炀帝后

气血旺，心脏健，身体壮，神魄安。脾为后天之本，肾为先天之本。酒肉频多气血皆乱；厚味甘腻神魄不安。节食少腻自然健脾；限酒多素自能健肾。

宫面白散（《医心方》）；橘皮30克、冬瓜仁50克、桃花40克，捣细为末即可，每次2克，每日3次。有燥湿化痰、活血益颜的功效。珍珠散（《回春健康秘诀》）：天然珍珠粉2克，研成极细粉末，干燥后用。每次用0.5克，每日3次，有清热痰、润面容，治疗面部黑斑之作用。还可适当饮用药酒，如枸杞子酒（《延年方》），可补益肝肾、驻颜美容；桃花美容酒（《图经本草》），可润泽颜面，使人面如桃花。根据历代研究和实践，认为下述药物有润泽皮肤、增加皮肤弹性的作用，如白芷、白附子、玉竹、枸杞、杏仁、桃仁、黑芝麻、防风、桃花、辛夷等。

2. 外用美容品

外用美容品包括美容粉、美容液、美容软膏、美容糊剂、美容面膜等，常用于扑、搽、涂敷于面部或洗面，通过皮肤局部吸收，达到疏通经络、滋润皮肤、除去污秽、增白除皱、防御外邪侵袭的目的。从现代研究角度分析，大多数美容中草药都含有生物碱、氨基酸、甙类、维生素、植物激素等，有滋养皮肤的作用，能增强皮肤的免疫力，保护表皮细胞和皮肤的弹性。现举外用方二例，玉容西施散（《东医宝鉴》）：绿豆粉60克、白芷、白芨、白蔹、白僵蚕、白附子、天花粉各30克，甘松、三奈、茅香各15克，零陵香、防风、藁本各6克，肥皂荚二锭。诸药研为细末，每次洗面用之，可祛风润肤、通络香肌，令面色如玉。三花除皱液（《秘本丹方大全》）：桃花、荷花、芙蓉花适量，冬以雪水煎汤频洗面部，可活血散瘀润肤除皱。

（五）气功美容

气功锻炼调整身体内部功能，增强体质，从而达到防病强身、驻颜长寿的目的。尤其是通过调意，松静自然，排除杂念，心静气平，避免心情过极的不利影响。因此，气功美容是一种自我控制、自我身心锻炼的驻颜长寿方法。佛家童面功（《达摩秘功》）和还童颜功（《道家秘传长寿功》），都对美化面容有突出功效。现举佛家童面功，具体功法如下：自然盘坐，思想集中，排除杂念，双手掌放在两膝盖上。上体端正，双目微闭，舌舔上腭，意守丹田，呼吸要细匀深长。然后用意念将气血引导到丹田处，丹田处有四个部位：两眉之间谓之上丹田，心窝处谓之中丹田，脐下小腹谓之下丹田，命门谓之后丹田。以意领气，口中默念“上丹田，中丹田，下丹田，后丹田”，使气血随着意念沿任督二脉循行到四个丹田部位，循环一圈为一次，如此反复18次。此功法可使气血旺盛、精神振奋，故可达面如童颜的功能。

另举气功祛斑法（禁忌：高血压患者和俯身头晕眩者不宜练本功法）：①用温水洗面后，取立式，面部充分松弛，闭嘴充气，将两腮鼓起，鼻吸鼻呼，1分钟；②上体前屈，使面部与地面平行，待面部气血充盈发胀时，再缓缓恢复直立，1分钟；③取立式，舌头在口腔中旋转，同时两手对搓至手心发热，待口中津液增多，吐少许于掌心，双手搓匀，轻揉皱纹处，此时嘴成“O”型，极轻地发出“噢—

脏腑胃肠，常令宽舒。其气流行，其血畅通。各种器官，功能平衡。身健神安，百病不生。恣纵口服，煎炸烤烹。香甜肥腻，悦人口食。食之过多，不利肠胃。积累必塞，塞则生病。

噢—噢”的声音，同时意想皱纹消失，神态安然，容光焕发，发音之遍数与自己年龄相同；④重复①的动作，然后复原。

另外，要做好预防保健工作，防止“六淫”之邪侵犯颜面而致病，特别注意避免阳光暴晒。在日常生活中要保持乐观的情绪，豁达的胸怀，避免情志过极。还要保持良好的习惯，戒烟少酒，纠正面部不良动作等，所有这些都对预防面部早衰有重要意义。

第四节　耳鼻保健

一、耳的保健

耳为心、肾之窍，通于脑，是人体的听觉器官。耳的功能与五脏皆有关系，而与肾的关系尤为密切。故《河间六书》谓：“肾热者……必身瘦而耳焦也”，“肾水过少，不能润泽，故黑干焦枯也”。同时，耳之功能受心神的主宰和调节，耳的听觉能力能够反映出心、肾、脑等脏腑的功能。因为“耳通天气”，是人体接受外界音响刺激的重要途径，外界环境因素对耳的影响很大。导致听力下降和耳聋的原因很多，噪音污染、环境污染和药物的副作用等都不同程度地损害了听力。先天性耳聋、噪音性耳聋、中毒性耳聋、外伤性耳聋、感染性耳聋、老年性耳聋等都较常见，而且治疗起来也很棘手。因此，耳功能保健应以预防为主。

（一）耳勿极听

所谓极听，有主动和被动之分。前者是指长时间专心致志运用听力去分辨那些微弱、断续不清的音响；后者为震耳欲聋的声响超过了耳膜的负荷能力。《淮南子·精神训》谓：“五声譁耳，使耳不聪。”极听损伤人的精、气、神，从而影响耳的功能。特别是长期处在噪声环境中，对听力会产生缓慢性、进行性损伤，久而久之，可发生听力下降或耳聋。因此，在有噪音环境中工作和学习应做好必要的保护性措施，如控制噪声源、做好个人防护等。孕妇和婴幼儿尤应注意避免噪音的影响。

（二）按摩健耳

按摩保健是健耳的一个重要方法。摩耳功法步骤如下：

（1）按摩耳根：用两手食指按摩两耳根前后各15次。

（2）按抑耳轮：以两手按抑耳轮，一上一下按摩15次。

（3）摇拉两耳：以两手拇食二指摇拉两耳郭各15次，但拉时不要太用力。

若要身体健，走路手不闲：捶胸又敲背，旋腹又摩面；敲打两腿侧，伸指又握拳；挠首屈十指，揉眼把耳弹。

（4）弹击两耳：以两手中指弹击两耳15次。

（5）鸣天鼓：以两手掌捂住两耳孔，五指置于脑后，用两手中间的三指轻轻叩击后脑部24次，然后两手掌连续开合10次。此法使耳道鼓气，以使耳膜震动，称之为“鸣天鼓”。

耳部按摩可增强耳部气血流通，润泽外耳肤色，抗耳膜老化，预防冻耳，防治耳病。

（三）防止药物过敏

据临床报道，因使用药物不当而引起的耳聋占有相当大的比例，特别是耳毒性抗生素，如链霉素、庆大霉素、新霉素、卡那霉素、托布霉素、万古霉素、多黏霉素等。此外，还有柳酸盐类药、氯霉素、奎宁、氯奎，以及治疗肿瘤的化疗药物，如氮芥、长春碱类等，都有一定的耳毒作用。因此，临床使用应严格控制，避免引起听觉损伤而造成耳聋。

此外，须纠正不良习惯。不要用火柴杆之类挖耳止痒，防止刺伤耳道引起感染。注意节制房事，适当服食补肾之品，对防治中老年耳鸣耳聋亦有好处。

二、鼻的保健

《内经》指出：“肺气通于鼻。”从生理结构上说，鼻外与自然界相通，内与很多重要器官相连接。鼻腔上部与颅脑相近，在下鼻道内有鼻泪管与眼睛相通，后鼻孔的鼻咽部与咽喉相接，气管与食管在此分道，中耳与两边耳咽管相连。因此，鼻的很多疾病常影响相邻器官的健康。从鼻的作用来看，鼻是呼吸道的出入口，既是人体进行新陈代谢的重要器官之一，又是防止致病微生物、灰尘、脏物等侵入的第一道防线。

（一）“洗鼻”锻炼

鼻与外界直接相通，增强鼻对外界的适应力，才能提高其防御功能。所谓“浴鼻”锻炼就用冷水浴鼻和冷空气浴鼻。若一年四季坚持不懈锻炼，可有效改善鼻黏膜的血液循环，增强鼻对天气变化的适应能力，能很好地预防感冒和呼吸道其他疾患。

（二）按刮鼻部

鼻的保健按摩分擦鼻、刮鼻、摩鼻尖三个动作。用两手大拇指的指背中间一节，相互擦热后，摩擦鼻梁两侧24次；用手指刮鼻梁，从上向下10次；分别用两手手指摩擦鼻尖各12次。本法可增强局部气血流通，使鼻部皮肤津润光泽，并能润肺、

养花添情趣，益寿又延年：养花辛苦有谁知，风风雨雨要护持，但愿来春春意浓，瑶花喜见缀琼枝。

预防感冒。

（三）气功健鼻

健鼻功出自《内功图说》，分三步进行锻炼。两手拇指擦热，揩擦鼻头36次，然后静心意守，排除杂念。二目注视鼻端，默数呼吸次数3～5分钟；晚上睡觉前，俯卧于床上，暂去枕头，两膝部弯曲使两足心向上，用鼻深吸清气4次，呼气4次，最后恢复正常呼吸。本法可润肺健鼻，预防感冒和鼻病，还有健身强体的作用。

（四）药物健鼻

平常鼻腔内要尽量保持适当湿度，若过于干燥易使鼻膜破裂而出血。若气候干燥，可配合药物保健，如在鼻内点一些复方薄荷油，或适量服用维生素A、D等，以保护鼻黏膜。还可服些中药。以下二方可供参考：

（1）润鼻汤：天冬9克，黑芝麻15克，沙参9克，麦冬9克，黄精9克，玉竹9克，生地9克，川贝母9克。本方有润肺养脾之效，以此加减服用，可收滋润护鼻之功。

（2）健鼻汤：苍耳子27克，蝉衣6克，防风9克，白蒺藜9克，玉竹9克，炙甘草4.5克，苡仁12克，百合9克。本方以御风健鼻为主，润肺健脾，使肺气和，脾气充。对易伤风流涕之人，有良好的保健预防作用。（《中医养生学》）

另外，还须养成正确擤鼻涕的习惯，即用拇指和食指捏住鼻子，用力排出鼻涕。不可压住一侧擤鼻涕，这样会使另一侧鼻腔内鼻涕吸入体内。克服挖鼻孔、拔鼻毛或剪鼻毛等不良习惯。

第五节　口腔保健

口腔与胃、肺等脏器相通，是维持生命的重要器官。口腔和牙齿的任务是食物加工的第一道工序，通过牙齿咀嚼和口腔分泌适量的唾液，帮助食物消化吸收。此外，人类的语言、颜面美观与牙齿也有极密切的关系。

口腔是人体的“开放门户”之一，不但通过口腔摄取营养物质，而且各种各样的细菌、病毒、寄生虫卵也可通过口腔进入人体，“病从口入”是尽人皆知的道理。做好口腔卫生保健，不仅可以预防口腔和牙齿的疾病，而且可以有效地防治多种全身性疾病。口腔病灶不能及时正确治疗，就会影响机体免疫功能，可引起很多疾病，如急性和亚急性心内膜炎、肾炎、风湿热、关节炎、白血病、恶性肿瘤及呼吸道疾病等，所以口腔保健是预防全身疾病的一项重要措施。

锻炼活动十四益：畅其积郁，稳其情绪。化其乖暴，蓄其元气。缓其急躁，排其毒素。运其肠胃，明其耳目。舒其筋骨，壮其四肢。和其血脉，润其皮肤。健其大脑，强其脏腑。何乐不为？诸多好处。

一、固齿保健法

牙齿保健应自幼开始。从小养成良好的口腔卫生习惯，对健康长寿将是十分有益的，我国古代养生家对此十分重视，早就提出了“百物养生，莫先口齿”的主张。据考证，在一千多年前的辽代，就开始使用牙刷刷牙了。现代调查研究发现，绝大多数长寿老人，口腔中都有一定数量的自然牙齿，而镶配的假牙是不能完全取代自然牙齿的作用的。可见，保持良好的卫生习惯，重视固齿保健术，是养生保健的一项重要任务。下面介绍一些具体保健措施。

1. 口宜勤漱

《礼记》谓：“鸡初鸣，咸盥漱。”《诸病源侯论》说：“食毕常漱口数过，不尔，使人病龋齿。”《千金方》亦说：“食毕当漱口数过，令人牙齿不败口香。”漱口能除口中的浊气和食物残渣，清洁口齿。一日三餐之后，或食用甜食后皆需漱口。漱口的方法很多，如水漱、茶漱、津漱、盐水漱、食醋漱、中药泡水漱等，可根据自己的情况，选择使用。

2. 早晚刷牙

刷牙的作用是清洁口腔，按摩齿龈，促进血液循环，增强抗病能力。每日早晚各刷一次，晚上睡前刷牙比早晨刷牙更为重要。另外，要特别注意使用正确的刷牙方法，即顺牙缝方向竖刷，先里后外，力量适度。横刷或用力过大，不易清洁牙间污物，且可能损伤牙周组织，导致牙龈萎缩，故不宜采用。

3. 齿宜常叩

晋代葛洪《抱朴子》指出：“清晨叩齿三百过者，永不动摇。”《诸病源侯论》说：“鸡鸣时，常叩齿，三十六下，长行之，齿不蠹虫，令人齿牢。”自古以来，长寿者大都重视和受益于叩齿保健，清晨叩齿的意义更大。叩齿的具体方论是：排除杂念、思想放松，口唇轻闭，先叩臼齿 50 下，次叩门牙 50 下，再错牙叩大齿部位 50 下。每日早晚各作一次，亦可增加叩齿次数。

4. 搓唇按摩

将口唇闭合，用右手四指并拢，轻轻在口唇外沿顺时针方向和逆时针方向揉搓，直至局部微热发红为止。其作用是促进口腔和牙龈的血液循环，健齿固齿，防治牙齿疾病，且有颜面美容保健作用。

5. 正确咀嚼

咀嚼食物应双侧，或两侧交替使用牙齿，不宜只习惯于单侧牙齿咀嚼。使用单侧牙齿的弊端有三：一是使用的一侧因负担过重而易造成牙本质过敏或牙髓炎；二是不使用的一侧易发生牙龈废用性萎缩而致牙病；三是易引起面容不端正。

6. 饮食保健

口腔、牙齿患病与营养不平衡有一定关系，因此营养要合理。维生素 A、D、

保健四个里程碑：最返璞归真的环境；最适量有氧的运动；最合理营养的膳食；最与世无争的心情。

C、B 族和钙、磷、蛋白质等，是牙齿发育不可缺少的营养成分。应适当食用一些富含维生素 C 的新鲜蔬菜、水果及富含维生素 A、D 的食品，如动物的肝、肾、蛋黄及牛奶等。妊娠期、哺乳期的妇女以及婴幼儿尤应注意适当补充这类食品，保证牙釉质的发育。

7. 药物保健

中国古代的健齿术很重视药物的洁齿、健齿、固齿保健，且有很多方法。现仅举一方，系清代宫廷中固齿秘方，其方药为：生大黄、熟大黄、生石膏、熟石膏、骨碎补、杜仲、青盐、食盐各 30 克，明矾、枯矾、当归各 15 克，研成细末，做牙粉使用，可健齿、固齿，直至古稀之年，牙不易脱落。对胃热牙痛，尤为适用。

8. 纠正恶习

不良习惯也是导致牙病的一个原因。儿童应自幼养成不吮手指、不咬铅笔写字的卫生习惯。饭后不宜用牙签或火柴棒等物剔牙，这种方法极易损伤齿龈组织、继而造成感染、溃烂等。

9. 谨防药物损齿

牙齿有病应及时治疗，但应避免一些不利于牙齿的药物。妊娠期、哺乳期的妇女和婴幼儿不宜服用四环素类药物，如四环素、土霉素、金霉素、强力霉素等。否则，易使乳牙发黄，且造成永久性黄牙，或引起牙釉质发育不全，易发生龋齿。

二、唾液保健法

唾液俗称口水，为津液所化。中医认为，它是一种与生命密切相关的天然补品，所以古人予以“玉泉”、“琼浆”、“金津玉液”、“甘露”、“华池之水”等美称。漱津咽唾，古称“胎食”，是古代非常倡导的一种强身方法。

（一）唾液的保健作用

《素问·宣明五气篇》说：“脾为涎，肾为唾。”唾液由脾肾所主。脾肾乃先天、后天之本，与健康长寿密切相关。因此，唾液在摄生保健中具有特殊价值。李时珍说：“人舌下有四窍，两窍通心气，两窍通肾气。心气流于舌下为灵液。道家语之金浆玉醴，溢为醴泉，聚为华池，散为津液，降为甘露，所以灌溉脏腑，润泽肢体。故修养家咽津纳气，谓之清水灌灵根。”《红炉点雪》中指出：“津既咽下，在心化血，在肝明目，在脾养神，在肺助气，在肾生精，自然百骸调畅，诸病不生。”可见，唾液的作用是多方面的。

1. 帮助消化

食物进入口腔后，首先与唾液混合，形成食糜。唾液中的淀粉酶使食物中的淀粉分解为麦芽糖，进而分解为葡萄糖使食物得到初步消化。

郊外行走，遇一老叟。年逾耄耋，精神矍铄。四肢三残，还在锻炼。手摇轮椅，顶风向前。精神可嘉，意志可赞。凭这意志，能活百年。

2. 保护消化道

唾液清洁口腔、保护牙齿，还有中和胃酸、修补胃黏膜等作用。

3. 解毒作用

唾液与食物充分混和，通过口腔里的化学变化能使致癌物质毒性失灵，被誉为“天然的防癌剂”，故有“细嚼慢咽，益寿延年”之谚。也就是说，一日三餐的细嚼慢咽是养生保健的重要一环。

4. 延缓衰老作用

吞津咽唾能使人健康长寿，《养性延命录》指出：“食玉泉者，令人延年，除百病。”《延寿书》中亦说：“盖口中津液是金浆玉醴，能终日不唾，需含而咽之，令人精气常留，面目有光。”这些功效已被历代养生家和气功家的长期实践所证实。此外，唾液还有防病治病、促使伤口愈合等作用。

吞津咽液能益寿延年的道理已被现代科学所证实。唾液中包含了血浆中的各类成分，含有10多种酶、近10种维生素、多种矿物质、有机酸和激素等，如分泌型免疫球蛋白、氨基酸、唾液腺激素等，其中唾液腺激素能促进细胞的生长和分裂，加速细胞内脱氧核糖核酸、核糖核酸和蛋白质的完成，延缓人体功能衰老。经常保持唾液分泌旺盛，直接参与机体的新陈代谢过程，从而改善毛发、肌肉、筋骨、血液、脏腑的功能，增强免疫功能，预防疾病，达到却病延年的目的。

（二）漱津咽唾法

漱津咽唾的方法很多，常用的有两种。

1. 常食法

坐、卧、站姿势均可，平心静气，以舌舔上，或将舌伸到上颌牙齿外侧，上下搅动，然后伸向里侧，再上下左右搅动，古人称其为“赤龙搅天池”，待到唾液满口时，再分3次把津液咽下，并以意念送到丹田。或者与叩齿配合进行，先叩齿，后漱津咽唾。每次三度九咽，时间以早晚为好。若有时间，亦可多做几次。

2. 配合气功服食法

以静功为宜，具体功法可根据自己的爱好选择。具体做法是：排除杂念，意念丹田，舌抵上腭，双目微闭，松静自然，调息入静，吸气时，舌抵上齿外缘，不断舔动以促唾液分泌；呼气时，舌尖放下，气从丹田上引，口微开，徐徐吐气，待到唾液满口时，分三次缓缓咽下。每日早晚可各练半小时。

上述二法，简而易行，只要长期坚持练功，就可收到气足神旺、容颜不枯、耳聪目明、新陈代谢旺盛、保健延寿的效果。

寡欲清静，心理平衡，稳中自控，静中养生。做到八点：头空、心静、身轻、精充、血通、气盈、形全、神凝。利于健康，不生疾病。

第六节　四肢保健

四肢是人体运动的重要器官，机体生命力的强盛与否，与四肢的功能强弱密切相关。一般而言，四肢发达，手脚灵活，则人体的生命力旺盛；若四肢羸弱，手足行动迟缓，说明生命力低下。故强身保健应重视四肢手足的摄养。

一、上肢和手的保健法

在人的感觉器官中，双手与外界直接接触的机会也最多，手又是手三阴经脉与手三阳经脉交接之处。因此，做好上肢和手的健康保护和卫生保健，对于防病健体是非常有意义的。

（一）上肢以动为养

上肢经常运动，就是最好的保健方法。运动的方法比较多，如摇肩转背、左右开弓、托肘摸背、提手摸头等。平常我们所进行的运动保健，大都要有上肢的运动才能完成。这里介绍一种甩动法：双手轻轻握拳，由前而后，甩动上肢，先向左侧甩动，再向右侧甩动，然后两肢垂于身体两侧甩动，各 24 次。本法有舒展筋骨关节、流通经络气血、强健上肢的作用，可预防肩、肘、腕关节疾病，还可调节气血，防治高血压。

（二）按摩保健

手部按摩和上臂按摩结合在一起做。具体做法是：双手合掌互相摩擦至热，一手五指掌面放在另一手五指背面，从指端至手腕来往摩擦，以局部有热感为度，双手交替。然后用手掌沿上肢内侧，从腕部向腋窝摩擦，再从肩部沿上肢外侧向下摩擦至腕部，一上一下为 1 次，可做 24 次；另一上肢同法。按摩时间可安排在晚上睡前和早晨醒后，本法可以促进肌肤的血液循环，增进新陈代谢及营养的吸收，使肌肉强健，除皱悦泽，柔润健手，防治冻疮。

（三）梅花针护手

取梅花件轻叩手背部皮肤，由指尖沿着手指直线向手腕处叩击，每日 1 次。手法不宜太重，每次叩击以手背皮肤达到温热即可。叩完后最好涂擦润手膏。此法可润滑防皱，活络行血，保持手部健美。

各种维生素，A、B、C、D、E。维持血压平衡，维持生理功能。稳定思想情绪，预防各种疾病。促进血液循环，健脑健心健肾。滋润皮肤黏膜，防止发生癌症。缺 A 动脉硬化，缺 D 骨质疏松，缺 B 神经紊乱，C 防坏血疾病，E 能软化血管、增强血管弹性。

（四）药物润手嫩肤

采用药物方法，保护手部皮肤，使其滋润滑嫩、洁白红润。下举二方：

千金手膏方（《千金翼方》）：桃仁20克，杏仁10克（去皮尖），橘核20克，赤芍20克，辛夷仁、川芎、当归各30克，大枣60克，牛脑、羊脑、狗脑各60克。诸药加工制成膏，洗手后，涂在手上擦匀，忌火炙手。本品有光润皮肤、护手防皱之效。

太平手膏方（《太平圣惠方》）：瓜蒌瓤60克，杏仁30克，蜂蜜适量。制作成膏，每夜睡前涂手。本品可防止手部皲裂，使皮肤白净柔嫩，富有弹性。

（五）手部卫生

保持手部清洁卫生，一是促进局部血液循环，有健手、美手之用；二是预防疾病，是把好“病从口入”的主要环节。俗话说：“饭前便后洗洗手，细菌病毒难入口。”洗手时应使用肥皂或香皂，不但去油泥污垢，还可杀菌。切忌不可用汽油清洗手上的油垢，因汽油对皮肤有侵蚀作用，使手变得粗糙，或引起某些皮肤病。冬季手指取暖，古人主张用暖水器，或用热水泡手，不可以炉火烘手。《老老恒言·杂器》说：“冬寒频以炉火拱手，必致十指燥裂。”我们生活中应加以注意。另外，要勤剪指甲。《养生书》说：“甲为筋之余，甲不数截筋不替。”经常修剪指甲，可消除细菌，又可加强新陈代谢，促使筋气更新，有利于指甲的荣泽、筋膜的强健。

二、下肢和脚的保健法

腿脚乃全身的支柱，担负全身的行动的重担。中医学认为双脚是运行气血、联络脏腑、沟通内外、贯穿上下的十二经络的重要起止部位。足三阴经和足三阳经相交接在脚上。因此，腿脚保健关系到整体，对人的健康长寿至为重要。历代养生家特别强调下肢和脚的调摄，总结出了一系列行之有效的保健措施，如运动、按摩、保暖、泡足、药疗等。

（一）下肢宜勤动

步态稳健，行走如飞，被视为健康的标志，步履蹒跚，行动迟缓，则是衰老的表现，故俗话说：“人老腿先老。”为此人们把炼“脚劲”和“腿劲”作为健康长寿的方法。下肢运动的方法比较多，如跑步跳跃、长途跋涉、爬山、散步等均可采用。这里介绍几种原地锻炼方法：

站立甩腿法：一手扶墙或扶树，一脚站立，一脚甩动先向前甩动右腿，脚尖向上翘起，然后向后甩，脚面绷直，腿亦伸直，如此前后甩动，左右腿各甩动20次。

得神者昌，失神者亡。脑为神之本，精为神之根。神安则寿延，神去则形恹。若要养生，注重养神：清静养神，修性养神，安心养神，寡欲养神。

平坐蹬腿法：平坐，上身保持正直，先提起左脚向前上方缓伸，脚尖向上，当要伸直时，脚跟稍用力向前下方蹬出，再换右脚做，双腿各做20次。

扭膝运动法：两脚平行靠拢，屈膝做向下蹲，双手掌置于膝上，膝部向前后左右做圆周运动，先左转，后右转，各20次。

上述功法可增强下肢功能，使关节运动灵活，防治下肢乏力、关节疼痛、小腿抽筋、半身不遂等。

（二）腿足常按摩

下肢按摩可分干浴腿法和擦脚心法。

干浴腿法：平坐，两手先抱一侧大腿根，自上而下摩擦至足踝，然后再往回摩擦至大腿根，一上一下为1次，做20次，依同法再摩擦另一腿。其作用是：腿力增强，关节灵活，预防肌肉萎缩、下肢静脉曲张等病。

擦脚心法：每夜洗脚后临睡之前，一手握脚趾，另一手摩擦足心100次，以热为度，两脚轮流摩擦。本法具有固真元、暖肾气、交通心肾、强足健步、防治足疾等作用。现代研究认为，五脏六腑在脚上都有相应投影。脚上又有大量神经末稍，经常按摩可使神经和内分泌活动更加协调，大脑和心脏功能增强，记忆力提高，解除疲劳，还可防治局部和全身性疾病。

（三）足膝宜保暖

脚下为阴脉所聚，阴气常盛，膝为筋之府，寒则易于挛急，所以足膝部要特别注意保暖，以护其阳气。现代研究认为，脚远离心脏，血液供应少，表面脂肪薄，保温力差，且与呼吸道，尤其是鼻黏膜有着密切的神经联系。因此，脚对寒冷非常敏感。当气温降到7℃以下时，就开始发凉，进而反射性地引起鼻黏膜血管收缩。实验证明，将双足放在4℃冷水中，3分钟后就会出现流涕和喷嚏。所谓“寒从脚下起”即此意。研究表明，人的双脚表皮温度为28℃～33℃时，感觉最舒服。若降到22℃以下时，则易患感冒等疾病。在寒冷的天气，要保持足膝部良好的血液循环和温度。鞋袜宜保暖、宽大、柔软、舒服，鞋子要防水，透气性能好，并要及时更换。脚部保暖对于预防感冒、鼻炎、哮喘、心绞痛等有一定的益处。（《中医养生学》）

（四）足宜勤泡洗

用温水泡脚，促进血液循环，对心脏、肾脏及睡眠都有益处。《琐碎录·杂说》说：“足是人之底，　夜　次洗。”说明人们早就把“睡前一盆汤”看作养生保健的措施之一。古今中外许多长寿老人和学者，都认为常洗脚非常有利于健康长寿。如民间歌谣说：“春天洗脚，升阳固脱；夏天洗脚，暑湿可祛；秋天洗脚，肺润肠濡；

“吃在脸上，穿在身上。”饮食有节，起居有常。饮食注重营养保健，不要贪图味美色艳；穿衣注重暖身御寒，不要贪图华丽好看。吃饭七成饱，穿戴适当少，耐点饥和寒，益寿又延年。

冬天洗脚，丹田温灼；睡前洗脚，睡眠香甜；远行洗脚，解除疲劳。”如果洗脚和按摩结合起来，效果更好。

（五）药物护足

秋冬季节，足部常因经脉阻滞、肌肤失养、皮肤枯燥，而出现皲裂。用散寒活血、润燥养肤的中药，外涂足部，可收到良好的防治效果。下举二方，以作参考。

初虞世方（《古今图书集成医部全录》）：生姜汁、酒精、白盐、腊月猪膏。研烂炒热，擦于脚部，有散寒温经、润肤治裂之功效。

冬月润手（足）防裂方（《外科大成》）：猪脂油12克，黄腊60克，白芷、升麻、猪牙皂荚各3克，丁香1.5克，麝香0.6克。制备成膏，洗脚后涂。本方可祛邪通络、祛风消肿、防裂防冻。

第七节　胸背腰腹保健

胸、背、腰、腹是人体脏腑所居的部位，其功能盛衰直接关系着内部脏腑功能活动。历代养生家都非常重视这四个部位的保养，保养得当，可促进气血运行，协调和增强全身各部分的联系，提高新陈代谢的能力，达到健身防病的目的。

一、胸部保健法

（一）衣服护胸

《修龄要旨·起居调摄》说：“胸宜常护。”《老老恒言·衣》说：“夏虽极热时，必着葛布短半臂，以护其胸。”说明胸部的保护以保暖避寒为主，目的在于保护胸阳，年老体弱者更应注意。日常生活中，人们穿的背心、上衣，均是以保护胸背的阳气为主。

（二）胸部按摩

取坐位或仰卧位，用左手掌在胸部从左上向右下推摩，右手从右上向左下推摩，双手交叉进行，推摩30次。然后，两只手同时揉乳房正反方向各30圈，再左右与上下各揉按30次。女性还可做抓拿乳房保健：两前臂交叉，右手扶左侧乳房，左手扶右侧乳房，然后用手指抓拿乳房，一抓一放为一次，可连续做30次。胸部按摩可以振奋阳气，促进气血运行，增强心肺功能。

晋代医学家葛洪养生六真经：善于养身者，必先除六害，即禁声色、薄名利、廉钱财、捐滋味、除佞忘、去嘴嫉。

二、背部保健法

背为足太阳膀胱经、督脉所过之所，五脏的俞穴都会聚于背，背的寒暖与脏腑的功能直接相关，故应当注意保护。《养生四要·慎动》说："背者五脏之附也，背欲常暖，暖则肺脏不伤。"《摄生消息论·春季摄生消息论》亦说："不可令背寒，寒即伤肺，令鼻寒咳嗽。"背部保护的基本原则是保暖。从现代医学来看，背部分布着丰富的脊神经，支配着背部皮肤及内脏的生理活动。背部的运动、按摩保健可提高人体的免疫力，调节血压，增强心肌活动的能力，促进消化机能等，有益于防病治病。

（一）背部宜暖

背部保暖方法有三：第一，衣服护背。《老老恒言·衣》说："肺俞穴在背，《内经》曰'肺朝百脉，输精于皮毛'。不可失寒暖之节。今俗有所谓背搭，护其背也。"故平时穿衣注意背部保暖，随时加减，以护其背。第二，晒背取暖。《老老恒言·安寝》说："如值日晴风定，就南窗下背日而坐，列子所谓负日之暄也。脊梁得有微暖，能使遍体和畅。日为太阳之精，其光壮人阳气，极为补益。"避风晒背，能暖背通阳，增进健康。第三，慎避风寒。因为背为五脏俞穴所会，尤其是天热汗出腠开时，若被风吹，则风寒之邪易于内侵，引起疾病。故《老老恒言·防疾》强调说："五脏俞穴，皆会于背，夏热时有命童仆扇风者，风必及之，则风且入脏，贻患非细，有汗时尤甚。"夏日汗出后不可背向电扇，以免风寒之邪伤人。

（二）背宜捶搓捏

历代医家和养生家都强调保护背部的重要性，而且提出了捶背、搓背、捏脊等活动背部的保健方法。

1. 捶背

捶背分为自我捶打和他人捶打。本法可以舒经活血，振奋阳气，强心益肾，增强人体生命活力。

2. 搓背

搓背分为自搓和他人搓。自搓可在洗浴时进行。以湿毛巾搭于背后，双手拉紧毛巾两端，用力搓背，直至背部发热为止。他人搓法：取俯卧位，裸背。请他人以手掌沿脊柱上下按搓，至发热为止。注意用力不宜过猛，以免搓伤皮肤。搓背法有防治感冒、腰背酸痛、胸闷腹胀之功效。

3. 捏脊

取俯卧位，裸背。请他人用双手（拇指与食指合作）将脊柱中间的皮肤捏拿起

就保健作用而言，运动能代替劳动，而劳动不能代替运动。

来，自大椎开始，自上而下，连续捻动，直至骶部。可连续捏拿3次。此法对成人、小儿皆宜，可调和脏腑、疏通气血、健脾和胃，对调整血压也有一定的作用。注意用力不宜过大、过猛，速度不宜太快，动作要协调。

三、腰部保健法

腰为肾府，摇动、按摩腰部，能够健腰强肾、疏通气血。

（一）腰宜常摇动

中国传统锻炼腰部的方法很多。很多传统健身术都非常强调腰部活动。如五禽戏、易筋经、八段锦、太极拳等，皆以活动腰部为主。通过松胯、转腰、俯仰等活动，达到强腰健体的作用。下面仅举几个练腰动作。

（1）转胯运腰：取站立姿势，双手叉腰，拇指在前其余四指在后，中指按在肾俞穴上，吸气时，将胯由左向右摇动，呼气时，由右向左摆动，一呼一吸为一次，可连续做8～32次。

（2）俯仰健腰：取站立姿势，吸气时，两手从体前上举，手心向下，一直举到头上方，手指尖朝上，呼气时，弯腰两手触地或脚。如此连续做8～32次。

（3）旋腰转脊：取站立姿势，两手上举至头两侧与肩同宽，拇指尖与眉同高，手心相对，吸气时，上体由左向右扭转，头也随着向右后方扭动，呼气时，由右向左扭动，一呼一吸为一次，可连续做8～32次。

（二）腰宜常按摩

“腰为肾之府”，经常按摩腰部有壮腰强肾之功。《内功图说·分行外功诀》：“两手擦热，以鼻吸清气，徐徐从鼻放出，用两热手擦精门（即背下腰软处）”，又“两手摩擦两肾俞穴，各一百二十次。能生精固阳，除腰痛，稀小便”。这些具体描述，可仿效进行。

四、腹部保健法

（一）腹部宜保暖

古代养生家很注意腹部的保暖。《老老恒言·安寝》说：“腹为五脏之总，故腹本喜暖，老人下元虚弱，更宜加意暖之。”并主张对年老和体弱者进行“兜肚”或“肚束”保健。

（1）兜肚：将蕲艾捶软铺匀，盖上丝棉（或棉花），装入双层肚兜内。将兜系

书法养生：挥笔泼墨，陶冶情志。凝神静虑，端己正容。秉笔思生，临池志怡。摒弃杂念，意力并用。心平气和，预防疾病。

于腹部即可。

（2）肚束：又称为“腰彩”。即为宽约七、八寸的布带系于腰腹部。曹慈山谓此法“前护腹，旁护腰，后护命门，取益良多”。

此二法均可配以有温暖作用的药末装入其中，以加强温暖腹部的作用。

（二）腹宜常按摩

腹为胃肠所属之处，腹部按摩实际上是胃肠按摩。故此，摩腹是历代养生家一致提倡的保健方法之一，尤适于食后进行。《修龄要旨·起居调摄》指出：“腹宜常摩。”《养性延命录·食诫篇》说：“食毕……使人以粉摩腹数百过，大益人。”摩腹的方法很多，现仅举其中一种，具体做法是：先搓热双手，然后双手相重叠，置于腹部，用掌心绕脐沿顺时针方向由小到大转摩36周，再逆时钟方向由大到小绕脐摩36周。古人称此为“摩脐腹”或“摩生门”。它有增加胃肠蠕动，理气消滞，增强消化功能和防治胃肠疾病等作用。

人生三戒：少年之时，血气未足，戒之在色；及其壮年，血气方刚，戒之在斗；及其老年，血气既衰，戒之在得。

下编

中医康复常用方法

第九章　传统体育康复法

传统体育康复法是患者通过传统体育运动的锻炼，增强身体素质，促进身心康复的方法。在我国，传统体育用于养生康复、防病治病，有着悠久的历史，其内容丰富、形式多样，为中华民族的繁衍昌盛作出了很大贡献。本章将以其中的放松功、内养功、强壮功、五禽戏、易筋经、八段锦、太极拳、保健功等为例，概要叙述传统体育康复法在康复医疗中的作用、原则及应用等。

第一节　传统体育康复法的作用

传统体育康复法十分注意动静结合，形神共养，通过多种形式的身体锻炼，内养精气神，外练筋骨皮，以理阴阳，流通气血，协调脏腑，扶正祛邪。其康复作用主要表现为以下几个方面：

一、调摄情志

对康复期的患者而言，由于伤病和残疾的影响，极易产生精神抑郁、悲观失望或急躁易怒等不良情绪。这些情志因素，反过来又会进一步削弱人体脏腑功能，有碍人体的康复。此时患者参加相应的传统体育运动，主动积极地锻炼，一来可以“移情易性”，减少不良情志因素的刺激；二来可以条达气机，舒肝愉心。当患者发现自己参加体育运动能从中获益时，常可增强康复信心，坚定与病残作斗争的信念。从这一意义上说，它是情志康复的一项有效措施。

二、恢复肢体功能

传统体育运动，古又称“导引”，对恢复肢体功能有着独特的作用。如张隐庵在注《内经》时指出的：“导引，谓摇筋骨，动肢节以行气血也……病在肢节，故用此法。”

偏瘫、痿证、痹证、颈椎病、截瘫、骨折、伤筋等均伴有不同程度的肢体功能

养生三戒：一戒大怒，二戒大欲，三戒大醉。三戒之中，大怒为首，不可轻发。

障碍，此时应积极采取传统体育康复法，加强患肢或全身的运动锻炼，疏通经络，调和气血，强筋壮骨，以促使肢体功能的恢复。例如，骨折以后，骨骼及关节功能受到限制，长期固定易使骨质疏松、肌肉萎缩、关节囊挛缩、软骨变性退化以致关节面粗糙，从而进一步造成形体功能障碍。参加体育锻炼，能推动气血流通，促进局部和全身的血液循环，活血化瘀，加强骨骼及肌肉的营养，所谓“气血流通便是补”；同时可增加滑液的分泌，改善软骨功能，并牵伸挛缩和粘连的组织而维持其正常形态。所有这些都有助于消除功能障碍，恢复肢体正常功能。

三、促进代偿功能

病伤和残疾使机体功能活动发生障碍，机体对这种损害的反应绝不是被动的，而是依靠代偿机制，尽量使整个机体恢复协调，维持正常的整体功能。有指导的传统体育锻炼可以最大限度地发挥机体的代偿能力。

在康复医疗中，脏器和肢体受到部分破坏的患者，可以通过残存部分的运动锻炼来得到一定的代偿功能。如《石室秘录》说：“始成偏废，久则不仁之症成也。成则双足麻木，乘其尚可动之机，因而活动之。从来足必动而治，血始活。”此即利用残存的机能促使双足逐步恢复知觉和活动功能。又如肺切除手术后，进行专门的体育锻炼，可使余肺膨胀完全，充填残腔，从而使呼吸功能得到代偿。慢性阻塞性肺疾所致的呼吸功能障碍，可通过锻炼膈肌和腹肌活动以代偿。而一侧肢体功能丧失后，他侧肢体通过有计划的锻炼，也可以部分代偿该侧的功能。

此外，传统体育运动可以通过促进精气流通、调畅气血生化，以增强患者体质、扶助正气，提高患者抗御病邪及修复病体的能力，从而加速身心功能的康复。

总之，传统体育康复法的作用是多方面的。这正如《红炉点雪·却病秘诀》所指出的，运动能使“血气循规而不乱，精神内固而不摇，衰者起，萎者愈，疲癃转康健之躯，枯槁回温润之色”。

第二节　传统体育康复法的原则

传统体育康复法多方面的作用会因运动方法、锻炼强度等因素的不同而各有所侧重。临床可根据个人的兴趣爱好来选择锻炼项目。同时更应强调计划性，即应按照锻炼计划实施。这种锻炼计划又称为“运动处方”，它是康复医师根据患者的个人情况，结合所具备的康复条件而制订的。在制订和实施锻炼计划时，必须考虑和遵循以下原则：

佳肴美酒，山珍海味。食之久之，油腻堆累。脂肪增多，体形变肥。血流变弱，血管变细。动脉硬化，诱发病疾，心梗脑塞，命不久矣。

一、主动性原则

体育锻炼属于自我身心锻炼，需要充分发挥个人的主观能动性才能收到良好的效果。能否获得康复的成功与个人的意志和毅力有很大关系，所以传统体育康复法的效果往往因人而异。作为患者，一方面需要认清传统体育康复法的意义和作用原理，坚定战胜疾病的信心，以百折不挠的毅力坚持锻炼，与伤、病、残作斗争；另一方面则需要加强思想修养，努力学习康复之道，善于控制自己的心理和行为，按照客观规律主动调整自己的运动锻炼，以达到祛病康复的目的。

二、渐进性原则

先简后繁，先易后难，采用分段式进行康复锻炼。在康复医疗中，应在医生的指导下，有步骤分阶段地执行学习和锻炼计划，随时检验锻炼的程度和效果，根据实际情况不断调整计划。切不可急于求成，以致停练纠偏，欲速则不达。有人将此总结为“三戒”，即戒骄、戒躁、戒馁。

三、经常性原则

锻炼身体并非一朝一夕的事，要经常而不间断。“流水不腐，户枢不蠹”，这句话一方面说明了“动则不衰”的道理；另一方面也强调了经常运动的重要性。经常性原则要求体育锻炼必须“行之有素，持之以恒”，无论闲忙，要从不间断，才能逐渐形成体育活动的习惯，并收到良好的康复效果。否则，“三天打鱼，两天晒网”，必然前功尽弃。因此，患者应将锻炼作为日常生活的一部分。

四、整体性原则

机体对内外环境的适应是以一个统一的整体来实现的。机体内各脏腑系统活动是互相联系、互相制约、互相影响、互相促进的。因此，体育锻炼既要研究辨证施功问题，以便有针对性地选择各种功法；同时又必须从整体着眼，注意全面锻炼。只有在全面改善身体功能状态的基础上，才能收到良好的康复效果。

五、适度性原则

合理安排和调节运动量，使其适度，这也是体育康复锻炼中的一条重要原则。

老年养生，切忌寂寞。挚友交谈，听听音乐。摆脱烦恼，自我超脱。不遂心事，眼放宽些。心情开朗，自寻欢乐，鸟鱼草花，琴棋书画。遇事乐观，心身坦然，安详欢度，幸福晚年。

运动量太小则达不到锻炼目的，起不到康复的作用；太大则易超过机体耐受的限度，反而会使身体因运动过度而受损。所谓运动量是指人体在运动中所完成的生理负荷量，一般由锻炼项目的特性、数量、强度、密度、时间等五个因素组成。锻炼项目的特性，在安排运动量时易被忽视。实际上不同项目对人体的作用是不同的，这在制订锻炼计划时更为重要。数量是指一天、一周或整个康复阶段内所完成锻炼的次数、距离的总量。强度是指单位时间内所完成的功（如15秒跑完100米的强度显然大于20秒跑完100米）。密度是指一次锻炼中实际用于锻炼的时间占全部时间的比例。时间是指一次锻炼或整个康复期间的锻炼总时间。掌握运动量的依据通常是：①以心率测定运动量，其公式是180－年龄＝适宜运动的心率。②以运动后劳累程度测定运动量。若运动后有疲劳感，休息5～10分钟后，精神体力恢复正常者，此为运动适量；若运动后，疲劳太甚，休息后仍感不适和疲劳，且有头痛、头昏、胸闷、心悸、呕逆、食少、烦躁等反应，此属运动过量。所以，锻炼中应定时测算运动量，进而调整其相关因素，以保持运动量的适度，提高康复效果，并防止并发症的发生。

六、针对性原则

传统体育康复法必须考虑到每一个人的身体素质、锻炼水平、年龄、所患疾病、功能障碍等，要因人而异，区别对待，不可强求一致。为了提高体育锻炼的效果，确保安全，医务人员还必须进行合理的组织和指导。

在实施传统体育康复法时，可根据年龄、性别及身体状况，对患者进行合理分组或个别指导，让其按照上述锻炼原则系统地参加传统体育运动。应随时监督锻炼计划的执行，集体锻炼时，至少要有一名医护人员在场。应注意体质较差者和刚参加锻炼者有无异常反应，重点注意不适宜大运动量的患者，并及时测定运动量，以便尽快作出相应的调整。为防止运动外伤和疾病，锻炼前应检查场地、器械，采取措施预防中暑、感冒或冻伤等。同时要经常进行安全教育，严格锻炼纪律，并嘱咐患者认真做好运动前的准备活动和运动后的放松（整理）活动。发热疾患、内脏疾病急性发作期患者，各种传染病患者，外伤未愈及严重失眠、精力不足者，可暂不参加锻炼。

车到山前必有路，船到桥头自然直。劝君不要多忧虑，天下没有不了事。君子坦荡荡，庸人自戚戚。坦坦荡荡乐长命，悲悲戚戚恼成病。

第三节　传统体育康复法的应用

一、放松功

放松功（也有人称“松静功”）属于静功，具有易学易练、不易出偏的特点。它把练气与练意相结合，采用放松的基本方法，以用意识引导全身放松为主，从而心平气和、经络通畅、气血调和、阴平阳秘，以达到康复心身的作用。放松功的功法较多，通常有三线放松功、分段放松功、局部放松功、整体放松功及倒行放松功等。

放松功的应用范围很广，可以作为练习其他各种气功的基础功夫。对体弱多病者而言，此为较理想的康复手段。临床用于高血压、低血压、心肌梗死、慢性阻塞性疾患、慢性肝炎、胃下垂等疾病的康复治疗，都有较好的康复效果。

二、内养功

内养功是一种较流行的静功。它的特点是通过特定的姿势、呼吸和意念的调练，以实现形体松适、呼吸调和、意念恬静等要求，从而起到静心宁神、培养正气、平衡阴阳、调和气血、疏通经络、协调脏腑等作用。一般而言，内养功的姿势有侧卧式、仰卧式、坐式和壮式四种；呼吸法有吸—停—呼、吸—呼—停和吸—停—吸—呼三种；意守法则包括意守丹田、膻中及脚趾。

内养功对胃下垂、便秘、泄泻等消化系统疾病患者有较好的康复效果，也可用于高血压病、低血压症、心肌梗死、慢性阻塞性肺疾患、糖尿病、慢性肝炎等患者的康复医疗。

三、强壮功

强壮功是吸收了民间功法以及佛、道、儒各家功法的精华，综合整理而成的。其特点、原理基本与内养功相同，也属于静功。它具有养气壮力、健身防病、延年益寿的作用。强壮功的姿势通常分坐式、站式、自由式三种。呼吸可包括静呼吸法、深呼吸法和逆呼吸法。意守以丹田为主，亦可意守膻中、涌泉、印堂等穴。

本功一般适用于病情较轻及体力尚好的慢性病患者的康复医疗。临床可用于心肌梗死、高血压病、低血压症、偏瘫、面瘫、截瘫、脑震荡、胃下垂、糖尿病、耳

怒则气上，惊则气乱，悲则气消，喜则气缓，恐则气下，忧思气结。心理变化，生理变化，功能失调，病理变化，七情内伤，诱发病恙。

聋及青盲等患者的恢复期。

四、五禽戏

五禽戏是一种模仿禽兽动作，用以防病治病、延年益寿的功法。五禽戏流传至今，已有几千年的历史，在不断地发展中形成了多种流派。目前，大致有三类：第一类外功型，以模仿“五禽”动作为主，着重练外形；第二类内功型，以练“内气”为主，在内气运行的基础上引动外功；第三类内外功结合型，它重视调息，将五禽动作配合呼吸进行锻炼，动静结合，内外兼练。

五禽戏既有形体动作，又要求排除杂念、意守丹田及呼吸配合，能调理阴阳、疏通气血、扶正祛邪，故有较好的康复医疗作用。临床常用于偏瘫、截瘫、痹证、痿证、骨质疏松症、震颤麻痹综合征等患者的康复期。

五、洗髓易筋经

洗髓易筋经是我国古代流传下来的一种动功。“洗髓”为内养，内练气功之意；“易筋”为外壮，外练筋骨，是把瘦弱之筋骨变换成强壮之筋骨的意思。它共有12个姿势：韦驮献杵第一势、韦驮献杵第二势、韦驮献杵第三势、摘星换斗势、出爪亮翅势、倒拖九牛尾势、九鬼拔马刀势、三盘落地势、饿虎扑食势、打躬势、躬尾势、大鹏展翅势。

洗髓易筋经具有强筋壮骨、协调脏腑功能等作用。康复阶段的患者练此功，对于防止肌肉萎缩、促进气血流通、加强机体营养和吸收，从而达到机体康复有着很好的效果。临床常用于偏瘫、痿证、截瘫、废用综合征等患者的康复期。

六、八段锦

八段锦也是我国古代流传下来的一种动功功法。“八段”谓其节数，“锦”谓其珍贵。八段锦这一名称最早见于宋人洪迈所编的《夷坚志》中。它在长期流传发展中又形成了许多流派，北派托岳飞所传，以刚为特色，动作繁而难，又名武八段；南派为梁世昌所传，以柔为特点，动作较简易，采用站式，又称立八段、文八段。这八段的歌诀经过不断修改，至清光绪初期逐渐定型，成为今天广为流传的七言口诀：“两手托天理三焦，左右开弓似射雕，调理脾胃须单举，五劳七伤往后瞧，摇头摆尾去心火，两手攀足固肾腰，攒拳怒目增气力，背后七颠百病消。”

八段锦具有柔筋健骨、养气壮力、行气活血、协调脏腑的功能。如能配合站桩功，体现动静结合，则康复医疗的效果更好。在实际应用中，可根据患者的具体情况选择相应的术式进行锻炼。例如，胸闷不舒、急躁易怒，宜用第一、二段功法；郁闷不乐、纳呆腹胀，可用第三段；心肾不交、眩晕、肩背酸痛等，可用第四、七段；肝阳上亢、气血上攻，可用第八段；心、脑血管病患者，以练前四段为宜；患呼吸系统病证者，多练第一、二、三、七段；患消化系统病证者，多练第三、五段；颈、腰椎病患者，多练第四、五、六段。若身体条件允许者，亦可全套均练习。

七、太极拳

太极拳运动是一种顺应自然的康复医疗方法。它要求呼吸、意识、动作三者紧密结合，达到内外合一、浑然无间的境地。一般认为，太极拳是河南温县陈王廷于明末清初创编的，其后经改编又派生出杨氏、孙氏、吴氏、武氏等各式太极拳。1956 年，国家体委根据杨氏太极拳整理编制了简化太极拳（二十四式），其动作由简到繁，从易到难，循序渐进，便于普及和掌握。以后又相继整理编制了左右兼顾的四十八式太极拳和运动量较大、动作也较复杂的八十八式太极拳等，以供习者提高使用。

坚持练习太极拳，能协调脏腑、调畅气机、调理阴阳、强壮身体，故有较好的康复医疗作用。临床常用于高血压病、低血压症、心肌梗死、慢性阻塞性肺疾患、胃下垂、慢性肝炎等患者的康复期。

八、保健功

保健功是以练功者对头、颈、躯干、四肢的适度自我按摩和全身各部的伸屈旋转动作为主，辅以呼吸和意念活动的保健功法。其具体做法有：静坐、耳功、叩齿、舌功、漱津、擦鼻、目功、擦面、项功、揉肩、夹脊功、搓腰、搓尾骨、擦小腹、揉膝、擦涌泉、织布式与和带脉等。

临床上，保健功适用于多种疾病患者的康复医疗：①耳功，适用于聋、聋哑等病证，也常用于高血压病、健忘、痴呆的康复医疗；②叩齿，适用于牙痛、牙齿松动等病证的康复医疗；③舌功和漱津，可用于多种疾病引起的食欲减退、口干症；④擦鼻，对老年人的嗅觉减退有一定的康复作用；⑤目功，久练可以明目，临床可用于多种眼病恢复期的康复医疗；⑥擦面，可用于口眼歪斜、面肌抽搐、三叉神经痛的康复医疗；⑦项功和揉肩，可促进局部血液循环，适用于颈椎病和肩关节周围炎等患者的康复医疗；⑧搓腰、揉膝和搓尾骨，适用于腰腿痛、脱肛等患者的康复医疗；⑨擦涌泉，可用于高血压病、心肌梗死、慢性肾炎、腰膝酸软等患者的康复医疗。

运动能代替药物，药物不能代替运动。运动血脉畅通，增强器官功能，生理功能平衡，防治一切疾病。

第十章　针灸推拿康复法

针灸推拿康复法是利用针灸、推拿的方法促使患者身心康复的方法。它具有适应范围广、疗效明显、操作方便、经济安全等优点，是中医康复医疗的重要手段。

第一节　针灸推拿康复法的作用

针灸推拿康复法的作用是以经络的调整为基础，通过对一定俞穴经络进行适当的刺激，以激发经络气血的运行，进而宣通经脉、调和阴阳、协调脏腑、补虚泻实，从而达到扶正祛邪、身心康复的目的。如针刺是通过补泻手法，利用不同的针具刺激人体的经络俞穴，激发经络之气，以疏通经络，调和阴阳；灸法则利用艾绒或其他药物灸疗于一定的穴位，借助于火热和药力作用于人体，以温通经脉、行气活血、培补元气、祛除寒邪；推拿则是利用手掌、手指或辅助器具等，根据经络循行及俞穴分布，在体表的一定部位施行推、拿、揉、按、点、拍、擦等手法进行刺激，借以由表及里地起到疏通气血、理筋整复、调理脏腑功能的作用，从而促使患者早日康复。

第二节　针灸推拿康复法的原则

一、辨证施术

辨证施术即根据康复辨证的结果，分别施以相应的针、灸、推拿的方法。如高血压病中的肝阳上亢证，针刺可取肝俞、肾俞，用补法实肝肾之阴；取胆经风池、侠溪，肝经行间，用泻法清降肝胆上亢之阳。而气血不足证，可取脾俞、足三里，针用补法以运化水谷，生精化血；并针百会、气海以补气运血。便秘的气机郁滞证，推拿时可按、揉胸胁部位的中府、云门、膻中、章门、期门，腹部的中脘、大横，背部的肺俞、肝俞、膈俞，并横擦胸上部、胁部等，以调理气机。而气血亏损证，

药疗食疗、神疗体疗（活动锻炼）是治疗糖尿病的“四驾马车”。降低血糖，促进代谢，行之有效，良方妙药。

可按揉脾俞、胃俞、大肠俞、关元、天枢、足三里、支沟等，并横擦背部及骶部八髎穴，以补益气血。

二、结合辨病施术

结合辨病施术即根据辨病情况，施以不同的针、灸、推拿方法。如针法中，慢性阻塞性肺疾患可选耳穴肺、脾、肾、心、气管、咽喉、神门等，用穴位注射法或压丸法；糖尿病则选胰、内分泌、肾、三焦、耳迷根及皮质下等耳穴，用毫针法或压丸法。灸法中，虚寒性泄泻、呕吐可用隔姜灸；命门火衰所致遗精、阳痿可用隔附子饼灸。在推拿中，颈椎病多用端提法、侧提法、双提法、捏揉法和推揉法；落枕则用端提颈、纳正颈及松颈筋法。

在辨证施术和辨病施术的过程中，还应注意贯彻调补虚损、扶正祛邪及三因制宜等原则。

第三节 针灸推拿康复法的应用

一、针灸

（一）毫针法

毫针法具有调节脏腑功能、疏通经络、和畅气血等作用，其适用范围较广泛，可用于多种病证的康复期。慢性阻塞性肺疾患、热病瘥后咳嗽、高血压病、低血压症、心肌梗死、慢性肝炎、胃下垂、偏瘫、面瘫、痿证、痹证、颈椎病、截瘫、脑震荡、骨折、伤筋、腰痛、骨质疏松症、震颤麻痹综合征、痴呆、废用综合征、五迟五软、聋哑、青盲、糖尿病、肥胖症、尿失禁、慢性肾炎等患者的康复期均可采用毫针法。

（二）灸法

灸法具有温经散寒、活血通络、益气壮阳的作用，其适用范围与毫针法基本相同。灸法多用于由诸种原因引起的虚寒证，对某些热证、实证亦有较好的疗效。

（三）拔罐法

拔罐法有温通经络、逐寒祛温、活血行气及消肿止痛的作用。多用于偏瘫、面

健康老人的特征：头脑清，耳朵灵。眼有神，血压均。呼吸匀，皮肤润。脉形小，体匀称。前门松（小便畅通），后门紧（大便一天一次）。生息和，发光泽；手脚灵，牙齿硬；底气足，身轻松。

瘫、痹证、骨折、伤筋、腰痛、高血压病、低血压症、慢性阻塞性肺疾患、骨质疏松症等。

（四）其他针法

1. 三棱针

三棱针刺络放血能起到通经活络、开窍泄热、消肿止痛的作用，常用于多种热证、实证、瘀血证及痛证等。如点刺法可用于偏瘫、痿证、失语、截瘫等患者的康复医疗；散刺法可用于骨折、伤筋、腰痛、痹证等患者的康复医疗。

2. 皮肤针

皮肤针可以疏通经络、调和气血。在临床上多用于偏瘫、面瘫、痿证、痹证、截瘫、骨折、伤筋、腰痛、高血压病、慢性阻塞性肺疾患等患者的康复医疗。

3. 皮内针

皮内针多用于痛证或某些慢性疾患患者的康复医疗，如痹证、颈椎病、脑震荡、骨折、伤筋、腰痛、面瘫、高血压病、慢性阻塞性肺疾患等。

4. 电针

一般适用于针刺的病证大多可采用电针法，对某些疼痛和瘫痪病证，电针往往有较好的效果。

5. 穴位注射

穴位注射又称水针，是通过针刺加药物对有关穴位的双重作用以促使患者康复的方法。凡适应针灸的患者，且取穴部位可以进行药物注射的都可用本法进行康复医疗。

6. 耳针

耳针的适用范围也很广泛，常用于偏瘫、耳聋、失语、聋哑、青盲、截瘫、高血压病、心肌梗死、慢性阻塞性肺疾患、糖尿病、肥胖病、尿失禁、胃下垂等患者的康复医疗。

7. 头针

头针对神经运动系统疾患的患者有较好的康复效果，如偏瘫、面瘫、五迟五软、失语、聋哑、截瘫、脑震荡、震颤麻痹综合征、痴呆等。此外，头针还可用于高血压病、慢性阻塞性肺疾患、尿失禁等患者的康复医疗。

8. 火针

火针古称“焠针”，即用火烧红针尖迅速刺入穴位。它具有温经通络、软坚散结的作用。临床多用于虚寒性的痹证、伤筋、腰痛等患者的康复医疗。

9. 微波针

微波针是用一种特殊结构的包括毫针在内的同轴型小天线，对人体经络俞穴定量、定向辐射微波束能量，具有微波的热效应、非热效应和电磁场效应。当微波功率达到一定量时，针尖上有超高频放电作用，把热效应带到深部组织。

其方法为：在毫针发挥得气并行补泻功能后，把微波仪的天线连接到毫针针柄上，并用支架固定好天线的位置，开启电源，调整输出功率，以患者自觉无刺痛为宜。每次 5 ~ 20 分钟，以穴位周围微现红晕为度。

微波针对偏瘫、面瘫、痿证、痹证、截瘫、脑震荡、腰痛、高血压病、震颤麻痹综合征等患者有较好的康复效果。

10. 激光针

激光针是利用小功率激光束（一般为 1 ~ 30 毫安）照射俞穴，以促使患者康复的一种方法。它具有无痛、无菌、无损害等特点，临床上特别适用于老弱患者以及对针刺有恐惧心理的儿童。

我国常用于针灸临床的是氦—氖激光医疗机。其操作简单，具有通经活络、止痛等作用，临床可用于偏瘫、面瘫、痿证、痹证、颈椎病、五迟五软、耳聋、截瘫、腰痛、高血压病、低血压症、慢性阻塞性肺疾患、尿失禁、骨质疏松症、慢性肾炎、胃下垂等患者的康复医疗。

除上述方法外，鼻针、面针、手针、足针、指针、超声针、子午流注针法等在康复医疗中也有着一定的应用。

二、推拿

（一）成人推拿

成人推拿常用的手法有推法、一指禅推法、拿法、点按法、摩法、擦法、揉法、捻法、搓法、抹法、拍法、抖法、振法、踩跷法、弹筋法、摇法、拔伸法等。临床可用于慢性阻塞性肺疾患、肺结核、尘肺、慢性肝炎、胃下垂、泄泻、便秘、高血压、低血压、心肌梗死、偏瘫、面瘫、痿证、痹证、截瘫、伤筋、腰痛、废用综合征、五迟五软、耳聋、青盲、糖尿病、肥胖症以及热病瘥后咳嗽、食少等患者的康复医疗。

（二）小儿推拿

小儿推拿的常用手法有推法、揉法、按法、摩法、掐法、捏法、运法等。小儿脏腑，形气未充，肌肤柔弱，因此操作手法与成人不同，宜均匀、柔和、持久深透，适达病所而止。在施术时，应适当配合使用一些润滑剂，如蛋清、麻油、滑石粉、葱汁等，既防止皮肤破损，又可增强疗效。临床可用于小儿慢性支气管炎、哮喘、慢性腹泻、疳积、小儿麻痹后遗、遗尿、积水、脑发育不全等患儿的康复医疗。

小儿捏脊法是小儿推拿疗法的重要组成部分。它通过捏拿患儿脊背，可以振奋

高兴与悲伤，快乐与凄怆，欣慰与苦闷，安详与彷徨，振奋与萎靡，宽松与紧张，愉快与痛苦，喜悦与憎恶，欢欣与惆怅。前者促进健康，后者诱发病恙。

患儿全身的阳气，推动气血的运行，起到疏通经络、调畅气血、协调脏腑功能的作用，从而达到促使患儿康复的目的。适用于五迟五软、疳积及热病瘥后食少、泄泻、虚羸少气、便秘等患儿的康复医疗。

其具体方法为：让患儿呈俯卧位，脊背放平。医生双手的中指、无名指和小指握成空拳状，食指半屈，拇指伸直并对准食指的前半段，虎口向前，各指宜自然。从患儿尾椎下长强穴开始，食指向前轻推患儿皮肤后与拇指合作，将长强穴皮肤捏起来。双手食指第二节及桡骨侧面紧贴所提皮肤并均匀地向前推动，拇指向食指方向搓动，双手将提起的皮肤边推、边搓，沿着脊椎由下而上随推、随捻、随搓，直到脊背上端的大椎穴为一遍。自第二遍开始，在不同穴位加"重提"的手法，以加强疗效。即医生在患儿督脉两旁的脏腑俞穴处，用双手的拇指与食指合作，分别将脏腑俞穴部位的皮肤，用较大的劲在捏拿的基础上，向后上方尽力重提，若用劲得当，可以听到"啪嗒"的清脆声响。根据病情及体质情况，可反复捏拿3~5遍。

常规捏拿结束后，医生可用双手的拇指螺纹面，在腰部左右肾俞、脾俞、胃俞等穴处按摩。用力由轻到重，旋转揉按数次。揉中有按，按中有揉，最后结束全部过程。

以上过程每日1次，6日为一疗程。如病情改善不明显时，间隔半个月到1个月，可进行第2个疗程。

捏脊过程中，忌食生冷油腻及不易消化的食物。伴有发热、抽风、出血性疾病、严重心脏病、严重皮肤病及背部有皮肤破损、疖肿者，不宜施用本法。

（三）自我推拿

自我推拿亦称"自我按摩"，其方法很多，这里主要介绍头部按摩法、躯干按摩法、四肢按摩法及全身拍打法。

1. 头部按摩法

头部按摩法适用于视力低下、青盲、慢性鼻炎、耳聋、失语、口吃、脑震荡、高血压病、低血压症、老年性痴呆等患者的康复期。

（1）眼按摩法：①揉攒竹：以左、右两手螺纹面分别揉攒竹穴，用力不宜过猛，以酸胀为宜。②按睛明：以左手或右手拇、食二指按挤睛明穴，先向下按，然后向上挤，一按一挤，约24次，以酸胀为宜。③揉四白：以左、右手食指分别按揉两目下四白穴，持续按揉，以酸胀为宜。④刮眼眶：以左、右手食指屈成弓状，以第二指节的内侧面刮眼眶，反复进行，以酸胀为宜。⑤刮眼睑：以两手拇指点按太阳穴，以食指刮上下眼睑8~32次。

（2）鼻按摩法：①捋鼻唇沟：以两拇指指关节沿两鼻唇沟上下按摩8~32次。②点迎香：用食指点揉迎香穴8~32圈。③摩鼻梁：以拇指、食指押着鼻梁两侧或于鼻梁上，以酸胀为宜。④按素髎：以食指或拇指按揉素髎穴，用力适当，揉至呼吸通畅为度。

人生最大的财富是健康，人生最大的幸福是健康。金钱和权力不一定给你带来幸福；舒适和安逸不可能给你带来健康。

（3）耳按摩法：①鸣天鼓：以两掌心按耳，用食指重叠于中指上，置于头枕骨穴，食指快速向下滑，弹敲风池穴8～32次。②旋指捣耳：以食指尖插至两外耳道口，同时相向内旋，再突然放松。③拔耳：将双手食指插入耳中，然后拔出，连续5次。④按摩耳轮：用手在耳轮上施行按法和摩法，然后从耳垂开始自下而上进行揉摩、抚摩至耳热为止。⑤按揉耳垂：两手拇指与食指举起，分别将耳垂拿住揉按，时轻时重，揉按3～5分钟。

（4）口腔按摩法：①叩齿：上下牙齿互相轻叩击24次。②搅舌：用舌在口腔内搅动24次，所生津液分1～3次吞下，以意送往丹田。③动唇：将上下唇不断叩动，然后以食指背抚摩唇1分钟，最后用毛巾擦净。

（5）头面按摩法：①手梳头：两手十指分开，微曲，从前发际梳到后发际24次。②揉太阳穴：以两手中指螺纹面按揉太阳穴，以酸胀为宜。③抹额：以两手食指屈成弓状，第二指节的内侧面紧贴印堂，由眉间向前额两侧抹32次。④抹颞：以两手拇指螺纹面紧按两侧鬓发处，由前向后往返用力抹，约32次。⑤按揉脑后：以两手拇指螺纹面紧按风池，用力作旋转按揉，然后按揉脑后8～32次，以酸胀为宜。⑥搓手浴面：先将两手搓热，然后掌心紧贴前额，用力向下擦至下颌，连续8～32次。

2. 躯干部按摩法

（1）胸部按摩法：适用于心肌梗死、慢性阻塞性肺疾患、尘肺等患者的康复医疗。方法为：①横摸胸肋：两手交叉，横摸左、右胸肋各8～32次，适当用力按摩，以酸胀为宜。②拿胸肌：一手拇指紧贴胸前，食、中两指紧贴腋下，相对用力提拿，一呼一吸，一提一拿，慢慢由里向外松之，反复8～16次。③擦胸：以一手的大鱼际紧贴胸部体表，往返用力擦，至发热为止，防止破皮。

（2）腹部按摩法：适用于糖尿病、尿失禁、慢性肝炎、胃下垂、五迟五软及热病瘥后食少、泄泻、便秘等患者的康复医疗。方法为：①揉腹：以两掌相叠，用掌心旋转按摩腹部，上至剑突下，下至曲骨穴，正反各24圈，渐至腹部发热为度。②擦肋：以两手大鱼际紧贴两侧胁肋部，作前后往返擦，以发热为度。

（3）腰部按摩法：适用于腰痛、肾虚耳聋、骨质疏松症、慢性肾炎等患者的康复医疗。方法为：①揉腰眼：两手握拳，用拇指指掌关节紧按腰眼，作旋转用力按摩，以酸胀为宜。②擦腰：两手掌握紧贴腰部，用力上下擦动，动作要快速有力，以发热为度。

3. 四肢按摩法

四肢按摩适用于偏瘫、痿证、痹证、颈椎病、截瘫、伤筋、骨折、震颤麻痹综合征等患者的康复医疗。

（1）上肢按摩：按摩左上肢时，用右手手指上至左肩峰，下至左手指，由上向下捋，边捋边转，手的正反面都按摩到，做8～32次；然后点按曲池、少海、内关、

养生先养身，养身先习动；养生先养心，养心先习静。有动有静，动静相济，一张一松，预防百病；动后血通，血通气行，气行神爽，祛病健康；静后而定，定后而安，安后神怡，无病健体。

尺泽、合谷等穴。按摩右上肢时方法相同。采取分段按摩，包括肩部按摩和手部按摩。

肩部按摩：①按肩井：以两掌心左右轮换着按摩肩井穴及其周围，以酸胀为宜。②揉肩内俞：以拇指螺纹面紧贴肩内俞上，持续揉按，以酸胀为宜。③按肩髃：以一手中指螺纹面紧贴肩髃穴，用力持续按揉，以酸胀为宜。④擦肩：一手掌心紧贴肩部体表，上下擦动，以热为宜。

手部按摩：①捻指：以一手拇、食二指，捻动另一手指节，自上而下，轮换交替进行。②搓手掌：以两手掌相对用力搓动，由慢而快，搓热为度。③擦手背：两手掌和手背互相用力，由慢而快，擦热为度。

（2）下肢按摩：先左后右，两手手指分开，从大腿根部开始，从上肢到脚趾如同鹰爪一般下捋，边捋边转，反复做 8 ~ 32 次，然后点按足三里、阳陵泉、三阴交、昆仑、太溪等穴。分段按摩，主要有三阶段：①拿揉髌骨：下肢放松，以一手拇指螺纹面及食指屈成弓状，拿捏或揉按髌骨。②摇踝关节：正坐搁腿，一手抓踝上，一手抓脚，做旋转动作 8 ~ 32 次，左右交替进行。③擦涌泉：用一手小鱼际紧贴足心，用力擦，擦热为度，左右交替进行。

4. 全身拍打法

全身拍打法适用于痹证、痿证、偏瘫、截瘫等患者的康复医疗。方法为：用拳或掌在头部、颈部、肩部、背部、胸部、腹部、丹田、腰部、上肢、下肢作轻松而富有弹性的拍打。

必须注意，自我推拿应在医生指导下进行，在掌握了常用穴位的取穴方法及基本推拿手法的基础上再实施。

养花诗两首：余地何妨种玉簪，芳兰移植偏中林。更乞两丛百合香，老叟古稀尚童心。盆盆鲜花绿茵茵，姹紫嫣红艳灵灵。芳香沁润人肺腑，悦目安神健心身。

第十一章 药物康复法

药物康复法，是以辨证康复观为指导，运用中药方剂，减轻和消除患者形神功能障碍，促进其身心康复的方法。

一、药物康复法的作用

药物康复法主要针对康复对象气血衰少、脏腑经络功能失调以及血瘀痰阻等病理特点，根据中药性味、功能特性以及方剂的配伍组成进行调治，以补益虚损、祛除痰瘀、协调脏腑经络功能，从而促使患者康复。

药物康复法包括内治法和外治法，它们的康复作用基本一致。故清代医家吴师机在《理瀹骈文·略言》中指出："外治之理，即内治之理；外治之药，亦即内治之药；所异者，法耳。"

二、药物康复法的原则

（一）辨证施药

药物在康复医疗中的辨证运用，有其共同特点。首先，康复对象包括病残诸证、伤残诸证、老年病证、恶性肿瘤及热病瘥后诸证等，其病理特点是以虚为多，并常兼有痰瘀郁阻，故药物内治亦常在补益法的前提下，适当配合疏通祛邪之法。其次，患者不仅有形体之伤，而且伴有神情之损，药治自当形神兼顾。如对震颤麻痹综合征的康复医疗，熄风止颤、化痰通络可与养心安神同用，以使形神功能俱复。再者，康复医疗的患者多久病，往往非旦夕之间能毕其功，但只要辨证准确，遣方用药得当，坚持守方，便能慢慢康复，切忌朝令夕改、信手更方。此外，汤药虽然效速，但长期服用有诸多不便，往往难以坚持。因此，许多煎剂多可依法制成丸、散、膏剂，以缓缓收功。

（二）结合辨病施药

在辨证施药的前提下，还应结合辨病施药，即根据病种不同而选用不同的方药。

柳颜赵欧四大圣，书法精妙传后人。挥笔潇洒情志浓，泼墨凝思又安神。动中有静静自安，静中有动动健身。书法巨匠均长寿，平均终年逾八旬。

如内治法中，高血压病，可服用莴苣子糖浆；慢性阻塞性肺疾患，可以海螵蛸、鹿衔草煎服；糖尿病，可以玉米须或蔷薇根煎汤代茶；震颤麻痹综合征，可选用定振丸等。再如外治法中，高血压病，可以吴茱萸末醋调贴涌泉穴，或以吴龙散敷脐眼，或以野菊花、冬桑叶等作药枕用；慢性阻塞性肺疾患，可用冬病夏治消喘膏外敷肺俞等穴。

三、药物康复法的应用

（一）内治

药物内治是根据患者的具体情况，灵活选方遣药，制成汤、丹、丸、散等内服，以达到协调阴阳、恢复脏腑经络气血功能之目的。其在康复医疗中的应用，主要有以下两个方面：

一是根据康复辨证的结果，针对康复对象的病理特点，选用相应的方药，并在组方遣药上注意补虚祛邪、形神兼顾、耐心守方。如低血压症患者康复期的心脾两虚证，可选归脾汤、人参养荣汤加减；中气不足证，则选补中益气汤加减；肾阳亏虚证，选右归丸、全匮肾气丸加减；痰浊中阻证，选半夏白术天麻汤、泽泻汤加减。再如震颤麻痹综合征中肝肾不足证，选大补阴丸合六味地黄丸加减；气血两虚证，选八珍场合天麻钩藤饮加减；痰热动风证，选摧肝丸，或导痰汤加竹沥合天麻钩藤饮加减。

二是选用合适的单方验方。经过长期的临床实践，人们认识到，某些药物对某些疾病具有特殊的疗效，这就是药物专能。这些药物的专能有些可以从药物性味理论来解释，有些则难以解释。如清代医家徐大椿在《医学源流论·药性专长论》中指出："如性热能治寒，性燥能治湿，芳香能通气，滋润能生津，此可解者也……同一解毒也，而雄黄则解蛇虫之毒，甘草则解饮食之毒，已有不可尽解者。至如鳖甲之消痞块，使君子之杀蛔虫，赤小豆之消肤肿，蕤生仁生服不眠，熟服多睡，白鹤花之不腐肉而腐骨，则尤不可解者。此乃药性之专长。"单方验方就是基于药物专能这一原理基础而产生的。

（二）外治

药物外治是针对患者的具体病情，选择有关的中草药经一定的炮制加工后，对患者全身或病变局部或有关穴位施以敷贴、熏蒸、烫洗、熨敷等。其应用于康复医疗，主要有以下四个方面：

1. 膏药疗法

膏药古称"薄贴"。现代的膏药制法有多种，如橡皮膏、软膏等，所用膏方大

悦耳清雅的音乐，优美婉转的歌声，陶冶神志情操，调节神经功能。血压平稳，心律安定。有利健康，预防疾病。

都取法于内治的汤、丸、散方。其用于康复医疗，主要可分为两类。

（1）改善形体功能类：这类膏药具有祛风除湿、温经通络、消肿止痛、坚骨续筋、活血化瘀的功能，能消除肢体、关节、筋骨的运动功能障碍。主要用于痹证、痿证、骨折、伤筋等的恢复期，促进患者运动功能的恢复。例如，风寒湿痹、肢体拘挛麻木、关节屈伸不利者，可选用万应膏、宝珍膏、狗皮膏、温经通络膏、舒筋活络药膏及麝香追风膏等。跌打损伤而致伤筋者，可选用伤药膏、损伤风湿膏、损伤膏、消肿止痛膏、跌打风湿膏药等。损伤与风湿临床上常合并出现，故上述膏药可联合使用，其他如伤湿止痛膏、麝香虎骨膏亦可选用。骨折恢复期，可选用乌龙膏、接骨续筋育、万灵膏及坚骨壮筋膏等。风瘫、肢体痿废不用者，可选用风痰膏、祛风愈瘫膏及健步膏等。陈旧性损伤所致血脉郁滞、筋膜粘连、软组织硬化者，可选用化坚膏、膜韧膏等。

（2）调理脏腑虚实类：这类膏药具有补虚扶弱，祛除病邪，协调脏腑气机，消除阴阳偏盛偏衰而恢复脏腑功能的作用。例如，肺热咳嗽，可用清肺膏；心虚有痰火、神志不安者，可用养心安神膏；脾阳不运、饮食不化或噎塞饱闷者，可用健脾膏；胃寒不纳、呕吐泄泻、痞胀疼痛者，可用温胃膏；男子阴虚火旺，妇人骨蒸潮热，可用滋阴壮水膏；元阳衰耗、脾胃寒冷者，可用扶阳益火膏。

2. *熏蒸疗法*

熏蒸疗法是利用中药煎煮后所产生的温热药气熏蒸患者身体，以达到康复目的的一种方法。温热与药气共同作用于患者体表，使毛窍疏通，腠理开发，气血调畅，使郁者得疏，滞者得行，从而起到散寒、活血通络、化瘀消肿、宣水利湿之作用。

熏蒸方药不同，适应证也有所不同。风湿痹痛方，适用于风寒湿痹证。活血化瘀方，适用于痿证、瘫证、痹证、伤筋等。若周身多处疼痛痿软，可熏蒸全身；某一肢体或局部为患，则宜选蒸局部。凡有心脏病、高血压、肺结核、肝炎、肿瘤，或孕妇、妇女月经期间，均不宜采用熏蒸疗法。

3. *烫洗疗法*

烫洗疗法是指选配某些中草药制成煎剂，乘热进行局部或全身浸洗，以促进患者康复的方法。古称“浸渍法”，又称药浴疗法。它既具有热水浴的作用，又包括药物的作用。

其浸洗沐浴方式与矿泉浴基本相同，可分为全身浸浴、半身浴、坐浴和局部浸浴等，以坐浴与局部浸浴为主。而且常趁药液温度高、蒸汽多时，先予熏蒸，当温度下降到能浸浴的温度时（一般为37℃～44℃）再烫洗。一旦药液温度低于体温，则应停止。一剂药液通常可反复加温使用5～6次。烫洗时间可视具体病情而定，一般以20～25分钟为宜。常用烫洗方及适应证如下：

（1）蠲痹止痛类：主要用于慢性风湿病、类风湿性关节炎、慢性腰疼等。如八仙逍遥汤、防风根汤可用于风寒湿痹、软组织损伤后肿痛；乌附麻辛草姜汤、腰伤

运动降血脂，运动降血糖。对于胰岛素，减少需求量。控制糖尿病，效果最理想。运动要适宜，天天要坚持。最好是步行，每天五千米。

二方，可用于风寒湿痹及慢性腰痛；五宝浴液，可用于风湿性关节炎、坐骨神经痛等。

（2）和血理伤类：主要用于软组织损伤所致瘀肿疼痛、筋肉拘挛，骨折或关节脱位后期筋络挛痛等。如散瘀和伤汤、海桐皮汤，可用于跌打损伤瘀痛；骨伤科外洗一方，可用于损伤后筋肉拘挛、关节活动不利、肢体酸痛麻木；骨伤科外洗二方，可用于损伤后期肢体冷痛，关节功能欠佳；化坚汤，可用于陈旧性损伤所致局部软组织粘连、筋膜增厚，或软组织钙化，或因骨质增生而出现的筋膜板硬、拘挛不舒、关节僵硬、摩擦弹响、运动障碍等。

此外，还有风瘫方，可用于瘫证、痿证；罗布麻叶方，可用于高血压病。

4. 熨敷疗法

熨敷疗法是指用中草药熨敷于患部或一定的穴位，在热气和药气的作用下，温通经脉，畅达气血，协调脏腑，达到康复目的的一种方法。

使用方法为：一是直接将加热的中草药敷于患部或穴位，外加包扎，如变凉则用热熨斗熨之；二是以两个布袋盛蒸热或炒热的药，一袋温熨之，待冷则换另一袋，两袋交替加热使用。一般每日1～2次，15日左右为一疗程。常用的熨敷方药及适应证有：熨风散，可用于风寒湿痹所致筋骨疼痛；保元熨风方，可用于寒痹麻木肿痛或遍身肩背骨节痛；御寒膏，可用于风冷肩背腰膝痛证；葱白方，可用于小便不通；韭菜叶方，可用于胁痛等。

此外，还可采用葱熨法、蚕砂熨法、盐醋熨法等。①葱熨法：取新鲜大葱白500克，捣烂炒热，用布包熨患处或脐、腹、胸等部位。适用于癃闭及痹、瘫等疾患。②蚕砂熨法：取蚕砂适量，分2～3袋，蒸热，以布袋盛装外熨患处，冷即易之。适用于手足不遂、关节不利诸症。③盐醋熨法：先将青盐500克放入锅内爆炒，再将陈醋一碗洒入盐内，边洒边炒均匀，乘热用布包好，外熨患处或脐下。适用于跌打损伤、寒湿痹痛，尤其对烧伤后遗症、筋骨拘挛、肢体不遂者有较好的辅助医疗作用。少腹冷痛、癃闭等亦可用之。

淡食多勤俭，限酒又戒烟。勿饮卯前酒，少进申后餐。街庭常散步，寝食勿多言。春棉渐渐减，秋衣徐徐添。摆脱怒中气，莫听顺耳言。提防疾病生，勤劳多锻炼。若要能坚持，健康又延年。

保健格言集锦

• 饥来餐，倦来眠。醒即起，莫贪吃。鲜水果，蔬菜好。腥膻味，少食妙。每顿饭，七成饱。酒少饮，烟戒掉。无嗜好，无烦恼。勤活动，多操劳。长生法，悟须早。欲宜节，颜不老。

• 养生十二要：思想要乐观，性格要开朗。饮食要清淡，起居要有常。补药要少用，烟酒要少沾。骨折要防止，运动要坚持。私欲要节制，冷暖要注意。体检要定期，有病要早医。

• 养生十二法：花卉怡养法；钓鱼静养法；书画趣养法；林泉休养法；游山乐养法；对弈智养法；日光熙养法；气功意养法；读书益养法；锻炼动养法；膳食滋养法；饮茶润养法。

• 三分治病七分养，八分护理十分防。忙着治病不忙防，没有忙到点子上。

• 长吁短叹，缓解紧张。稳定情绪，血压下降。畅快微笑，解除疲劳。消除烦恼，灵丹妙药。

• 安静固然可爱，恬静尤为可贵。注重养生就要学会“闹中求安，乐中求恬”。自然和谐之美的安静，健身不生病；享受天伦之乐的恬静，越活越年轻。

• 老人中风有规律，易发以下三时期：每天的早晨，每周的周末，每年的年底。心脑血管病人，望君慎之又慎。

• 水能载舟，也能覆舟；食能养生，也能丧生。合理膳食，脍不厌细，食不厌杂，滋养身体。

• 晨前皮包水（喝温开水），睡前水包皮（热水烫脚），健康又长寿，百岁不稀奇。

• 养目八方：熨目、浴目、营目、摩目、运目、惜目、极目、护目。常用养目八方，眼睛炯炯有光。

• 忌吃八过：过酸、过咸、过甜、过辣、过热、过黏、过硬、过寒。饮食清淡，身体康健。

• 心脏病十不宜：过度劳累，精神激动，多量饮水，饮食过饱，连续抽烟，饮酒无度，菜肴过咸，嗜食辛辣，贪吃美餐，冷风受寒。

• 不宜常吃的十类食品：油炸类、熏烤类、腌渍类、冰镇类、甜食类、酱制品、内脏类、动物血类、方便食品、过期食品。

• 口中言少，心中事少，腹中食少，自然睡少。以此四少，神仙快了。

• 厚味伤人无所知，能甘淡薄是我师，三千功行从此始，淡食多补信有之。天天吃大枣，青春永不老；五谷加大枣，胜过灵芝草。

• 手机和微机，都有电磁波。使用这两机，注意防辐射，辐射危害大，致使怪病多。海藻螺旋藻，都能抗辐射。为了保健康，每天都吃些。

• “黄金作物”老玉米，营养保健数第一。“营养之花”大黄豆，抗癌蛋白最优秀。小米镇静又安眠，除湿健脾肠胃安。晚上睡个安稳觉，大便不稀又不干。荞麦、燕麦有三降：降压、降脂、降血糖。山药土豆红白薯，它们都有四吸收：吸收血糖与血脂，吸收水分与毒素。防糖尿病护肠胃，通便不得胃下垂。

• 保健肉鱼：小比大好，野比养好，瘦比肥好，肥中之瘦更好。虾比鱼好，鱼比肉好，肉比蛋好。水里比地上好，小鱼小虾最好，连头带尾全吃挺好（鱼虾软化血管，保健长寿）。多条腿比两条腿好，两条腿比四条腿好，高原野生蚂蚁最好（野生红黑蚂蚁，保健防治多种疾病）。

• 保健菜类，三好三美誉：

三好：植物花粉很好，西红柿非常好，黑木耳特别好。（花粉：植物精子，可美容健肾、维持肠道秩序；西红柿：营养丰富，熟吃可抗多种癌症；黑木耳：稀释净化血液，降低血液黏稠度，溶化血栓，防治心梗脑梗。）

三美誉：胡萝卜称“小人参”；大蒜称“抗癌之王”；洋葱称“蔬菜皇后”。（均能抗癌、降压、降脂、防冠心病。胡萝卜养颜、明目、防感冒；把生蒜瓣切薄片，15 分钟后再吃，才能抗癌。）

• 选择食品，注意四点：味美色艳，营养保健，心悦就餐，身体康健；但有些人，不知保健，贪图味美，贪图色艳。忽略营养，忽略保健。吃出病来，为时已晚。损害身体，受罪花钱。敬劝诸君，合理膳食。心安神怡，强身健体。

• 酗酒殉命对联：

上联：浓香型、酱香型，是酒就行。

下联：有病喝、没病喝，每天都喝。

横批：喝死拉倒。

• 心胸宽阔，保健对联：

上联：荣辱不惊，闲看庭前花开花落。

下联：去留无意，漫观天空月圆月缺。

横批：任凭风浪起，稳坐钓鱼台。

• 舒心谣：

日出东海落西山，愁也一天，乐也一天；
每月领取退休金，多也喜欢，少也喜欢；
相聚谈论天下事，古也谈谈，今也谈谈；
别人有难我去管，于人方便，于己方便；
闲着没事街上转，这里看看，那里看看；
你我对弈图消遣，赢也三盘，输也三盘；
不攀不比不恼烦，心也舒坦，身也舒坦；
外甥孙子同样看，女儿喜欢，儿也喜欢；
夫妻关心互照管，你也坦然，我也坦然；
天天欢乐笑开颜，不是神仙，胜似神仙。

• 人要自知之明，物有变化规律。懂得人生坐标，摆正自己位置。难能之理宜停，难成之功宜智。遇事不要强求，处世游刃有余。减轻思想负担，去掉精神压力。明白做人道理，遵循客观规律。

• "养心八珍汤"八味药：慈爱心一片，好肚肠二寸，正气三分，宽容四钱，孝顺常想，老实适量，奉献不拘，不求回报。把这八味药，放在"宽心锅"里炒，文火慢炒，不焦不躁。再在"公平钵"里研，细磨慢研，越细越好，三思为末，淡泊为引，早晚分服，"和气汤"送下。可净化心灵，升华人格，平静心态，荣辱不惊。"养心八珍汤"有六大功效：诚实做人，认真做事，奉献社会，享受生活，延年益寿，消灾免祸。

• 心态安宁，防病治病。作用之大，令人喜惊。人处逆境，患有绝症，断定死期，不惧不恐，泰然处之，乐观人生。发挥自身，康复功能，配合医生，积极治病。出人意料，奇迹发生。战胜病魔，起死回生。恢复健康，一身轻松。喜哉！惊哉！"心态安宁"！

• 十者寿，即合理膳食者寿，体动心静者寿，清心寡欲者寿，勤于动脑者寿，修身养性者寿，与人为善者寿，谨慎认真者寿，忘病忘忧者寿，听乐观景者寿，老有所为者寿。

• 健康长寿四句话，十六个字：一个中心，两个基点，四大作风，八项注意。一个中心是健康；两个基点是糊涂一点，潇洒一点；四大作风是：助人为乐，知足常乐，自得其乐，天伦之乐；八项注意是：健康四大基石——合理膳食，适量运动，戒烟限酒，心理平衡；保健四个最好：最好的医生是自己，最好的药物是时间，最好的心态是宁静，最好的运动是步行。

• 奉劝诸君，注重保健。贵在坚持，天天保健。保健格言，天天要念。做到四点：合理膳食、适量锻炼、心理平衡、限酒戒烟，就会实现：终生无病，长寿百年。

• 宽心歌：

日出东海落西山，喜也一天，忧也一天；
遇事不钻牛角尖，心也舒坦，身也舒坦；
自食其力挣了钱，多也喜欢，少也喜欢；
粗细搭配日三餐，粗也香甜，细也香甜；
新旧衣服都能穿，新也御寒，旧也御寒；
房楼宽窄遮风寒，宽也安眠，窄也安眠；
面对忧愁巧排遣，日也乐观，夜也乐观；
夫妻恩爱苦也甜，苦也心甘，甜也心甘；
两人养生又保健，你活百年，我活百年；
天天欢乐笑开颜，不是神仙，胜似神仙。

• 长寿歌：懒生疾病把祸招，勤能延年是瑰宝。天天走步多锻炼，养性气功太极拳。终生勤勉多操劳，适时量力身体好；起居有常是古训，背时违天祸难逃。衣服少穿耐点寒，增免疫力身体健。饮食有节长寿道，暴食暴饮把病招，叩齿弹耳多按摩，提肛梳头勤洗澡。衣洁室雅心自静，恬淡无私寿必高，请君牢记长寿歌，延年益寿乐逍遥。

• 长寿六戒六要：

六戒：一戒纵欲，二戒名利，三戒吸烟，四戒暴食，五戒懒惰，六戒抑郁。

六要：一要限酒多茶，二要勤劳锻炼，三要心胸开阔，四要细嚼慢咽，五要淡泊宁静，六要清心寡欲。

• 养生健身四方五术：饮食适度，起居有常，顺乎自然，心情舒畅；早晨叩齿四十九，人到老年好牙口；饭前开怀大声笑，活动肠胃胜吃药；天天摩面天天笑，人到老年皱纹少；早晚揉眼三十下，人逾古稀眼不花；金唾玉液肚里咽，脾健肠健胃也健。

• 把住病从口入关，身体健康寿命添。少吃有滋味，多吃伤肠胃。饭后百步走，天天精神抖。人强人欺病，人弱病欺人。人勤病就懒，人懒病就勤。

• “好了歌”：老年生活安排好，全面协调不可少，业余生活巧策划，岁月茫茫流失了。思想观念更新好，自我调节最重要，七情六欲要节制，烦恼设法自己了。定时锻炼身体好，勤于书画多动脑，坚持保健养生道，饮酒适量烟戒了。居住环境调整好，心旷神怡志趣高，勤往纸上寻乐趣，各类疾病都没了。亲戚邻里关系好，彼此相处善为宝，待人接物重理解，矛盾何须他人了。突发事件处理好，不可急躁迎头搞，冷静沉着多思考，心身平安没事了。善待疾病心情好，药疗食疗与神疗，生老病死人之道，自然规律莫忘了。

• 十叟长寿歌：昔有路行人，海滨遇十叟，年皆百余岁，精神均抖擞。诚心前拜问，何以得高寿？　叟捋髯曰：“我勿嗜烟酒。”二叟笑莞尔：“饭后百步走。”三叟颔首频：“淡泊甘蔬素。”四叟拄木杖：“安步当车久。”五叟整衣袖：“服劳自动手。”六叟运手足：“太极日日走。”七叟摸巨鼻：“开窗空气流。”八叟抚赤颊：“浴日令颜秀。”九叟抚短须：“早起又早休。”十叟展双眉：“坦荡乐悠悠。”善哉十叟辞，妙诀一一剖，做到这十条，必定登高寿。

• 懂得自然规律，适应环境变异。遵循养生之道，做到饮食有节、起居有常、精神内守、身体健康、精力充沛，能活百岁；相反，饮食无节、起居无常、精神内伤、违背养生之道，仅活半百而亡。

• 惜气存精更养神，少思寡欲勿劳心。食惟半饱无兼味，酒至三分莫过频。每把戏言多取笑，欢乐惬意莫生嗔。炎势变诈都休问，任我逍遥度百春。

• 人生三宝：“精”、“气”、“神”。精者，身体之根本也；气者，器官之功能也；神者，功能之表现也。精足、气充、神全为健康长寿之源泉；精亏、气虚、神损为疾病衰老之根本。

• 运动是推迟衰老、延年益寿的灵丹妙药。强心脏、健大脑、通血脉、疏肠道。助消化、畅肺气、润皮肤、壮四肢。防骨折、控体重、耗脂肪、调神经。练肌肉、祛百病、体魄健、身轻松。

• 高血压者十怕：一怕性子急，冲动发脾气；二怕有苦衷，心中受压抑；三怕多忙乱，忧愁多难题；四怕灾难至，精神受刺激；五怕嗜酒肉，肥胖血流细；六怕连失眠，彻夜不休息；七怕猛抬头，抬举用过力；八怕得便秘，大便用力气；九怕烈日晒，又怕寒流至；十怕病魔到，粗心太大意。

●“金字塔”长寿歌：

寿
有短
也有长
早衰可防
锻炼是秘方
节饮食防肥胖
戒烟限酒身体壮
坦荡无忧心情舒畅
心理平衡乐观又开朗
遇怒不烦恼遇难不急躁
逢喜勿激动逢急不要慌张
早餐好午餐饱晚餐少食定量
生活有规律健康有保障寿命长

●养生二十四宜：身宜常动，心宜常静；舌宜舔腭，浊宜常呵；发宜常梳，口宜常漱；体宜常浴，足宜常洗；齿宜常叩，便宜禁口；耳宜常弹，唾宜常咽；饮食宜慎，目宜常运；胸宜常鼓，精宜常固；心胸宜广，气宜常养；神宜常凝，劳逸宜均；背宜常捶，营养宜备；肛宜常提，起居宜时。

●八种健身步行法：

逍遥步行法：缓步徐行，任其所至。舒筋活血，稳定情绪。排遣忧愁，心旷神怡。醒神养脑，恢复精力。

气功步行法：结合步行，修炼气功。意体相随，意气贯通。动中有静，静中求动。通脉活络，养精蓄锐。

快速步行法：昂首阔步，健步捷走。增强体力，锻炼筋骨。延缓衰老，预防疾病。快步行走，使人长寿。

定量步行法：按照路线，定时定程。快慢结合，走完全程。平坦路面，爬坡攀登。锻炼脏腑，增强功能。

摇臂步行法：步行两臂，随走摆动。幅度要大，举高放下。强肺健心，气血畅通。防治骨节，肩周疼痛。

摩腹步行法：步行双手，按摩腹部。每走一步，按摩一周。正反交替，循环进行。健脾健肾，治肠胃病。

反臂步行法：两手背按，肾部命门（穴）。左右旋转，稍微用劲。一前一后，三五十次。防老痴呆，防精神病。

倒退步行法：仰首挺胸，倒退后行。双手叉腰，按住肾俞（穴）。重心后移，脚掌落地。促进代谢，防腰劳损。

●养生十六个“少和多”：少食多餐，少药多练。少酒多茶，少怒多欢。少盐多醋，少肉多素。少说多做，少悲多乐。少忧多喜，少烦多怡。少衣多浴，少欲多施。少车多行，少静多动。少吃多喝，少糖多果。

●喜过伤心，怒过伤肝，恐过伤肾，思过伤脾，悲过伤肺，人之所忌。五情伤身，切莫大意。心病还得心药治，解铃还得系铃人。恐可制喜，以祸起仓促之言怖之；悲可制怒，以恻伤苦楚之言感之；思可制恐，以虑此忘彼之言夺之；怒可制思，以侮辱羞耻之言触之；喜可制悲，以欢乐嘻谑之言娱之。

• 以动为健，以静为康。动以养形，静以养神。动而不静，形劳不休，精耗神损；静而不动，易结气血，久即损寿。动静结合，相互促进。精血两旺，神采奕奕。强身安神，方能健体。

• 生气有害，人人皆知，制怒方法，六条措施：

转移法：离开现场，去干别的。散步公园，找人对弈。

忘却法：精力集中，投入学习。想想别的，忘却生气。

对比法：想想别人，看看自己。比下有余，心中满意。

想象法：心胸要宽，姿态要高。自我安慰，冷静思考。

吐露法：亲朋挚友，倾吐苦衷。或写纸上，事后不想。

避免法：发生冲突，检讨自己。开诚布公，冷静考虑。

• 人事沧桑，纷繁诸事。喜怒哀乐，此伏彼起。离休退休，生活变易：退出社会大舞台，走进家庭小圈子。空间变小，时间变长。孤独失落，苦闷彷徨。情绪消极，索然无趣。长此以往，伤害身体。走出低谷，振奋情绪。想方设法，采取措施：去掉消极源；寻找兴奋点；提高自制力；调整期望值；改变思维顺序；改善宣泄方式。

• 怒不可遏，十六危害：面色苍白，口干舌燥。呼吸紧促，加快心跳。血液变稠，血压升高。血管变细，血流减弱。肾上腺素，分泌升高。胃肠蠕动，明显减弱。危害心脏，损伤大脑。唾液胃液，分泌减少。伤害肝脏，危害不小。

• 生活规律，起居有常，良好习惯，有利健康：清晨舒展活跃，白天精神饱满，傍晚神安悦志，睡前宁静致远。音乐曲调，陶冶情操。多笑少愁，有助长寿：二簧邦腔，顺口溜唱。京剧小调，哼上几段。朝气蓬勃，情绪乐观。安静调和，神清气展。

• 调节情绪，走出低谷，方法有六：

音乐：唱歌曲，听音乐。调节情绪是良药。

阅读：看报纸，读文章。知识海洋兴趣昂。

交谈：与挚友，吐衷肠。瘀积之气一扫光。

香味：观花卉，闻芬芳。美好环境心舒畅。

光线：柔和光，暖心房。舒适安详喜洋洋。

散步：到郊外，散散步。新鲜空气润肺腑。

• 公瑾当年，赤壁之战。雄姿英发，羽扇巾纶。谈笑之间，敌化灰烟。风流倜傥，何等荣光。逞强好胜，嫉贤妒能。悲兮叹兮，六六亡逝。遗恨千古，后人惋惜。昔日汉相，诸葛孔明。神机妙算，变幻无穷。运筹帷幄，决胜千里。匡扶汉室，屡建功绩。事无巨细，亲躬处理。积劳成疾，六九病逝。悲兮叹兮，汉室休矣。

• 饮食六宜：

食宜早些：一夜睡眠，腹内空虚。早晨活动，感到饿饥。及时进餐，精而少食。和其脾胃，精力充沛。

食宜缓些：细嚼慢咽，分泌唾液。饮之不言，食之不语。减轻肠胃，过重负荷。杀菌消毒，有助消化。

食宜少些：饮食过量，损伤胃肠。食欲数而少，不欲顿而多。饥不暴食，渴不狂饮。有利营养，有利健身。

食宜暖些：肠胃喜暖，怕其冷寒。寒食宜停，避免腹疼。呕吐痢疾，皆由寒毒。冷食伤胃，慎之又慎。

食宜淡些：五味偏亢，各有所伤。咸多伤“心”，甜多伤肾，酸多伤脾，苦多伤肺，辣多伤肝，故而清淡。

食宜软些：坚硬食品，难以消化。半生不熟，更伤肠胃。多粥少干，多汤少餐。瓜菜肉鱼，煮熟方食。

• 长吁短叹，四利六益：长吁短叹有利，请君不妨一试。意乱心慌，忧愁悲伤，长吁短叹，心胸宽广，解去抑郁，心里豁亮。惊恐惆怅，思虑彷徨，长吁短叹，心安神详，去掉压抑，坦然舒畅。工作忙乱，疲劳神伤，长吁短叹，轻松安详，慌乱紧张，一扫而光。临赛之前，心里紧张，长吁短叹，缓解紧张，舒缩血压，都往下降。长吁短叹，吸气放松。吐音不同，强健脏腑：吐“嘘”养肝，吐“呵”强心，吐“泗”养肺，吐“吹”健肾，吐“呼”养脾，吐“嘻”理气。

• 十者夭：嗜烟如命者夭，酗酒成癖者夭，生活糜烂者夭，纵欲无度者夭，心胸狭窄者夭，忧虑抑郁者夭，暴喜暴怒者夭，孤独寂寞者夭，药不离嘴者夭，懒惰成性者夭。

• “黄金作物”老玉米，营养保健数第一。“营养之花”是大黄豆，“豆中之王”是大豆。胡萝卜称“小人参”，葡萄酒（红）是“长寿酒”。枣是“维生素 C 丸”，洋葱为“蔬菜皇后”。“肠道警察”是酸奶，花生称为“植物肉”。吃花生时要注意，千万不要吃红皮！大蒜称之“青霉素”，花粉为“植物精子”。大蒜又称“抗癌王”，切片氧化（等 15 分钟）你再吃。溶化血栓黑木耳，称为“黑色之金子”。山楂称为“消食丸”，生姜暖胃暖身子。海带含碘是个宝，净化血液抗衰老，健肾利尿又美容，“防治甲亢之良药”。辣椒能稳定情绪，红色食品之“佳品”。谷类豆类和菜类，好于肉类和蛋类。营养全面能健身，称为“金字塔”食品。

• 乾隆皇帝在位六十年，享年八十九岁，被世人誉为“耄耋天子、帝王寿魁”。其养生口诀为：“吐纳肺腑，活动筋骨，十常四勿，适时进补。”十常即“齿常叩，津常咽，鼻常揉，耳常弹，肛常提，腹常旋，面常搓，足常摩，眼常运，肢常伸”。四勿为“食无言，卧无语，饮勿醉，色勿迷”。

• 夏禹长寿，颜回短命对比。

夏禹：“走天下，乘四载，治百川，劳其形，体强健，寿百年。”

颜回：“颜子萧然，卧于陋巷，箪食瓢饮，精心至读。可谓至乐矣，年不过三十。”

• 陆游，南宋爱国诗人，文学造诣精湛，享年 85 岁，对养生保健，有真知灼见。年逾古稀发未白，耳聪目明读诗经。高寿耄耋撰史书，精力旺盛令人惊。他曾写道：“休息取调节气血，不必成寐；读书取畅适灵性，不必尽卷；饮食取少饱则止，不必尽器。”饭后外出散散步，走上五六七十步；解衣宽带吐纳，抵枕少许卧睡。

• 曹操养生诗《龟虽寿》：神龟虽寿，犹有竟时；腾蛇乘雾，终为土灰。老骥伏枥，志在千里；烈士暮年，壮心不已。盈缩之期，不但在天；养怡之福，可得永年。开头两句表现曹操对于寿命的辩证看法。中间两句表现曹操统一华夏的宏大抱负。最后两句表现曹操乐观唯物的养生之道。

• 唐朝著名医学家、一代药王孙思邈长寿101岁。他的“自慎”养生法有三：

慎情志：淡然无欲，神气自满。于名于利，若存若亡；于非名非利，亦若存若亡。勿汲汲于所求，勿悄悄于怀根。

慎饮食：安身之本，必须于食，不知食宜者不足以全生。食当熟嚼，常学淡食。食欲数而少，不欲顿而多。切忌：饮酒过多，饱食即卧。

慎劳逸：养生之道，常欲小劳。“天竺按摩法，老子按摩法。”以此三遍者，月余百病除。天马行空，补益延年。能食，能睡，轻捷，明目，不复疲矣。

• 庄子六字长寿经：

少私：私为万恶之源，百病之根。鬼迷心窍，私欲缠身；斤斤计较，患得患失；夜不成寐，日不安神；食之无味，形劳神亏；积累成病，焉能长命。

寡欲：欲不可绝，亦不可纵。纵欲招祸，绝欲不生。少私寡欲，清静为正。少淫欲，不欺男霸女；节物欲，不图财害命；淡利欲，不夺权争势；寡名欲，不投机钻营。

清静：清之静之，心态安宁。稳中自控，静中养生。头空心静，身轻神宁。利于健身，利于防病。

• 心理活动，生理活动，寄于一体。两套功能，相互依存，相互作用。愉快乐观，气血畅通。心理平衡，生理平衡。情绪稳定，身体康宁，忧愁悲愤，心理失控。生理紊乱，鲁莽行动，招灾惹祸，后患无穷。功能失调，诱发疾病，轻则小恙，重则癌症。悲兮叹兮，悔之晚矣。

• 长寿三字经：人长寿，也容易。要早睡，要早起。戒烟酒，忌暴食。无过饱，无过饥。常沐浴，勤更衣。多运动，练身体。心要静，精要盈。勤用脑，不烦恼。抱乐观，天天笑。种花草，养鱼鸟。常书画，乐逍遥。做到此，寿必高。

• 养生三字经：多运动，控体重。少思虑，心安静。少吃盐，食清淡。少吃甜，多补钙。少咖啡，多吃菜。少吃肉，多吃素。常喝茶，多吃醋。多淀粉，少脂肪。少吃干，多喝汤。常吃虾，常吃鱼。重健康，淡名利。天天笑，容颜少。去忧愁，登高寿。

• 国画大师齐白石，高寿九十又有四（周岁），淡泊名利少私欲，从不患得又患失。戒烟戒酒戒暴食，戒悲戒忧戒思虑。戒懒戒怒戒狂喜，戒空戒松戒安逸。业余庭前徒步走，终生勤勉常学习。衣食住行有制节，生活谐调有规律。勤往纸上寻欢愉，天天安详神自怡。心情畅快乐滋滋，故而长寿逾期颐。

• 铁骨铮铮的硬汉子，顶天立地的大丈夫。男儿有泪不轻弹，忍受巨大的悲痛。精神可嘉，令人称颂，对敌斗争，堪称英雄；和平时期，不可如此，自我惩罚，苦闷压抑。久而久之，积累成疾。不如大哭一场，宣泄心中悲伤，心情宽松舒畅，利于养生健康。

•船到码头车到站，人至花甲叹时短。思想松散人就懒，孤独苦闷又悲观。时变事变观念变，人类寿命在增延。人生在世要乐观，我命在我不在天。保养能活大年纪，人逾古稀并不稀。人至耄耋不算老，九十还能到处跑。猴行龟欲有童心，任我逍遥度百春。

•吃点萝卜喝绿茶，寒冬养生好办法；葱蒜不离口，百病绕道走；多吃番茄营养好，美容抗癌疾病少；青菜豆腐保平安，水果海藻身体健；一天一苹果，医生远离我。

•脑为元神之府，精髓之海。肾主精，精生髓。肾精盈满则髓海充实。故积精可健脑，善养生者，必保其精。精盈则气盛，气盛则神全，神全则体健。神气坚强，老当益壮。

•养生八不：身不厌动、心不厌静、食不厌杂、居不厌宁、身不过懒、心不过烦、夏不过凉、冬不过暖。

•你想活一百岁吗？你不能天天发呆，你要天天笑起来。你想活一百岁吗？你不能坐着等待，你要站起来追求。你想活一百岁吗？你不妨找些有兴趣的事做，不要等着事情来找你。

•养生十二能：能欢、能笑、能舒畅；能摩（按摩）、能练、能健康；能静、能逸、能养神；能吃、能睡、能长生。

•腰带扎在肚脐下，体肥血栓危险大。

•吃药不忌嘴，医生跑断腿；药疗不食疗，没有好疗效。

•调控主食，调控体重。肥胖肚圆，百病之源。血压变高，血流变缓。腰带越长，寿命越短。

•高寿歌谣：八十不稀奇，九十多来兮，百岁笑眯眯，茶寿（108岁）乐滋滋，七十小弟弟，六十睡在摇篮里。

•“冬吃萝卜夏吃姜，不用医生开药方。”小小的老百姓，大大的聪明人。用了话两句，解决大问题。养生又保健，防病少花钱。

•养生八条，四有四要：

四有：饮食有节，活动有度，起居有常，修养有素。

四要：脑子要用，手脚要动，肚子要空，心态要静。

•保健三戒四警：

三戒：戒急躁、戒阴郁、戒贪欲。

四警：出入轿车、蹶痿之机；洞房深宫、寒暑之媒；皓齿峨眉、伐性之斧；甘脆肥浓、腐肠之药。

•明心见德性，入静得真空；运筹参机变，明易见天心。

•养生六平衡：膳食营养平衡，能源收支平衡，生理功能平衡，心理状态平衡，体内水分平衡，血内酸碱平衡。

•人是铁，饭是钢，一顿不吃饿得慌。吃杂粮，保健康，果菜鱼虾身体壮。

•食不厌多（饮食过多），害处多多；食不厌精（精米精面），要生疾病；食不厌杂，营养均衡。五谷杂粮，身体康宁。

•就清废排毒而言，水果不能代替蔬菜（水果含果糖高，含纤维素低），而蔬菜能代替水果。

• 少年夫妻老年伴，彼此体贴多照管。吃苦享乐在一起，神仙羡慕好伴侣。

• 苏轼养生四味药：一曰无事以当贵，二曰早寝以当富，三曰安步以当车，四曰晚食以当肉。

• 冬病夏治，慢病常治。只用药疗，缓解当时。治标不治本，疾病不除根。科学治病，措施四条：药疗食疗，体疗神疗。标本兼治，康复体质。有病早医，无病防预。食养神养，锻炼有制。

• 若要身体健，按摩与锻炼；体弱者按摩，体强者锻炼。二者兼之，更为有益。拍拍足三里，胜过老母鸡；按摩涌泉穴，能活九十多。

• 官脏相关：眼与肝相关，鼻与肺相关，唇与胰相关，耳与肾相关，舌与心相关。观五官，知五脏。五官健，五脏康。

• 体弱身虚，有六种虚：气虚血虚，气血两虚，阴虚阳虚，阴阳两虚。要治身虚，弄清何虚。对症下药，适时进补，适量锻炼，食补神补。

• 男子秃顶的优势：老年男子，有的秃顶。雄性激素，分泌旺盛。智慧闪光，脑子聪明。不易患得，四种疾病：骨质增生、骨质疏松、肿瘤癌症、心血管病。故而健康，增延寿命。百岁寿星，大都秃顶。

• 生老病死，自然规律。物极而反，物盛而衰，天之道也，人之理也；罪莫大于贪欲，祸莫大于无知，咎莫大于奢望，悲莫大于心死。

• 人到无求，心神自安。淡泊以明志，宁静以致远。一笑不妨闲度日，无忧无虑似神仙。福不期求而自得也；寿不期长而自长也。

• 发之于情，止之于理。制怒的方法，请君试之："在你开口之前，先把舌头在嘴里转十圈。"

• 长寿大小金字塔：

大金字塔：遗传基础，生存环境，生活状态。

小金字塔：营养状况，脑体活动，心理状态。

健康长寿，前者是基础因素，后者是决定因素。

我命在我不在天，怡养之福可延年。

• 福在健康中，乐在长寿中，笑在生活中；祸在无知中，苦在疾病中，悲在心病中。

• 养生真经，九窍畅通，通则不病，病则不通。锻炼按摩，可令其通，青菜萝卜，也令其通。

• 两个肾半条命，一个脾主饮食。肾是先天之本，第二个心脏；脾是后天之本，它统帅肠胃。若要身体壮，保护这两脏。

• 有病要早治，无病要保养。三分治病七分养，九分锻炼十分防。大病要养，小病要抗。大水没来先垒坝，疾病没来先预防。一份预防病方，胜过百份药汤。

• 有了恬淡宁静之心，才有百岁健康之身。健康金钥匙——健身先健心。心理平衡，百病不生。

• 脑为元神之府，统帅五脏六腑。健身要健脑，措施有六条：固精健脑、气功强脑、颐神养脑、膳食补脑、防病护脑、运指益脑。

• 三杯圣水——复活神水：睡前一杯水，午夜一杯水，晨起一杯水。三杯温开水，预防百病水，称之为“圣水”。（说明：温开水 25℃～35℃，有很好的保健作用，誉为“复活神水”。）

• 冬日负暄，日光浴诗。杲杲冬日出，令人暖肺腑。负暄闭目坐，和气生肌肤。出如饮醇醪，又如蛰者苏。外融百骸畅，中适一念无。旷然无所在，身空似悬浮。

• 世上无难事，只要肯登攀；要想身体健，就得肯锻炼。不怕不成功，就怕心不诚；不怕练不成，就怕心不恒。

• 用药五个巧：准、快、平、短、少。要想病康复，锻炼不可少。

• 金豆银豆，不如黄豆。“营养之花”大黄豆，“豆中之王”大黄豆。抗癌蛋白最优秀，吃肉不如吃黄豆。鱼生火、肉生痰，青菜豆腐保平安。

• 事有两重性，凡事皆有度，适度则有利，过度则有弊。保健之窍，养生之道，不可过也，不可少也。

• 主食（淀粉、蛋白、脂肪）百吃不厌，副食（肉、鱼、果、菜）贵在常变。主食不变，供给热能；副食常变，营养均衡。

• 养生四味药：衣食住行。衣服新旧能御寒，食不厌杂身体健，住房宽窄能安眠，行止有度勤锻炼。

• 眉生毫毛，生命安牢。眉毫鼻毫，不如脖毫。三毫具备，长命百岁。

• 不气歌：他人来气我不气，气出病来没人替。若要气病谁如意，中了他的诡奸计。请来医生把病治，说是气病没法治。气之为病太可惧，就怕阎王叫了去。我算知道气无益，不气不气不生气。

• 饮食原则：“食不厌杂。”粗粮细粮，水里地上，主食副食，蛋白脂肪。淀粉纤维，矿物适量，维生素族，搭配适当。动物植物，样样都尝。营养齐备，身体健康。

• 营养学定律：“过犹不及。”饮食过多，营养过剩，体胖血稠，诱发百病；饮食过少，营养不良，体瘦羸弱，危害健康。

• 好人歌：天地生万物，唯人最为贵。人中有好人，便是人之瑞。好人做好事，好人怀好意。好人必大方，好人必正直。好人有理智，好人有仁义。贫贱做好人，自然有衣食。富贵做好人，济贫受敬之。少年做好人，中年必成器。老年做好人，寿域逾期颐。

• 健康是“1”，房子、车子、票子都是“0”；加一为十，加二为百，加三为千，加四为万。……“1”不存在，所有后面的“0”都没有意义。

• 大怒不怒，大喜不喜。既可养心，又可健体。暴怒暴喜，自悲自卑，是衰老的催化剂，是健康的腐蚀剂。

• 好脾气，好脾气，脾气好了人人喜。少年时候父母喜，到了老年儿女喜，邻里亲戚都欢喜，为朋交友友欢喜。古稀到，耄耋至，孙甥绕膝天天喜。只因有了好脾气，所以才活大年纪。

• 家俭则兴，人勤则健。能勤能俭，永不贫贱。

• 老有所养，养之得法；老有所乐，乐之得心；老有所为，为之得效；老有所医，医之得当；老有所学，学之得益。

• 笑一笑，少一少；恼一恼，老一老；让一让，胖一胖；斗一斗，瘦一瘦；忍一忍，祯一祯；愁一愁，丑一丑；退一退，睿一睿；怒一怒，苦一苦；耐一耐，快一快；烦一烦，难一难。

• 自身有病自心知，心病还得心药治。心态宁静身也静，心生疾病身也病。养我心，静我性，养心静性常安定。养心寡欲是良药，静性无虑心康宁。名利权势皆朝露，莫将嗜欲累心病。知朝露，即知命，行止快乐无偏病。

• 蓄养八气：少思虑，以养心气；寡色欲，以养肾气；勿妄动，以养骨气；戒嗔怒，以养肝气；薄滋味，以养胃气；省语言，以养神气；多读书，以养志气；顺时令，以养元气。

• 爱财不如爱身，爱身不如爱心。心静私欲就轻，心宁百病不生。气虚血虚补气血，先补气，后补血。补得丹田温温热，此乃长生不老诀。

• 天下本无事，庸人自扰之。我心本无虑，养心在得宜。一毫不加慎，百病所有兹。汝若不少忍，杀身常在斯。一生存善意，不做亏心事。吃饭看《本草》，终身受百益。

• 滋补原则：寒者温之，热则凉之；虚则补之，实则泻之；有病医之，无病养之。

• 更新医疗，两个误区：重治疗，轻防预；重药疗，轻食疗。食疗治本，药疗治标。

• 祸莫大于纵己之欲，恶莫大于言人之非。人非贤，莫交；财非义，莫取；念非善，莫行；言非信，莫说。

• 五个第一法：宁耐，是思事第一法；安详，是处世第一法；谦让，是保身第一法；宽容，是待人第一法；置富贵、贫贱、名利、生死于度外，是养生第一法。

• 多静坐以收心，寡酒色以清心，去嗜欲以养心，记古训以警心，行善事以安心，除私念以静心，情至理以明心，多活动以健心。

• 花落花开，时去时来。祸兮福兮，相辅相依。失未足悲，得未足喜。失之得之，顺其天意。

• 我常好乐乐，所乐无害义。乐天四时好，乐地万物俱。乐人有善行，乐己有乐事。此数乐之处，惟乐常如是。

• 惜气自全身，百病难入侵。安神守悦乐，蓄精保纯真。寿夭不在天，养怡在个人。若能遵此道，寿过八九旬。

• 要活一百多，按摩下五穴：合谷内外关，商阴与列缺。

• 常存八心：常存安静之心，常存正义之心，常存宽容之心，常存仁慈之心，常存欢愉之心，常存善良之心，常存和悦之心，常存安乐之心。常存此八心，悠然度百春。

• 百字座右铭：寡欲精神爽，思多气血衰。少怀不乱心，忍气免伤财。贵自辛勤得，富从节俭来。温柔终有益，强暴必招灾。正直真君子，刁唆是祸胎。养寿须修德，欺心枉吃斋。法院休出入，邻里要和蔼。暗中休放箭，巧处不使坏。安分身无辱，防非口莫开。劝君依此语，灾退寿福来。

• 耳不妄听，目不妄顾，口不妄言，心不妄虑。四个不妄，圣贤之具，智仁之举，益生养寿，孰不羡慕。

• 八勿：已食勿动，已动勿食；已食勿汗，已汗勿食；已食勿怒，已怒勿食；已食勿悲，已悲勿食。

• 心理平衡，长寿真经。心理状态，可以使地狱变为天堂，也可以使天堂变为地狱。

• 君子坦荡荡，庸人悲戚戚。坦坦荡荡必高寿，悲悲戚戚必夭逝。

• 人生三大不幸：少年丧母，中年丧妻，老年丧子。面对不幸要冷静，心理平衡是杆秤。人生路上多坎坷，失去平衡更不幸。改变命运靠自己，不信天来不信命。振奋精神去抗争，要变不幸为有幸。

• 常无欲以观其妙，常有欲以观其窍。清心又寡欲，乃是长寿道。

• 热水泡脚，舒血通窍。春日浴足，外阳固脱；夏日浴足，暑温可却；秋日浴足，肺润肠濡；冬日浴足，丹田温热。

• 老年膳食安排巧，精、兼、少来身体好。精：食物新鲜，营养全面；兼：食不厌杂，粗细配搭；少：三四五顿，七八分饱。

• 养生之窍：退让忍耐。退一步优雅坦然，让一分何等清闲，忍一句无忧舒坦，耐一时快乐神仙。

• 你想健康吗？你不要坐着等待，你要站起来追求，快走慢跑爬楼。吃出健康来，喝出健康来，睡出健康来，都不如练出健康来。

• 四十八字养生诀：养心在静，养身在动。起居有时，生活有制。饮食有节，活动有度。多食蔬菜，少食腥肉。知足常乐，自寻其乐。头要常凉，脚要常热。

• 情之贵淡，气之贵和。惟淡惟和，乃得其养。苟得其养，无物不长。动以养身，静以养心。动静相济，才能养生。

• "长寿之果"大核桃，百果里头为瑰宝，保健营养价值高。它有十二大功效：滋肾补肝健心脏，润脾和胃养大脑，生血黑发壮筋骨，美容补气抗衰老。

• 影响人类健康的八大因素：遗传因素、环境因素、体重因素、血压因素、烟酒因素、饮食因素、运动因素、心理因素。第一、二条是基础因素；第三、四、五条是条件因素；第六、七、八条是关键因素。合理膳食是长寿之窍；适量运动是长寿之药；心理平衡是长寿之道。

• 养生咏：怒甚偏伤气，思多太伤神。神虚心易役，气弱病相因。勿使悲欢极，当令饮食均。起居要由常，生活有规循。运动要适量，饮酒莫过频。勿汲汲所求，勿悄悄愤恨。安神宜欢悦，惜气保纯真。寿夭不在天，养怡在个人。

• 静坐功法：闭目冥心坐，握固静思神。叩齿三十六，两手抱昆仑（头）。左右鸣天鼓，二十四度闻。微摆撼天柱（脊椎），慢启上下唇。赤龙（舌）左右转，微摆搅水津（唾液）。一口分三咽，龙行虎（津气）自奔。憋气搓手热，背摩后精门。尽此一口气，想火烧脐轮。左右辘轳转，两脚放舒神。叉手双虚托，低头攀足频。以候神水至，再漱再生津。如此三度毕，神水九次吞。九窍自畅通，百脉自调匀。行动无间断，百病化灰尘。

• 不要小看白开水（凉至25℃～35℃，称"复活神水"），它有十二大疗效（磁化更好）：强化功能促发汗，稀血排毒通九窍；排泄解热通两便，镇静安眠睡好觉；促进新陈代谢，胜似治病良药。

●养生六有六要：

六有：修养有素，活动有度，语言有节，生活有制，起居有常，饮食有时。

六要：手脚要动，脑子要用，肚子要空，心态要静，气血要通，精神要松。

●圣者康，贤者健，智者寿，仁者安。德者保健活百年，君子坦荡似神仙。

●有节弊少：言语有节，则过失少；举动有节，则悔恨少；欲望有节，则钻营少；欢乐有节，则灾祸少；喜怒有节，则忧患少；饮食有节，则疾病少。

●大千世界乱纷纷，我自安坐静我心。云展云舒随风意，花开花谢任风勤。不似世人忙里老，得来闲暇养精神。勤于纸上寻欢乐，年逾古稀有童心。

●静养有道，五脏自安；荣辱不惊，肝木自宁；动静相济，心火自定；饮食有节，脾土自和；调息寡言，肺金自全；恬淡少欲，肾水自足。

●静心求己。自身有病自身知，身病还将心病医。心态静时身也静，心病便是身病时；举世人生何所依，不求别人求自己。绝嗜欲，断食痴，莫把神明暗里欺。

●养心安神：多静坐以收心，收其心而凝神；寡酒色以清心，清其心而养神；去嗜欲以养心，养其心而安神；记古训以警心，警其心而醒神；悟至理以明心，明其心而宁神；淡名利以宁心，宁其心而蓄神；顺自然而宽心，宽其心而怡神；保健康以欢心，欢其心而悦神。

●诸多之乐：悠闲之乐，读书之乐，赏花之乐，观月之乐，绘画之乐，书法之乐，听曲之乐，高歌之乐，垂钓之乐，吟诗之乐，扶琴之乐，对弈之乐，天伦之乐，知足之乐，助人之乐，自得之乐，谈心之乐，人生之乐。诸多之乐，何之不乐？快快乐乐乐无病，欢欢乐乐乐长命。

●金字塔，赞茶歌：

茶
绿茶
苦丁茶
保健名茶
抗癌去百病
增强血管韧性
明目醒脑提精神
清热解毒消炎止痛
活血脉强化免疫功能
天天喝茶登上百岁寿星

●饮食之宜与不宜：主食宜少，副食宜多；细粮宜少，粗粮宜多；肉食宜少，素食宜多；食宜早些，不宜过晚；食宜暖些，不宜过寒；食宜八分，不宜过饱；食宜缓些，不宜速咽；食宜清淡，不宜甜咸；食宜味薄，不宜味厚；食宜松散，不宜过黏；食宜杂些，不宜单调；食宜软些，不宜过坚。

●人生路上多坎坷，不会快活疾病多。疾病多，心要乐，心一乐，病全却。心病还得心药治，不会快活空服药。且听我唱快活歌，便是长生不老药。

●养生且养神，精气自全身。若要无百病，当权节食饮。安神守悦乐，惜气保和纯。寿夭休论命，修行在本人。若要遵此理，长寿梦成真。

•莫贪莫赌莫抽烟，勤俭持家自积钱。积得钱来休奢侈，广施功德济贫寒。

•对逆境，要遣得过；对清苦，要守得过；对非理，要受得过；对荣誉，要让得过；对愤怒，要耐得过；对挚友，要信得过；对钱财，要疏得过；对嗜欲，要忍得过。

•悔恨是利用自己的错误来折磨自己；生气是利用别人的错误来惩罚自己。

•要活九十多，按摩涌泉穴；要活大年纪，拍打足三里；若要心脏好，天天慢步跑；若要身体安，耐点饥和寒。

•茶咏：诸药为各病之药，茶叶为百病之药。茶水喝足，百病可除；茶粥药膳，益寿延年。长喝茶，不坏牙。隔夜茶，毒如蛇。好茶一杯，精神百倍；多茶血通，预防癌症。早茶一盅，一天威风；午茶一盅，浑身轻松；晚茶一盅，提神去痛；一日三盅，雷打不动。

•茶水的功效：生津止渴，提神健脑，溶解脂肪，强肾利尿，消炎杀菌，降压降醇；保护牙齿，增进食欲，调节代谢，预防辐射；扩张血管，增强弹性，延缓衰老，预防疾病。饮料之中，茶叶最好；茶叶之中，绿茶最好。

•吃饭先喝汤，到老不受伤；吃饭多喝汤，免得开药方；饭前一碗汤，肠胃都健康。天天都喝汤，苗条又健康。

•咏积：积知成智，至智成圣；积练成健，至健长命；积乐成癖，至癖成仙；积善成德，至德成神。

•流动的溪水不生腐毒；锤炼的钢铁不生乌锈；滚动的石头不生藓苔；锻炼的身体不生病灾。

•食品六宝："圣果"核桃果中宝，补肾养肝健大脑；"百果之王"猕猴桃，营养保健是瑰宝；海带海藻"水中宝"，净化血液保健好；"黄金"玉米粮中宝，养血防癌健大脑；黑木耳是"木生宝"，稀释血液溶栓好；胡萝卜是"菜中宝"，抗癌降压防感冒，增强心脏血流量，养眼养颜皮肤好。

•心理平衡十要诀：不对自己苛求，不对别人怨恨。疏导忧愤情绪，逆境暂时回避。处世宽容大度，待人表示善意。苦衷找人倾诉，常常做些善事。遇事不与人争，天天心情欢愉。

•古希腊医学之父希波拉克底说："病人的本能，就是病人的医生。而医生是帮助本能的。"所以说，最好的医生是自己。

•数好十个数，能活大岁数。一个目的（健康长寿），两个要点（烦恼时糊涂点，得意时潇洒点），三个忘记（忘记年龄、疾病、怨恨），四季不懒，五谷皆食，六欲不纵，七情节制，八方交往，九（酒）少烟戒，十分坦荡。奉劝诸君，注重保健，可健康长寿，活一百岁。

参考文献

［1］张迅捷．食物密码［M］．北京：中国纺织出版社，2005.

［2］范志红．食物营养与配餐［M］．北京：中国农业大学出版社，2010.

［3］荣莉，陈贤春．肉蛋奶五谷食法便典［M］．广州：广东科技出版社，2007.

［4］吴永宁，荫士安，封锦房．饮食与健康［M］．北京：化学工业出版社，2004.

［5］田东宇．饮食内经［M］．北京：京华出版社，2005.

［6］安鼎．医师本草［M］．北京：航空工业出版社，2005.

［7］任英梅．饮食宜忌全书［M］．北京：海潮出版社，2006.

［8］王强虎．生活中的食物禁忌［M］．西安：第四军医大学出版社，2006.

［9］李洪涛，赵修臣，王勇．科学饮食 DIY［M］．北京：华龄出版社，2006.

［10］郝锦峰，马玉清．食物与药物配伍禁忌［M］．北京：科学技术文献出版社，2005.

［11］李宝库．食物药物相克与饮食禁忌［M］．北京：朝华出版社，2005.

［12］尹东赫．食物颜色使用手册［M］．石家庄：花山文艺出版社，2007.

［13］李利娜．中医五色理论的应用［J］．时珍国医国药，2008，19（10）：2549.

［14］中华医学会呼吸病学分会哮喘学组．支气管哮喘防治指南（支气管哮喘的定义、诊断、治疗管理方案）［J］．中华结核和呼吸杂志，2008，31（3）：177～185.

［15］林江涛，殷凯生．哮喘防治新进展专题笔谈［M］．北京：人民卫生出版社，2008.

［16］林江涛．努力提高难治性哮喘的诊治水平［J］．中华医学杂志，2009，89（8）：505～506.

［17］中华消化杂志编委会．消化性溃疡病诊断与治疗规范建议［J］．中华消化杂志，2008，28（7）：447～450.

［18］陈灏珠．实用内科学［M］．北京：高等教育出版社，2009.

［19］黄从新．内科学［M］．北京：高等教育出版社，2011.

［20］张亚历．图解消化病学［M］．北京：军事医学科学出版社，2003.

［21］孟景春．中医养生康复学概论［M］．上海：上海科学技术出版社，2008.

［22］王玉川．中医养生学［M］．上海：上海科学技术出版社，2008.

[23] 陈立典．中医养生智慧［M］．北京：北京科学技术出版社，2008.
[24] 李德新．中医基础理论［M］．北京：人民卫生出版社，2001.
[25] 马民．中医药防治康复与保健学［M］．广州：暨南大学出版社，2012.

中医养生康复学